阅读成就思想……

Read to Achieve

心理咨询与治疗
经典译丛

短程认知行为疗法
实操手册

（第2版）

［英］ 贝尔尼·柯温　斯蒂芬·帕尔默　彼得·拉德尔　著
Berni Curwen　Stephen Palmer　Peter Ruddell

王建平　王　薇　熊珂伟　邹欣妍　译

Brief Cognitive
Behaviour
Therapy
2nd Edition

中国人民大学出版社
·北京·

图书在版编目（ＣＩＰ）数据

短程认知行为疗法实操手册：第2版 / （英）贝尔尼·柯温（Berni Curwen），（英）斯蒂芬·帕尔默（Stephen Palmer），（英）彼得·拉德尔（Peter Ruddell）著；王建平等译. -- 北京：中国人民大学出版社，2022.5
书名原文: Brief Cognitive Behaviour Therapy（2nd Edition）
ISBN 978-7-300-30497-7

Ⅰ. ①短… Ⅱ. ①贝… ②斯… ③彼… ④王… Ⅲ. ①行为疗法－手册 Ⅳ. ①R749.055-62

中国版本图书馆CIP数据核字(2022)第062186号

短程认知行为疗法实操手册（第2版）

贝尔尼·柯温（Berni Curwen）

[英]斯蒂芬·帕尔默（Stephen Palmer）　著

彼得·拉德尔（Peter Ruddell）

王建平　王　薇　熊珂伟　邹欣妍　译

Duancheng Renzhi Xingwei Liaofa Shicao Shouce（Di 2 Ban）

出版发行	中国人民大学出版社	
社　　址	北京中关村大街 31 号	**邮政编码**　100080
电　　话	010-62511242（总编室）	010-62511770（质管部）
	010-82501766（邮购部）	010-62514148（门市部）
	010-62515195（发行公司）	010-62515275（盗版举报）
网　　址	http://www.crup.com.cn	
经　　销	新华书店	
印　　刷	天津中印联印务有限公司	
规　　格	170mm×230mm　16 开本	**版　次**　2022 年 5 月第 1 版
印　　张	19.5　插页 1	**印　次**　2022 年 5 月第 1 次印刷
字　　数	290 000	**定　价**　89.00 元

认知行为疗法（Cognitive Behaviour Therapy，CBT）始终在发展和进步中，无论是其内涵，还是其外延。

从内涵上看，CBT的理论在扩容，从一般性的认知模型及行为模型大框架逐步拓展，融入了以接纳、正念为基础的第三代疗法，同时，针对特定领域与问题的专病模型、跨诊断的模块化视角，以及聚焦过程的CBT视角，都反映了这个大家庭的生生不息、蓬勃与繁茂。

从外延上看，CBT对于源自其他取向的技术方法，一向秉持积极与谦逊的态度，这体现在当服务于不同主题及人群时，CBT实务工作的形式不但是灵活且富于弹性的，同时具有多样性，也始终欢迎和鼓励这种多样性与创造力，旨在促进来访者积极主动地参与到这样的求助或自助活动之中，更好地发挥认知及行为模型的机制，更为贴合来访者的需求，促发并维持他们的积极改变。

这本《短程认知行为疗法实操手册（第2版）》，就为我们展现了CBT在短程形式上的新发展，同时聚焦于实操和应用环节。

本书的三位作者中既有临床经验非常丰富的治疗师或咨询师，也有擅长研究写作的大学教授，使得本书成为理论与实践结合的典范。书中介绍了CBT的重要概念和主要技术，用治疗师或咨询师和来访者的对话来展示技术的使用，还引入了许多实用性很强的表格，其目的在于让读者熟悉CBT的基本特点，并通过认知概念化聚焦于治疗工作。作者展现了治疗过程的思路地图，介绍了在治疗的起始、中期、结束三个阶段中，如何在合作性治疗关系、认知模型、帮助来访者在治疗内外处理其问题三个方面进行工作。

本书的一大特色是重新解释了短程CBT疗法，即"短程"并非指治疗有固定的时间跨度或会谈次数限制，而是指基于干预的问题范畴，以及CBT的合作性、目标导向性以及结构性，提供能让来访者以最小成本得到最大化收益的治疗时长。而且CBT中的许多技术可以根据来访者的需求灵活应用，而不是僵化、程序性地照本宣科。所以，治疗过程是一个根据特定来访者需求量体裁衣的过程，自然长短有别，具有灵活性。本书也探讨了在实务工作中，什么样的来访者更适合短程CBT疗法，并辅以相应的问卷量表，帮助治疗师或咨询师做决策。

本书还有另外两个特色：一是强调技术运用的灵活性与多样性，例如介绍了认知行为技术与催眠技术如何结合应用，并提供了催眠文本，还初步介绍了短程CBT的团体形式；二是强调实务工作中应使用合适的语言措辞。作者认为心理治疗在承认人们的问题的同时，也要认可和利用人们自己的资源和优势，而不是聚焦在"缺陷""弱点"和"病理"上，在用词上也要尽量使用不带评判、去病理化、中性的词汇。我个人对此非常赞同，因为这些看似不起眼的细节，在实务工作中可能是非常重要的。对来访者而言，贴合他们需求的语言创造了一种安全与尊重的环境；对治疗师或咨询师而言，以来访者为中心的习惯，体现在对来访者说的每一句话甚至每一个字中，无论大家的工作取向有多大的不同，请永远不要忘记这一点。

本书的翻译工作主要由我实验室的学生参与并完成：王薇翻译了序言、附录和5~7章，也做了主要的工作；熊珂伟翻译了1~4章；邹欣妍翻译了8~10章。几位年轻人的工作都非常出色，干劲满满，他们也在各自的领域实践着助人工作。同时，我还邀请了自己CBT培训及督导团队的讲师辛挺翔参与到审校工作中，他从受众及实务工作的角度考虑，针对语言的灵活性、措辞的适宜性都提出了很多很好的意见，我们在探讨之后，对译稿进行了整体的把握与修改，希望可以在专业性和可读性上做好平衡。

最后，也要感谢中国人民大学出版社商业新知事业部的编辑张亚捷老师与杜晓雅老师，没有你们的努力，这本书可能不会问世；感谢贡献时间试读并为本书做推荐的各位专家老师；还有亲爱的读者朋友们，无论你是刚刚开始从业的心理健康工作者，还是富有经验的 CBT 治疗师或咨询师，相信这本书都能给你启发与收获。同时也感谢这本书，让我们有机会结缘，在 CBT 的道路上一起携手同行！

欢迎大家随时反馈阅读体会，或就书中可能出现的疏漏与不足之处给予提醒和指正。我的邮箱是：wjphh@bnu.edu.cn。

再次诚挚地感谢大家！

王建平

这本书主要的读者是心理行业的从业者，例如心理咨询师、心理治疗师、临床和咨询心理学家，适合其中参与过相关培训或已有丰富经验，但仍想了解更多关于短程认知行为疗法的知识，也希望继续在专业上有所发展的人士阅读。我们祝愿这本书能成为行业讲师和培训师的有用资源，也能为业内专业人士（如精神科医生、心理学家、心理健康护士、社区心理健康护士、护理治疗师、护理管理者、心理健康工作者）和其他感兴趣的人提供帮助。受过相关培训、有经验的教练也可能会用到这本书的某些内容，本书可能对按会谈次数工作或在有限时间条件下工作的专业人员尤为有用。

由于市场需求的增加，短程和有时限的心理治疗越来越受欢迎，从而导致越来越多的治疗师对认知行为疗法感兴趣。我们希望这本书能提供一个有用且容易理解的框架。自本书第 1 版出版以来，英国国家健康与保健优选研究所（National Institute for Health and Care Excellence，NICE）已经将认知行为疗法（Cognitive Behaviour Therapy，CBT）确定为一系列需要治疗的心理健康问题的首选疗法。此后，英国政府承诺并部分资助英国国民保健制度（National Health Service，NHS），为认知行为疗法的培训和实施注入资源，此行动主要通过心理治疗普及项目（Improving Access to Psychological Therapies，IAPT）执行，这一项目由《抑郁症报告》（*The Depression Report*）的发布所推动（Layard et al.，2006）。在本书的第 1 版中，我们注意到，许多在有限时间条件下工作的治疗师和咨询师，以及那些提供短程心理治疗的人，都没有接受过任何正式的培训，也没有读过任何关于这个主题的书籍。随着英国国家健康与保健优选研究所的决策和 IAPT 项目的成立，这一趋势仍在继续，许多原受训取向不是认知行为疗法的治疗师，在没有充分培训的情况下就尝试了这种疗法。

本书将在第 1 章中向读者介绍短程治疗，提供短程认知行为疗法的框架，这些内容还会在第 2 章中进一步展开，并在这一章中初次介绍来访者汤姆的情况，之后会以他的案例来贯穿全书。我们也将使用其他来访者的会谈对话素材（也都是从作者们临床实践中总结出的案例素材）呈现认知行为疗法框架的各个方面。第 3 章涵盖了治疗的评估阶段，给出了一些短程认知行为疗法的适用性指南。虽然治疗始于评估，但第 4 章更详细地考虑了治疗的开始阶段，聚焦于治疗师的治疗目标和通过认知概念化观察到的来访者困境。治疗师的目标和对来访者待解决问题的认知概念化将贯穿于治疗的整个过程。第 5 章针对治疗的中期阶段，不但延续了第 4 章的内容，而且会对短程认知行为疗法的实操技术、工具和干预措施做出讲解说明。在第 6 章，我们将进入治疗的结束阶段，同时也将迎来一位新治疗师，即来访者本人。第 7 章包括了一些可以在短程认知行为疗法框架内使用的附加策略和技术。第 8 章致力于将催眠作为治疗的辅助手段来介绍，并提供了一个聚焦于重构无益信念的催眠脚本。第 9 章关于在 CBT 框架内的团体工作，这是一个全新的章节。我们之所以把这一部分加入本书介绍的短程疗法中，是因为团体干预在某些情况下可以促进治疗的效率及效果。鉴于团体治疗建立在前面几章的基础之上，故而我们将这部分放在了靠后的章节中。所以，团体治疗师也应该先打好 CBT 的一般性基础，再来做团体形式的 CBT 运用。第 10 章总结了一些心理障碍的治疗方案，如惊恐障碍和创伤后应激障碍，也包括了自杀干预。

关于措辞

本书在使用代词的地方随机使用了"他"或"她"，对咨访双方都没有固定的性别指代。我们通常用"来访者"这个词来表示任何接受治疗的人，这是"患者"

的同义词，可能一些参考文献中会使用"患者"。我们认为有些人可能会反对使用
这些词或者类似词语，并且他们更喜欢其他描述方式，例如"使用者"或"消费
者"等。但为了清楚起见，我们尽可能使用了"来访者"一词。"治疗师"一词被
用来指代"心理治疗师""咨询师""医生"等。我们知道，关于这些称呼叫法的
争论由来已久，也未曾消弭（James and Palmer，1996），但我们在此就不做赘述
了。本书也通常使用"认知行为疗法"的说法，而不是"认知疗法"或"认知行
为的疗法"。而"认知概念化""个案概念化"和"认知个案形成"这几个术语则
会交替使用。

在正文中，我们讨论了与来访者工作时使用语言的一些方面，并强调了形成
一种共同语义的重要性；我们在导论中会谈到，短程治疗尽量不要聚焦在缺陷、
弱点和病理这些方面，而是要聚焦在优势和优点上。鉴于此，我们更愿意使用
"有益的"和"无益的"思维（或信念）这样的说法，而不是"功能正常的"和
"功能失调的"，或者"健康的"和"不健康的"抑或"理性的"和"非理性的"
思维（或信念）等说法。这有助于正常化来访者的情况，而不是污名化他们的困
境。因此，有益思维被认为能够帮助一个人实现短期和长期目标，以及取得两者
之间的平衡。同样，我们更喜欢"思维偏差"这种说法，表明这是正常经验的一
部分（我们接纳自己是易犯错误的、不完美的人，见第 5 章），而不是"认知歪
曲"或"歪曲思维"。

目录

第 1 章

导论

求助于心理治疗的人，常会被问到一个问题："为什么会现在来（求助）？"而这个问题也同样适合本书的主题。求助者经常会被问到的另一个问题是："你来（求助）的原因是什么？"本书将会告诉读者什么是短程认知行为疗法，并回答下面这些问题：短程意味着什么？多长时间才算是短程？短程是体现在每次会谈的长短、会谈的次数、疗程的持续时间或其他与治疗相关的方面上吗？它适用于什么类型的心理问题？有不适用的问题吗？如果来访者还不知道具体问题是什么，那么用这种疗法来探索问题是好的开始吗？短程疗法和有时限的疗法是一回事吗？短程认知行为疗法可以单独运用吗？它可以和其他类型的治疗方式联合使用吗？

本章将致力于讨论上述所有问题，以及由上述问题引发的其他问题。本书后面的部分也将更充分地探讨上述问题涉及的许多具体议题。而这部分内容所用到的术语或措辞，我们已经在序言中做出了澄清和说明。

为什么现在关注短程疗法

许多因素使得人们对短程疗法的需求在增加，我们之后将会列出这些因素。不过在此之前，我们要提一下，其实早在 1946 年，亚历山大和弗伦奇就针对以下在当时占主导地位的、与治疗时长相关的精神分析式教条提出了质疑（Budman and Gurman，1988）：

- 治疗的深度必然与治疗的时长和会谈的频率有关；
- 次数相对较少的会谈，其疗效必然是表层的、短暂的，而长期治疗的疗效必然是更稳定的、更深入的；
- 一次时间较长的精神分析是合理的，因为这样做才能最终解决来访者的阻抗，使治疗取得预期的效果。

让人们对短程疗法的需求增加的因素共有以下五点。

第一（也是最普遍的一个因素），消费主义反映了人们希望自己的消费选择能够达到自己的期望，而对于心理治疗和心理咨询的公众意识也在持续提升和发展。过去，一些人会花费数年进行治疗，每星期通常会与治疗师有好几次会谈，但在这样治疗数年后依然没有对自己的治疗进展感到特别满意（Dinnage，1988）。虽然有些人需要长程的治疗，但许多人也希望能进行短程的治疗且可以从中获益。

第二（与第一点有关），虽然粗略来看，英国国民保健制度内部提供的心理治疗服务量已经有所增长，但该系统内部仍承受着严峻的转介压力，并且心理治疗的等待名单也很长（Parry，1992；Wooster，2008）。此外，该系统内部的心理咨询师、心理学家和心理治疗师，以及其他健康专家能够提供的总治疗时间也受到了该系统本身的限制，所以从业者能否有效利用这些时间就变得非常重要了。例如，纽曼和霍华德（Newman & Howard，1986）曾提到一点："临床实践中最普遍的迷思是，成本是商业上需要考虑的事，而不是临床上需要考虑的事。"霍华德及其同事（Howard et al.，1989）发现，32%的人使用的心理治疗服务是长程的，占用了全部可获得的心理会谈量的77%。但平衡这些数字的前提是，我们知道"心理治疗研究者合理地向心理服务方案制定者和政策制定者提出了不同的问题"（Parry，1992）。

第三，心理治疗服务的消费者追求成本 – 收益，或者说"钱花得值"。这一点无论是对于个人消费者还是机构消费者，如英国医疗卫生管理部门、健康保险行业和提供员工帮助计划的公司等都同样适用。《抑郁症报告》（Layard et al.，2006）发表后，英格兰和威尔士已通过 IAPT 项目在英国国民保健制度内提供了心理治疗，让人们在需要时可获得治疗，且没有过长的等待名单。

第四，专业人士希望提供高质量的服务以及临床疗效更好的治疗，所以他们关注对治疗方法的研究及评估方法，而这些研究表明，在很多情况下，针对某一特定问题领域的治疗选择都可以是短程性质的（e.g. Milne，1987；Parry and Watts，1989；Roth and Fonagy，1996）。英国国家健康与保健优选研究所是一个负责向国家提供"促进身体健康及疾病预防与治疗指南"的独立组织，针对各种疾病发布了以实证为基础的治疗指南，也包括了心理健康和行为问题。这些指南可在其网站上（www.nice.org.uk）免费获得。IAPT 项目的首要目标是支持初级医疗系统来实施这些指南。

第五，虽然多方（British Psychological Society，1990；Grant et al.，1991）都提出，在英国国民保健制度内部运行心理治疗服务系统旨在服务特定的人群，但在第四个因素中提到有关的研究已经驳斥了以上说法，这也得益于这些研究在临床背景下进行，使其可以反驳那些教条且武断的理念（Strupp，1986）。

什么是短程疗法

在本书中，短程认知行为疗法指的是"有计划的短程疗法"。在这种疗法中，治疗师的时间投入最少，来访者的成本最低，但收益却是最大化的。其他用来描述这种疗法的措辞包括短期的、时间敏感的、有时间效率的、成本效益高的、简明的、策略性的、间歇性的、不定期的、目标有限的或系列性的（Lazarus and Fay，1990）。而"有时限的疗法"通常指的是会谈次数有限，并且有明确的结束时间的疗法（Dryden and Feltham，1992），所以可能缺乏一定的灵活性，没办法针对来访者的问题逐渐发展形成认知概念化（见第2章和第3章中关于认知行为疗法基本特点的第2点），从而影响治疗的终点，但短程疗法是可以做到这些的。在实操中，有时限的疗法与短程疗法（以及其他相似的术语）之间的界线模糊，而且不同的从业者可能会根据自己的习惯使用不同的术语。但是，短程疗法可能在开始时建议进行几次会谈（例如六次会谈，每次50分钟），而在这之后需要治疗师来评估疗程，按需计划未来的会谈。区分有计划的短程疗法与"因缺席造成的短程治疗"之间的差异是有益的（Budman and Gurman，1988）。霍华德等人（Howard et al.，1986）指出："大多数的治疗，即便是那些长程设置下的治疗，最终也会因为来访者的脱落（例如治疗过早终止了）而成为短程的治疗，因此，有计划的短程治疗实际上也有可能成为更长程的治疗"（Parry，1992）。

本节开始时对短程疗法的定义意味着治疗师可以灵活地利用时间，所以并非所有的会谈都必须时长相等，或者间隔时间相同。例如，在主要的会谈期间，可以穿插进行简短的电话会谈。虽然治疗师在短程认知行为疗法中可以灵活地利用时间，但是治疗师也总是需要根据认知概念化的框架来使治疗聚焦在来访者的目标上。我们将在第2章介绍认知概念化，并将在后续的章节中对其进行更进一步的展开与叙述。读者可能会感到惊讶，该定义并没有限制治疗时长的总范围。因为个体之间的问题、人格、生活境况、个人风格、问题解决能力、智力以及其他很多因素毕竟差异巨大，所以想要圈定短程治疗的时间长度也就不可能了。巴德曼和格曼在其著作《短程疗法的理论与实践》（*Theory and Practice of Brief Therapy*）中提出："时间长度不是通过数字来衡量的，短程疗法的精髓并不在于数字所代表的时间特征，而体现在治疗师与来访者的价值观、态度和目标上。"（Budman and Gurman，1988）两位作者提出的适用于任何形式的短程疗法的基本价值理念已在下面的专栏中列出。这些基本价值理念也将反映在第2章对认知行为疗法基本特点的概述中，以及在本书其余部分对短程认知行为疗法的深入叙述中。

专栏

短程疗法基本价值理念

- 治疗是节制且务实的；治疗并不尝试改变来访者的基本人格；治疗假定人们在生活中的某一领域的改变将会扩展到其他领域。
- 治疗认可一种发展性的观点：人在一生中会不可避免地发生许多重大的心理变化（Gilligan，1982；Neugarten，1979；Vaillant，1977），而这一点也可以被应用在治疗中。
- 治疗承认一个人的问题所在，但也会认可和利用人们自身的资源和优势，而不是聚焦在"缺陷""弱点"和"病理"上。
- 在治疗"完成"后，来访者身上仍会发生许多积极的改变，所以这些变化可能是治疗师无法观察到的。
- 有效的疗法并非没有时限；治疗会对时间加以限制。

- 无差别、无针对性的心理治疗可能没有助益（Frances and Clarkin，1981）。

- 治疗是达到目的的一种手段，而不是目的本身：生活比治疗重要得多！

　　我们并没有为短程疗法限定一个固定的时间跨度，我们认为其精髓体现在治疗师和来访者的价值观、态度和目标之中。短程治疗师在实操中的确会对会谈总数加以限制，而这些限制在不同从业者之间有所不同。举例来说，马伦（Malan，1979）将 30 次会谈作为临界点，而德莱顿（Dryden，1995）概述了一种具有 11次会谈的治疗方案。巴克汉姆和夏皮罗（Barkham and Shapiro，1988）以及巴克汉姆及其同事（Barkham et al.，1992）开发了一种叫作"二加一"模型的三次会谈版本：先进行连续两次每周一次的会谈，然后在三个月后继续进行随访会谈。塔尔蒙（Talmon，1990）研究了单次会谈治疗，而布彻和科斯（Butcher and Koss，1978）认为 25 次会谈是短程疗法的上限。

　　近几十年来，学界对短程单次会谈治疗的兴趣方兴未艾。在 20 世纪 70 年代，包括亚伦·贝克（Arnon Beck）、卡尔·罗杰斯（Carl Rogers）、阿尔伯特·埃利斯（Albert Ellis）、阿诺德·拉扎勒斯（Arnold Lazarus）在内的各种心理疗法的知名创始人就已经示范了单次会谈治疗，并将其记录在影像中。这些影像记录也被呈现在许多疗法的培训课程中，并强调了单次会谈治疗可以取得哪些治疗效果。彼时，这些开创者们践行着不同形式的心理疗法，而诸如格洛丽亚和凯西这些来访者，她们自身也成了这段历史中的一部分，在无意间被永恒记载，经久流传下来。帕尔默和德莱顿（Palmer and Dryden，1995）提供了一个真实的个案研究，演示运用认知行为技术的多模式疗法如何成功帮助了一位罹患焦虑症和惊恐障碍的来访者。最近，德莱顿（Dryden，2017）描述了一种他自己研发的结合 CBT 方法的单次会谈治疗。

　　关于治疗时长的一些信息也许对我们有帮助：（1）来访者期待在治疗中停留的时长平均为 6 ~ 10 次会谈（Garfield，1971，1978）；（2）他们确实在治疗中停留了平均 6 ~ 8 次会谈（Garfield，1978，1986）；（3）心理治疗产生的积极影响主要发生在前 6 ~ 8 次会谈中（Smith et al.，1980），虽然这些积极影响本身在之后的治疗中仍持续存在，但是在接下来大约 10 次的会谈中，这些积极影响在衰减。这些结果与霍华德及其同事（Howard et al.，1986）在早期进行的一项元分析中得到的结果是相似的，即有 50% 的人在治疗进行到第 8 次时发生了显著的改善，有 75% 的人在治疗进行到第 26 次时发生了显著的改善，而有 83% 的人在治疗进行到第 52 次时发生了显著的改善。奥林斯基和霍华德（Orlinsky and Howard，1986）提出这是"一个回报衰减的过程，在这个过程中，需要付出越来越多的努力，才能让来访者继续产生可被观察到的最小改善"。短程认知行为治疗师，基于前文所述短程疗法基本价值理念第 1 条，并不追求来访者人格的彻底改变，而是追求一种充分的进步——来访者既可以更好地投入生活，又能在以后继续追求更多的收获（专栏"短程疗法基本价值理念"第 4 条和第 7 条）。蒂斯代尔及其同事（Teasdale et al.，1984）以及斯科特（Scott，1992）都发现，对于那些能够很快掌握认知模型的来访者而言，即使是非常短期的干预也是有帮助的。IAPT 项目是英国国民保健制度中的一个项目，该项目为抑郁和焦虑人群提供由英国国家健康与保健优选研究所推荐的已被证实有效的干预方法。聚焦于 IAPT 项目治疗结果的大量研究，为我们提供了有用的数据。英国 IAPT 项目的 2015—2016 年年报（Gebert，2016）显示，在该年度完成治疗的焦虑和应激相关障碍患者中，若其治疗师为接受高强度认知行为疗法取向培训的受训治疗师，其平均治疗次数为5.5 次；若其治疗师是已具有认证资质的治疗师，则其平均治疗次数 6.2 次。因此，我们可以看到，对于认知行为疗法，6 次会谈可能是在 IAPT 项目中的平均治疗时长。

谁将从短程认知行为疗法中受益

我们在本书的第 3 章"评估"中，会仔细考量某些类型的问题，以及正在经历这些问题的人们的特点。这些内容可帮助你决定对于某一特定的个体，是提供短程认知行为疗法，还是提供一般的治疗方法。我们还会在第 3 章中提到一些相关的问题领域：学界已在这些领域中开展了许多研究，并且证实了认知行为疗法在这些领域中是有效的。尽管如此，我们认为第 2 章中概述的认知模型是一种足够通用的心理功能模型，即使经过一些调整，也可以将其应用于大多数的心理问题领域。就像即将在后文中提及的一样，只要相应的技术与治疗工具符合该模型，认知行为疗法就会将其纳入治疗之中。

在考虑谁将从短程认知行为疗法中受益时，治疗师需要问自己一些重要问题："来访者是会从此形式的治疗中，还是会从另一种治疗时间相似或更长的疗法中获得实质性的收获呢？来访者是否与另一位治疗师合作更合适？"拉扎勒斯（Lazarus，1989）提出，治疗师最好从一开始就去评估哪种治疗取向或治疗模式和来访者最匹配，最能让他们获益。布鲁因和布拉德利（Brewin and Bradley，1989）认为，来访者在他们自己更喜欢的治疗取向中会获得更好的疗效，而一些疗效研究的缺陷恰恰是没有考虑这些。瓦尼加拉特内和巴克（Wanigaratne and Barker，1995）在日间医院进行的一项对治疗风格的研究中发现，与心理动力学、人本主义、外化的及不成熟的干预风格相比，"总的来说，认知行为取向是最受欢迎的"。

在本书第 2 章及其余部分，我们强调了治疗关系的重要性。帕洛夫等人（Parloff et al.，1978）提供了一些证据表明，治疗师与来访者在各种人格特点上的匹配是咨访关系质量的重要成分。你可能会遇到一种左右为难的情况，第 3 章所给出的表明来访者适合短程认知行为疗法的特点，可能与表明其适合长程疗法的因素很相似（Levin，1962；Zetzel，1968）。虽然我们列出了很多表明来访者适合短程认知行为疗法的因素，但是对于这方面的科学研究还不够成熟，而且实用主义是必要的。一些治疗师主张分配一到三次的会谈（或预治疗试验）来确定治疗师或疗法与来访者的适配性（Budman，1981；Budman and Clifford，1979；Budman et al.，1981；Sachs，1983），而费尔特姆（Feltham，1997）借鉴了其他几位研究者的著作（Garfield，1995；Cummings and Sayama，1995），提出"最理想的目标就是，从业者足够可靠、尽责、灵活且富有经验，以能够为每位来访者提供合适他们的个体咨询"。

我们之前提过一个问题："来访者是会从此形式的治疗中获得实质性的收获，还是会从另一种治疗时间相似或更长的疗法中获得实质性的收获，又或者此人与另一位治疗师合作更合适？"在尝试回答该问题时，另外两个问题又出现了："短程认知行为疗法可以单独应用吗？它可以结合其他类型的疗法应用吗？"对许多人及其心理问题而言，仅靠短程认知行为疗法就足以给他们带来充分的改变，而且人们认为这种改变会在治疗之外持续，无论是在两次会谈期间还是在治疗已经"结束"后均是如此（专栏"短程疗法基本价值理念"第 1 条）。短程认知行为疗法是实用的，并且可以结合其他疗法应用：如针对抑郁的简明疗法（Scott et al.，1994）和部分住院治疗（Block and Lefkovitz，1991）都是短程认知行为疗法与药物治疗结合应用的例子。而宾夕法尼亚认知疗法中心（The Pennsylvania Center for Cognitive Therapy）提出，有时来访者可以从结合伴侣治疗、团体治疗和自助团体进行的个体治疗中获益（Ruddell and Curwen，1997）。

短程认知行为疗法何时结束

短程认知行为疗法并不寻求重塑来访者的基础人格（专栏"短程疗法基本价值理念"第 1 条），并认同一个发展性的过程（专栏"短程疗法基本价值理念"第 2 条）。一些治疗师认为，基层医疗模式是适用于心理治疗和心理咨询的。在该模式中，来访者会在其一生中接受许多间歇性的治疗，而在这些疗程中又会用到不同的技术和干预措施（Budman and Gurman，1988；Cummings，1990；Cummings and Sayama，1995）。这些贯穿一生的间歇性的短程心理治疗，也被称为不定期的或系列性的短程疗法，这一观点认为心理治疗无须重塑人格，而且治疗通常也无法预防人们在其余生中出现其他的心理问题，因为这些问题往往由发展性的过程或痛苦的生活事件所致。我们认为，这个模式与短程认知行为疗法是相互兼容的，但如果不加区别地使用，可能也不会产生助益（专栏"短程疗法基本价值理念"第 6 条）。

实践要点

践行短程治疗

导论部分已经概述了这本书的结构。下面两点能够帮助你践行短程疗法。

1. 熟悉认知行为的基本特点。

2. 通过认知概念化在治疗中保持聚焦。

第 2 章

认知行为框架

认知行为疗法概览

本章将简要概述认知行为疗法的基本原则与实践。认知行为疗法的一个核心原则是：想法、情绪、行为和生理反应都是同一系统的不同成分，而任一部分的改变都会联动其他部分的改变。例如，如果一个人在看电视时电视机爆炸了，那么这个人可能会体验到即刻的生理变化（肾上腺素激增），迅速的行为改变（从平静地看着屏幕到冲向灭火毯或打电话求救），一种焦虑的情绪，或者类似"房子着火了，我就要死了"的想法或认知。认知行为疗法认识到了这个过程的整体性。此类情形本身并不代表一种心理问题，但如果个体出现了心理问题，则可以通过聚焦于无益的想法来寻求改变。这里我们必须强调，不能忽视诸如情绪和行为这些成分，或认为它们是不重要的。我们也将在之后的章节中阐述，如何在一个能带来治疗性改变的过程中充分地考量这些成分。

当大家读到上述"电视机爆炸"的内容时，可能认为自己并不会体验到肾上腺素的激增，或出现相同的感受或行为。认知行为疗法对这种差异的解释是：每个人都受其想法的影响，对于同一情景可能会产生各种各样的感受、生理反应和行为。感受和反应并不是被情景本身引起的，而在很大程度上是由我们每个人对情景的看法引起的。早在公元一世纪时，人们就认识到这一点了。当时斯多葛派的哲学家爱比克泰德（Epictetus）指出：人们"并非被事物所困扰，而是被他们看待事物的视角所困扰"。不同治疗取向和学派的知名理论家及创始人也有着相似的观点，包括阿诺德（Arnold，1960）、贝克（Beck，1964）、埃利斯（Ellis，1962，1995）、凯利（Kelly，1995）和拉扎勒斯（Lazarus，1997）。

贝克开发了认知疗法，他最初的工作以治疗抑郁为主（Beck，1963）。认知行为疗法的核心主题有：

- 想法会引发情绪和行为；
- 情绪障碍源自负面的想法/思维（其导致了无益的情绪和行为）；
- 情绪障碍可以通过改变这类想法/思维而得到改善（认知行为疗法认为这类想法/思维是习得的）。

认知行为疗法关注思维的两个成分：自动思维和潜在信念。

"自动思维"是贝克提出的术语，指的是在人们的意识流中不自觉出现的想法和意象（Beck and Greenberg，1974）。与之相似的术语包括"内化陈述""自我陈述"或"你跟自己讲的内容"（Ellis，1962），以及"自我对话"（Maultsby，1968）。

潜在信念是产生想法和意象的信念和假设，想法和意象又构成了自动思维的内容。我们会简略地考量一下"图式"这个概念，以便更好地理解自动思维与潜在信念之间的关系。图式是抽象的心理计划，起着指导行为、构建记忆和解释信息的作用，还起着组织问题解决框架的作用。我们每个人都运用着多种多样的图式，使我们能够理解世界并将新的信息或经验纳入已有的图式背景中（Rosen，1988；Rumelhart，1981；Rumelhart and Ortony，1977；Young et al.，2003）。 图式就像庞大的文件归档系统，每个人都用图式来组织这个世界，而且图式在人年幼时就开始形成了。图式一旦形成，就开始引导人们的信息加工和行为（Bartlett，1932），并开始塑造个体对自己、他人和世界的思考、感受以及行动方式。很重要的一点是，图式有层级。例如，事物可被视为有生命的和无生命的，动物又可被视为脊椎动物或无脊椎动物，等等（见图 2–1）。

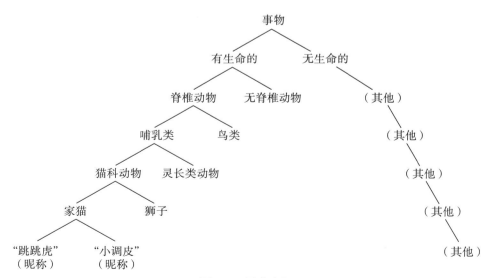

图 2–1 图式表征

同样，在电视爆炸的例子中，如果一个人有着类似"火总是会导致死亡"的潜在信念（即在图式中层级更高的一个信念），他可能会感到极度恐慌，并会被"我马上要死了"这种自动思维所困扰，而且自动思维还会伴随诸如被火焰吞没的烧焦尸体这种负面意象。而有着"如果不加以控制，火就是危险的"的信念的人，也许会体验到足够的焦虑感，从而行动起来，并出现"切断电源并立刻寻求帮助"这样的自动思维，同时也会伴随着有益和有建设性的应对意象。如果一个人图式层级的顶端有类似"生活很危险"的信念，那这个人将会在生活中的许多种情景下都更易感到焦虑。这种处在图式层级顶端并会影响一个人生活中大多数方面的信念，我们称之为核心信念。我们也认同贝克的观点，即图式是心理上的认知结构（或"文件归档系统"），而核心信念是图式的具体内容（Beck，1964）。但许多从业者会混用这两个术语（Padesky，1994）。核心信念在图式中的根源一层上运行，并且是笼统、僵化和过度概括的。

中间信念是处于核心信念和自动思维之间的潜在信念（见表 2–1）。中间信念由态度、规则（期待）和潜在假设组成。

态度：处在危险中是可怕的。

规则（期待）：我必须始终处在安全中，始终谨言慎行。

潜在假设：如果我始终谨言慎行，那么生活就将不再如此危险。如果我行事不谨慎，那么生活就将是充满危险的（推论出的假设）。

表 2–1   **核心信念、中间信念和自动思维**

核心信念	中间信念	自动思维
笼统的	态度	思维流
僵化的	规则（期待）	意象
过度概括的	潜在假设	词语 / 短语

我们已简要地概述了认知结构，这也是人们遇到心理问题的关键所在。认知行为治疗师要怎样运用短程治疗来帮助来访者克服这些问题呢？很显然，前提就

是咨询的基本技术。这些基本技术包括如下几项（Truax and Carkhuff，1967）：

- 准确共情；
- 与来访者"在一起"；
- 理解或领会来访者的意思；
- 基于共情性理解的沟通；
- 基于无条件积极关注的沟通。

除了这些基本技术，认知行为疗法还有一些基本特点，可让治疗师基于"想法导致感受和行为，以及一些身体反应"这一原理，帮助来访者解释与探索自己的内心。一些治疗师认为，用以下所示的 ABC 模型来体现这个原理很有帮助（Ellis，1962，1977，2003）。

- A = 触发事件（Activating event）：例如电视机爆炸了。
- B = 信念（Belief）：例如我身处严重的危险之中"。
- C = 后果（Consequence）：例如焦虑。

触发事件（A）可能是一个真实事件（例如那个爆炸的电视）、一种体验，甚至是一种会引发人们的各种想法或信念的某个念头、白日梦、意象或情绪。信念（B）可能是一个核心信念、一个潜在假设、一个中间信念或一种自动思维。在很多情况下，非适应性的意念会以图像的形式出现，而不是以言语的形式出现（Beck，1970）。后果（C）可能是想法或信念（B）导致的任何结果，例如一种情绪（如害怕）、一种行为（如逃跑）或一种生理反应（如心悸）。

采用认知行为疗法的治疗师会逐步鼓励来访者去识别和接纳他们的情绪，进而鼓励他们去觉察自己的自动思维，然后再去觉察与自动思维相关的潜在信念（包括中间信念和核心信念）。只有识别了想法（信念）和情绪（后果）之间的联系，认知行为疗法才会取得更多的进展。当这个过程开始后，治疗师便会继续鼓励来访者去寻找支持不合理及无益信念的证据。假如来访者无法找到相应的证据，那么该过程反过来就对无益信念提出了挑战，这些无益信念反而会转变为更具适应性的、有益的新信念，这些新信念也就不再支持痛苦情绪和行为了。认知行为疗法通常使用自动思维记录表来帮助来访者实现这一过程（见后文"认知行为疗法的基本特点"一节中的"运用多种工具与技术"和图 2–2）。来访者对其信念和情绪进行评分，也有助于他们长久地评估与改变自己的信念。

思维偏差

　　思维偏差也被称为认知歪曲或思维歪曲（Burns，1980，1989）。在认知行为疗法中，识别自动思维以及觉察蕴藏其中的思维偏差是非常重要的。来访者往往在其思维中产生了前后一致的偏差，而治疗师要帮助来访者识别这些偏差或认知歪曲。治疗师会向来访者介绍以下理念：当人们感到情绪痛苦时，所伴随的想法通常在当时看似很可信，但如果仔细回顾这些想法，就会发现它们并不总是与客观事实相符，并且这些想法对人们来说也是无益的。大多数困扰来访者的负面想法都是被歪曲或不现实的，而治疗师会教来访者如何识别导致负面情绪的思维偏差。我们务必让来访者明白，他们并非唯一具有这类歪曲想法的人。虽然人类普遍具有这类思维偏差，但是它们也会随着情绪痛苦而加深。我们在下面列出了最常见的思维偏差类型，并将在后文逐一详细阐述。

（1）全或无思维；

（2）个人化与责备；

（3）灾难化；

（4）情绪性推理；

（5）"应该"或"必须"陈述；

（6）心理过滤（选择性提取）；

（7）去积极化或低估正面信息；

（8）过度概括；

（9）夸大或缩小；

（10）贴标签；

（11）妄下结论（武断推理）：

- 读心术；
- 宿命论。

全或无思维

来访者用这种极端的分类方式来评估自己、他人、情景和这个世界。这种类型的思维往往是绝对的，并且无法允许灰色地带的存在。例如，一位年轻的母亲对教育幼子感到无奈挫败，就认为自己糟糕至极，因为她认为其他母亲对孩子总是有耐心的，所以觉得别的母亲都很好，而自己糟糕至极，但这并非现实情况。

个人化与责备

个人化是这样一种思维偏差：个体会责备自己，认为是自己造成了所有的错误，并将此与自己的缺点或不足联系在一起。许多人会认为自己要对一件无法完全被自己掌控的事负责。例如，一位年轻的实习生认为，自己之所以会被培训师粗鲁对待，是因为他犯了一个错误，但他忽视了其他人在这件事中的作用，也不理解另一种可能性，即虽然自己可能要对所发生的事负一些责任，但并不应负全责。与之相反的一种思维偏差是责备他人：将自己的问题或处境归咎于他人，而不认为是自己造成了这个问题。例如，一位男士责备说完全是妻子导致了夫妻关系的破裂。

灾难化

在这种思维中，人们会消极地预测未来，并认为事情的结果会变得很糟糕。这种思维偏差在焦虑类问题里很常见（Ellis，1962）：来访者会陷入对各种情况中最坏结果的认知里无法自拔。例如，一位成功的经理将要向公司做一次报告，他在演讲之前就一直想着"我会把报告做得一团糟，会让公司失望，我会丢掉工作，一贫如洗"。

情绪性推理

在这种思维中，人们会完全根据他们自己的感受得出事情的结论，而忽视任何相反的证据。例如，一位男士一直在等自己的新伴侣，都 30 分钟了她还没来赴约，他因此感到悲伤和被拒绝，对自己说："我被甩了。"他无法考虑伴侣可能被工作耽误而错过了公交车，或车胎没气了等其他的可能性。

"应该"或"必须"陈述

在这种思维中，人们有一种他们自己、其他人和这个世界"应该"或"必须"是什么样的固着的观念。原本的偏好和期待被抬高而成为僵化的要求，而当这些要求未被满足时，人们会感到情绪上的痛苦，并且会高估期待无法被满足时情况的糟糕程度。例如，某位体操运动员在高低杠上做了高难度的动作，并对自己说："我真的不应该犯这么多的错误。"这让他对自己感到十分生气和沮丧，以至于接下来好几天他都没再练习了。

心理过滤（选择性提取）

在这种思维中，人们会特别关注一个负面细节，注意力无法自拔地聚焦在上面，无视任何其他积极的方面。人们在这种思维中无法全面地看待问题，只将注意力集中在负面之处。例如，一位建筑师收到了许多正面积极的评价，这些评价称赞他如何解决了工作上的一个难题，但也有一位同事对该项目的一个地方提出了异议，结果这一评价就在建筑师头脑中持续数日都挥之不去。

去积极化或低估正面信息

在这种思维中，来访者会忽视任何境况中的积极方面，并告诉自己那些积极的经验是不算数的。例如，尽管一位父亲会在大多数情况下为他的家庭做出可口的饭菜，但是他从不夸奖自己。有一次，他做了一顿有营养但味道不好的饭，于是他就开始认为自己是个糟糕又乏味的厨师了。

过度概括

在这种思维中，人们会认为只要有一次不愉快的经历发生在了自己身上，那么这种经历就总会找上自己。这种思维会让人们根据一种情况而做出笼统且概括的结论。例如，一位参加了工作面试未被录用的女性认为每一份工作都会拒绝她。

夸大或缩小

有这种思维偏差的人往往以一种夸张或放大消极成分，并最小化或贬低积极成分的方式评价自己、他人或情景。例如，一位员工在看自己的工作评价时，只聚焦在自己需要改变的一些方面，高估这些改变的重要性，而几乎没有注意到自己也有相当多的积极方面。他得出结论，认为这份评估结果表明自己是能力不足的。

贴标签

在这种思维中，人们不仅用全或无的方式看待自己或他人，而且还在此基础上贴上通常具有贬损含义的标签。例如，前文提到的那位母亲，可能给自己贴上"狠心泼妇"的标签。而当来访者将标签贴在自己不喜欢或不认同的其他人身上时，就可能说："他就是个饭桶。"此时，来访者可能认为对方完完全全不可救药，并可能因此感到愤怒和敌意。而一个在工作上出现差错的来访者也可能给自己贴上"彻头彻尾的蠢蛋"的标签。

妄下结论（武断推理）

有这种歪曲认知的人，即使没有任何证据支持，甚至有证据支持正面结果，他们也会推论出一个负面消极的结果。这类思维偏差主要有以下两种类型。

读心术

使用读心术的来访者会认为自己知道别人心里在想什么，并且不会考虑其他

更合理的说法或更有可能的情况。例如，一位有社交焦虑的来访者认为：大多数
时候，同事都觉得自己能力不行。

宿命论

人们在这种思维中，对未来诸事都抱有负面的预测。例如，一位去做常规胸
部 X 光检查的人会想到自己得了癌症（见上面提到的"灾难化"，宿命论是灾难化
的一种非常夸张的表现形式）。

思维偏差组合

值得注意的是，某个特定的自动思维、信念或推论所包含的思维偏差，可能
不止一种，而是好几种偏差的组合，我们稍后将举例说明。在前文介绍这些思维
偏差时，我们特别提到了人们往往会在思维中产生前后一致的偏差。例如，某个
特定个体可能会频繁地使用诸如妄下结论、"应该"或"必须"陈述、情绪化推理
和夸大/缩小这些成组出现的思维偏差。类似地，诸如焦虑、抑郁或内疚之类的
情绪问题往往也与各种具体的认知歪曲或思维偏差组合相对应。表 2–2 给出了不
同情绪问题所具有的特定思维偏差组合。治疗师可以使用这张表来识别某个特定
问题所具有的最明显的思维偏差。但值得注意的是，某个特定个体在某种特定情
绪问题中所具有的思维偏差组合，也通常具有此人的特异性特点。

表 2–2　　　　　　　　　常见情绪问题的思维偏差

焦虑/ 惊恐/ 紧张	抑郁	愤怒	内疚	受伤	病理性 嫉妒	羞耻/ 尴尬	
	√	√		√		√	全或无思维
	√	√	√			√	个人化与责备
√	√				√	√	灾难化
√	√			√			情绪性推理
√		√	√	√	√		"应该"或"必须"陈述

续前表

焦虑/ 惊恐/ 紧张	抑郁	愤怒	内疚	受伤	病理性 嫉妒	羞耻/ 尴尬	
	√		√		√	√	心理过滤
√	√						去积极化
√	√	√					过度概括
√	√			√			夸大/缩小
		√	√			√	贴标签
√	√	√		√	√	√	妄下结论：读心术
√	√					√	妄下结论：宿命论

认知行为疗法的基本特点

到目前为止，我们已经概述了人们体验到情感困扰或痛苦的机制。在本节中，我们将带领大家了解认知行为疗法的基本特点，并将认知行为模型应用于来访者的问题。以下列出了认知行为疗法的基本特点。

（1）治疗性风格；

（2）问题概念化；

（3）合作性关系；

（4）会谈与治疗结构化；

（5）目标导向的治疗；

（6）检验和质疑无益思维；

（7）运用多种工具与技术；

（8）教授来访者成为自己的治疗师；

（9）布置作业；

（10）有时限；

（11）对会谈录音。

治疗性风格

我们以治疗性风格开始，是因为认知行为疗法的风格与其他形式咨询的风格大不相同。在认知行为疗法中，治疗师会将各种知识与技能带入到会谈之中。由此可见，治疗师引领着治疗，尤其是在治疗的早期阶段。因此，治疗师的风格是主动的、指导性的。治疗师需要敏锐地平衡上述风格与"基于共情性理解"的沟通、同来访者"在一起"以及理解来访者的意思这些能力之间的关系。这种风格也涉及治疗师的一种能力——从来访者的认知中适宜地引出与其问题有关的信息。此外，治疗师还要去探索来访者身上具有的、有助于促成改变发生的优势或优点。

问题概念化

治疗师要去收集与来访者及其问题有关的全面信息。这个过程不仅要基于来访者的言语信息，而且还要基于治疗师自己的观察。治疗师需要在治疗早期进行全面评估，并对于来访者的问题形成认知概念化。根据治疗中新获得的信息，认知概念化需要被不断地修正。治疗师尤其要去识别与来访者的问题行为和情绪有关且维持着问题行为和情绪的当前思维，以及与当前问题有关并强化无益信念的诱发因素，还有来访者对重要成长经历的无益解释。第 3 章会更为详尽地讨论认知概念化。

合作性关系

治疗师对自己的概念化要保持开放性，并需要在某些时刻与来访者分享自己的概念化，共同讨论并使之进一步完善。与其他一些形式的治疗不同，认知行为疗法是透明化的，而不是将治疗神秘化。认知行为疗法具有心理教育的意义，并会用通俗易懂的语言告知来访者有关疗程的信息。为了实现这个目的，治疗师常使用阅读材料，比如阅读疗法（Lazarus，1971；Macaskill and Macaskill，1991）。在治疗早期，治疗师会在许多方面帮助来访者熟悉认知行为模型，诸如觉察自动思维，特别是消极自动思维和其他无益信念，并建议来访者采取某些行动方案，例如完成家庭作业。治疗师会鼓励来访者充分参与治疗并承担责任。

对于每次会谈，咨访双方共同设定议程，彼此给出反馈，治疗的开放性也因此得到了进一步的增强。通过这种合作及其他非认知行为疗法特有的基本治疗技术的运用，治疗师能快速地与来访者建立治疗关系。如果是与有着较深和长期心理问题的来访者（如罹患人格障碍的来访者）一起工作，那么在深入治疗之前，治疗师有必要花更多的时间和精力来确保自己和来访者已经建立了稳固的合作关系。当治疗师与这类来访者工作时，除非是在一个具体且聚焦的问题领域工作，否则短程疗法可能是不合适的（Beck et al.，1990a）。

会谈与治疗结构化

正如在上一节所讨论的，每次的会谈都由结构化的议程构成，而议程的内容是由咨询师与来访者通过合作达成一致后确认的。除了第一次会谈，后续会谈的议程形式都相同。虽然我们并不需要死守议程，但新手治疗师最好在受训时遵循议程。遵循议程有许多好处，这在短程治疗中更为明显。议程能让咨访双方最高效地利用有限的时间，这既有利于确保双方想要讨论的重要内容不至于被留到会谈的最后或被完全遗忘，也会鼓励来访者采取问题解决和实干的态度（而非鼓励他们认同"患者"或"病人"角色），从而促进合作。同样，议程也为监测治疗全程的进展提供了一个方便的框架：它给出了一个能够帮助来访者理解认知行为疗法核心主题的结构，并能够让来访者在治疗结束后继续使用这种结构。一次典型的会谈结构如下所示：

- 心境检查；
- 简要地回顾过去一周的情况；
- 为本次会谈设定议题；
- 反馈并与上次会谈联系起来；

- 回顾家庭作业；

- 讨论各项议题；

- 商讨家庭作业；

- 在会谈结束前寻求反馈。

认知行为疗法的结构从疗效和效率方面考虑了很多相关要素，这些要素在疗程中是相对固定的，但有些则会随疗程的进展而改变。认知行为疗法认为各个治疗阶段都是相关的，并会通过在对应阶段中整合相关的任务和咨访双方的责任来优化治疗阶段的发展。例如，识别消极自动思维是治疗初期的主要工作，而通常要等到治疗后期才会尝试矫正核心信念。在短程治疗中，治疗师也会提醒来访者他们在很多情况下已具备并且在运用积极自动思维、有益的中间信念和核心信念了。这种结构也可以让咨访双方针对结束治疗、预防复发以及安排强化会谈提早做好计划，考虑可能遇到的阻碍以及如何应对。治疗的结构也会根据来访者呈现的特定问题来决定，例如，如果治疗师依据美国精神医学学会编著的《精神障碍诊断与统计手册（第五版）》（*DSM-5*）诊断某位来访者罹患某种特定的障碍，那么就可以遵循本书第 10 章所述的结构来进行治疗。

目标导向的治疗

前文已阐述了治疗师与来访者通过共同合作来一起工作的治疗方式。当来访者将自己的素材带入会谈时，治疗师会鼓励来访者以行为的视角来理解这些内容。例如，如果来访者说他感到抑郁，那么治疗师就会和他一起讨论这种抑郁在其身上是如何表现的。如果来访者谈及其他方面，例如他现在社交减少了，不再坚持健康的饮食习惯了，或者也不再继续做那些原本感到开心快乐的事情了，那么具体的治疗目标可能就是：重拾这些活动，重新有规律地做这些事。类似地，求助于治疗的来访者都在寻求某种形式的改变，所以治疗师需要与他们合作决定治疗聚焦在哪些改变上。双方要合作决定治疗目标是什么，以及要实现这些目标有哪些必要任务。有时，来访者的初始目标可能是不利于其进步的，例如，来访者所追求的目标可能源于其不切实际的信念，如"自己必须事事完美"。遇到这种情况，治疗师会坦诚地与来访者进行探讨。只有目标设定得当，短程疗法才可能展开。实际上，短程认知行为疗法是限定目标的疗法（Lazarus and Fay，1990），所以假如某位来访者有很多个治疗目标，那么这种短程干预可能是不适合他的。

检验和质疑无益思维

认知行为疗法的基础是：思维引导着行为、情绪以及在有些条件下会出现的生理反应。人需要先改变自己的思维想法，方能解决各种各样的心理问题。因为这些问题性质有所不同，所以工作就可能会在自动思维、中间信念或核心信念的层面上分别展开。与理性情绪行为疗法（Ellis，1994）等形式不同，认知行为疗法并不会直接面质无益的思维，而是通过运用苏格拉底式提问鼓励来访者仔细审视支持其无益（不切实际或消极）信念的证据（Beck et al.，1979）。治疗师在尝试针对来访者的负面信念展开工作之前，务必要去理解这些信念的含义，尤其是在跨文化的治疗中，这一点特别重要（Ruddell，1997）。理性情绪行为疗法与认知行为疗法还有一个主要的区别：在治疗的初始阶段，认知行为疗法主要在推论层面进行工作，而理性情绪行为疗法主要在评价层面进行工作。请大家回想一下，在讨论思维偏差中的灾难化时，我们提到过一位来访者——那位成功的销售经理，他推论自己会把报告"做得一团糟"。认知行为治疗师会请他仔细审视支持其推论的证据；假如找不到相关的证据，那他的这条推论也就站不住脚了，随后而至的其他一些想法（"会让公司失望""会丢掉工作""会一贫如洗"）也就没有立足之地了。相对地，理性情绪行为治疗师则更为关注由这种推论所引发的那些评价，如"我绝对不能把报告做得一团糟，要是真这样了，我是没法承受的"。

本书作者之一帕尔默与其合作者已编制出了一份质疑想法与信念的问题清单（Palmer and Dryden，1995；Palmer and Strickland，1996；见专栏"检验无益思维的问题清单"），治疗师可选取其中的问题来使用。而且，这些问题也特别适合在本书讲述的认知行为疗法疗程中使用。附录 1 也将其作为自助工具列出，以方便来访者自行运用。

专栏

检验无益思维的问题清单

- 这符合逻辑吗?

- 如果你是科学家,会认同这种逻辑吗?

- 支持你的这一信念的证据有哪些?

- 除了在自己心里想以外,你还在哪里读到过这条信念呢?

- 你的信念具有现实性吗?

- 你的朋友和同事会认同你的观点吗?

- 是不是所有人都抱有这种态度? 如果不是,为什么?

- 你是希望自己和别人都是完人,都不会犯错吗?

- 这一情景 / 情况为什么如此可怕、糟糕、恐怖?

- 你是不是小题大做了?

- 在一个月、三个月、半年或一年后,情况还会这么糟糕吗?

- 等到两年后,这还重要吗?

- 你是不是夸大了这个问题的重要性?

- 你是不是在没什么证据的条件下就预言最坏的情况一定会发生?

- 如果你"受不了"这种情况了,现实中会发生什么事呢?

- 如果你"受不了"这种情况了,一定就会崩溃吗?

- 你是不是只聚焦在自己(或别人)的缺点上,而忽视了优点呢?

- 你是不是没有针对事情的现状去解决问题,而是一直在想事情本该是什么样的,所以才感到心烦吧?

- 这种想法或态度会将你引向何方?

- 这一信念会帮助你实现目标吗?

- 这一信念是目标导向的、能解决问题的吗?

- 假如你有一个朋友也犯了类似的错误,你也会这么严厉地批评他吗?

- 你是不是在用"全或无"的方式思考问题? 会不会也存在中间地带?

- 你是不是在给自己、别人或某些事物贴标签？这种做法合理吗？公平吗？
- 只出现了一个问题，是否就意味着你／他们／它是"笨蛋""失败者""一无是处"或者"没有希望"？
- 你是不是在给自己或别人设置某些规则（如"应该如何"或者"必须如何"）？如果是，那这些规则有帮助吗？有建设性吗？
- 你是不是把责任都揽到自己身上了？
- 你是不是很想让自己心里（暂时）好过一些，所以才会有失公正地责备其他人？

运用多种工具与技术

我们已经提到，认知行为治疗师的核心工作之一是形成对来访者问题的认知概念化，这种概念化应当随着时间的推移而发展，引导着治疗的进程，也让治疗师可以灵活合理地组合各种治疗技术与工具，以帮助来访者改变其无益的思维，继而解决情绪和行为上的问题。但是，任何技术与辅助工具都需要紧密地嵌套在认知行为疗法的框架和原则之中，而不是成为认知行为疗法的"附件"。例如，对于罹患惊恐障碍的来访者，治疗师可运用行为实验这项技术来做干预，如请来访者有意地体验"过度换气"这种行为（Clark，1986）。辅助工具包含了多种量表，即问卷（Ruddell，1997），用于测量来访者问题的不同方面，诸如快速评估工具（RAIs，Corcoran and Fischer，1987）。在认知行为疗法中，最为常用的辅助工具可能就是贝克抑郁量表（Beck et al.，1961；Beck and Steer，1987）。还有一种辅助工具是自动思维记录表，该记录表的形式多种多样。我们使用的表格见图 2–2（一份已填写完成的表格），前文也对此做了讨论。附录 2 提供了该表格的空白版本。

教授来访者成为自己的治疗师

认知行为疗法的特点包括开放性、结构性、合作性、相对短程、目标导向性，以及会用到家庭作业，其主要原因之一就是：认知行为疗法会在治疗结束前，将"带来改变的过程"移交给来访者自己。来访者所学技能的范围与熟练度，部分取决于其自身问题的性质与严重程度，继而也会影响疗程的长度。来访者主动参与治疗，是其能转变为自己的治疗师的关键因素之一，这里所说的治疗既包括正式的治疗性会谈，也包括完成会谈之外的任务与作业。

布置作业

会谈的平均时长大概在 1 小时左右。如果来访者只有在会谈时才聚焦于自己的问题，那么这意味着这一周中其余的 167 个小时都未被治疗所用。鉴于记录、监测和评估想法的治疗过程没有顺利融入来访者的日常生活，所以针对某一问题的工作其实是缺乏连续性的。我们可以拿"如何保持身体健康"来做个类比：人们一般都认同，要保持身体的健康，就得规律地刷牙、洗澡、洗头，等等。所以，我们也需要留出时间来维护自己的心理健康。治疗师在安排"家庭作业"时有时会遇到一个问题，那就是"家庭作业"这个词本身会让有些人将其与"学校功课"相联系，产生一种负面的联想。治疗师需要跟来访者一起看看是否存在这种问题；如果症结正好在此，那么就可以使用来访者自己喜欢的字眼，从而消除负面的含义，比如"任务"这个词常用来代替"作业"。顺便说一下，与选词有关的想法也可以作为治疗素材来使用。来访者要在会谈之外继续完成治疗任务的另一个原因是，有时来访者只有在进入特定的某个或某类情景之中时，才能找到自己最明显的自动思维，这有时也叫"热认知"。另一个需要做家庭作业的重要原因是，来访者在整个治疗会谈都结束后，也可以运用相关的技巧与工具继续自己的治疗，因为他们已经通过做作业或做任务逐渐具备了相应的熟练度。治疗之外的任务，会根据来访者、问题及治疗阶段的不同，而大为迥异。其中常见的一个任务是完成自动思维记录表（见图 2–2）。

发生了什么？可以是你经历的一件事、你的一个想法、头脑中的一个意象或一段记忆
看电视——与婚姻有关的节目

你心里想到了什么？请评估你对每个想法的相信程度	你体验到了哪些情绪？每一种情绪的强烈程度如何
(a) 我还是会搞砸这段关系的， 　　一如既往。　　　　90 ％	(a) 焦虑　　　　　　　　65 ％
(b) 我觉得自己很没用。　85 ％	(b) 抑郁　　　　　　　　70 ％
(c)　　　　　　　　　　　％	(c)　　　　　　　　　　　％
(d)　　　　　　　　　　　％	(d)　　　　　　　　　　　％

请对应以上每个想法，勾选出其中的思维偏差	(a)	(b)	(c)	(d)
全或无思维		✓		
个人化与责备		✓		
灾难化	✓			
情绪性推理		✓		
"应该"或"必须"陈述				
心理过滤				
去积极化	✓	✓		
过度概括	✓			
夸大/缩小				
贴标签		✓		
妄下结论：读心术				
宿命论	✓			
妄下结论：				

评估对每个想法的替代看法的相信程序

(a) 我也一直在维护着这段关系，
做心理咨询对此有帮助。这
段关系有些地方还是可以的，
而且凯丝真的喜欢我。　80 ％

(b) 我打心底里知道，自己
并不是一无是处。　　85 ％

(c)　　　　　　　　　％　　(d)　　　　　　　　　％

给现在的情绪强烈程度评分

(a) 焦虑　　　　　　20 ％　(b) 抑郁　　　　　　30 ％
(c)　　　　　　　　　％　　(d)　　　　　　　　　％

图 2-2　自动思维记录表示意图

有时限

在第 1 章有关短程认知行为疗法的部分，我们已对"有时限"这一点做了更充分的讨论。此处只想补充一点，即认知行为疗法因为具有指导性、合作性、目标导向性以及结构性，所以相较其他许多疗法来看，是有时限的。

对会谈录音

虽然对会谈录音并非认知行为疗法的核心程序，但治疗师也经常会这样做，原因如下。

第一，这对督导过程很有帮助。因为录音可以为督导师提供与会谈有关的各种原始资料，细节丰富性上要优于（受训）治疗师在会谈结束一段时间后的二次转述。同样，治疗师需要先与来访者讨论使用数码录音笔录音的理由，录音是在双方合作的基础上进行的，这也是认知行为疗法合作性的一贯体现。

第二，来访者自己也可能会从会谈录音中获益，即在家时也能重温某次会谈的内容，这不但强化了会谈内外的治疗工作，同时也让治疗更具开放性，还可以帮助来访者逐渐建立起相应的技能以解决自身的问题。如果来访者想用自己的手机录音，治疗师务必提醒他们用手机录制和存储录音的安全隐患。尤其是对于年轻人而言，当他们想要跟朋友或家人共享录音文件时，就可能出现意料不到的情况，特别是当这些文件通过网络上传或分享时，安全隐患更大。

下面的内容摘录自一次典型的会谈。我们会在文中插入一些评注性的内容，用以展示和说明前文讲到的认知行为疗法的基本特点。在这段对话中，治疗师和来访者已互相问候过了，也开启了各自的录音设备对会谈进行了录音。

治疗师：汤姆，你这周感觉怎么样？

来访者：前几天还不算太糟糕，但是周末的时候，我再一次感觉很低落，状态又回去了。

治疗师：看起来你的心情一直有起伏，上上下下的……

来访者：嗯。

治疗师：可以把这个归入治疗议题，咱们更详细地谈谈吗？

来访者：可以的。

虽然这只是会谈刚开始时对话的一段简短摘录，但认知行为疗法的一些特点已然明显体现出来：会谈一开始，治疗师先对来访者进行了心境检查，然后很快开始回顾来访者这一周以来的情况。这些都是某一次典型会谈中率先出现的结构化元素，即认知行为疗法的第四个基本特点"会谈与治疗结构化"中讲过的内容。另一个明显的特点是，治疗师与来访者的交流聚焦在设定议题上，这体现出了指导性的沟通风格。不过，该治疗师也向来访者征求了反馈，以调和指导性，从而有利于一种"合作性关系"的建立。

治疗师：我能看下你的抑郁量表吗？（来访者将一份在治疗开始前填写完的贝克抑郁量表递给了治疗师）

治疗师：谢谢……这周有没有其他的事情，也是你想谈谈的？

来访者：这个周末太糟糕了。凯丝对我说了些难听的话，情况也越来越糟……

治疗师：好，咱们今天的议题会包括谈谈这周末发生的事儿。在确定其他议题之前，我想简要问问你对上次会谈的印象。你想起了什么？

来访者：嗯，会谈让我明白了我能对自己的问题做点儿事，而且这些问题也都是相互联系的，这让我感觉好点儿了。我也觉得自己更有办法、更能解决问题了。还有，你给我的表格也让我明白了自己想事情的方式会让问题变得更糟，所以如果我开始换一种不同的方式来想事情，心情应该也会更好。我把这些内容记在笔记本上，回看并提醒自己，这也挺有帮助的。

治疗师会在治疗全程中以及在每次会谈时有规律地监测来访者的心境。正如前文中提到的认知行为疗法的第七个基本特点"运用多种工具与技术"，治疗师常使用贝克抑郁量表来监测来访者的心境。许多治疗师会在会谈开始前，安排来访者在等候区填写完成相应的问卷量表，就如上段对话中的那位治疗师的做法，而来访者自己也提到了两种辅助工具：笔记本和自动思维记录表（见图 2-2）。短程认知行为疗法鼓励来访者携带一本治疗笔记本，便于记录会谈中的重要细节以及来访者认为的会谈之外的重要时刻。治疗笔记本的一个重要作用就是将各次会谈串联起来，并将治疗与来访者的生活联系起来。汤姆使用的自动思维记录表是上次会谈后家庭作业的一部分。尽管在这部分的对话中，来访者说是这些表格帮助他把自己的想法和感受联系到了一起，但这一点在最初概念化来访者的问题时已做了一些探讨，而且这也是最初的治疗目标。最终，这位来访者"领悟到"想法和感受的关系，是通过完成会谈之外的自动思维记录表而实现的，这也是认知行为疗法采用心理教育取向的好处之一。同时，这还是来访者"学习独立于治疗师"过程的早期阶段。在治疗全程中，治疗师不仅要聚焦于来访者希望改变什么，或他们的困难是什么，而且还要发现并聚焦来访者的优势，以及如何将这些优势整合到促进改变的治疗过程中来（Kuyken et al., 2009; Mooney and Padesky, 2002）。上面这段对话还体现出，治疗师是如何用设定议题来遵循一次典型会谈的结构进行工作的。

治疗师：我很高兴你能这么快就把想法和感受联系起来。这是我们工作中非常重要的一部分……上次会谈中有什么让你感到困扰吗？

来访者：没有，我来这儿后，从来没有！

治疗师：（笑）这周还有没有别的事儿，让你希望作为会谈议题来说说？

来访者：没，我觉得没有了。

治疗师：好的。那在今天的议题中你还想加入什么内容吗？

来访者：没有……只有咱们之前说过的，我需要在这周尝试做的事情，我其实并没有全都做到。

治疗师：嗯。那我们把上周的家庭作业也纳入议题，花点儿时间说说你在完成家庭作业时遇到的困难，可以吗？

来访者：行，好的。

治疗师：可能你还记得我提到过的，咱们通常会详细聊聊你在会谈之外做过的任务。

来访者：是的。

治疗师：那么这些就是我们今天定下的主要议题了。你记得咱们一般还会谈哪些内容呢？

来访者：我想咱们大概会拿出点儿时间来说说我做到的那些……例如我上周填写好的表格……

治疗师：你的作业？

来访者：是的，是这个。

治疗师：好的，咱们也可以用点儿时间来说说下周的作业怎么安排，等最后咱们结束时还可以谈谈你对这次会谈的想法和感受。现在咱们先看看你的作业？你说过不能全部完成。

来访者：对。周末前我填好了三份表格，但大吵一架之后，我很低落，再也不想去做这些作业了。

治疗师：你前面讲过，这些带回家做的表格能帮你把感受和引发这些感受的想法联系起来，而我现在想进一步谈谈，跟凯丝吵架有关的想法和感受是如何影响你，让你无法继续完成作业的，那些作业你本已动手做了，也觉得对自己有帮助……你想先看看自己已经做了的作业吗？还是你更想先聚焦在妨碍你做完剩下作业的困难上？

来访者：嗯。在我们大吵了一架之后，我感到我在吵架之前所做过的所有的事情似乎都白费了……而这似乎让这些与表格相关的工作都没有意义了。所以我觉得我们可以先看看这个部分。

治疗师：好的。你说在吵架的那一刻觉得之前的工作都"白费了"，你之前还说过你已经完成了三份自动思维记录表。我能和你一起看看这些吗？能回想一下吵架之前的那一小段时间吗……可以给我讲讲，在吵架之前，那些表格是否有帮助？

来访者：是的，我之前是那么说过。我确实发现这些表格对联系想法和感受很有帮助，我也更乐观了，但等我们大吵一架后，这些表格就什么都不是了。

治疗师：当你正在使用这些表格时，也就是在做部分作业时，你在识别那种烦扰你的感受，并将这些感受与特定的想法联结起来。你还记得这份表格是否需要你去发现其他什么内容吗？

来访者：（看着家庭作业）其他什么内容，替代想法？

治疗师：是这份表格上"自动思维"和"替代想法"中间的那一块区域！

来访者：噢，你是说思维偏差。

治疗师：是的！就是这个！你刚说了，在大吵一架之前所做的工作都有用，但这些用处被吵架"弄没了"。你能发现这种想法中的思维偏差吗?

来访者:嗯,我估计自己之前是过度概括了。

治疗师:可以和我详细说说吗?

来访者:嗯,因为我们大吵了一架,而那次争吵也的确挺可怕的,但这并不意味着在我身上发生的其他事都会受影响,而且这也不会让当时对我来说似乎是有益的事情变成没用的事情。

治疗师:汤姆,你有多相信这个想法?

来访者:呃,在我现在和你说这些的时候,我很相信这个想法,并认为这个想法是有道理的。但在吵完架的那一刻,我只觉得很沮丧,而且没法思考任何事情,只想到这次吵架太可怕了。

治疗师:好,我来给你做一些反馈。你说当你和凯丝吵架的时候,一切都"白费了"。然后当你回顾这件事时,你发现吵架虽然在那时让你非常烦恼,但并不会消除你用新方式思考自己的问题而带来的好处……那么假如你这个星期又遭遇了一次类似的争吵,你觉得自己能用这种新方式来看待争吵吗?

来访者:(移开了视线,并停顿了好一会儿)这就好像我长了俩脑袋一样。有一个脑袋是咱俩坐在一起时存在的,我填写表格时用的也是这个脑袋,它能让我用新眼光去看待事物。但我还有一个脑袋,它一直存在,在我正处于困境时,它让我无法带入这些新的视角。

治疗师:你提到的这一点非常好。我有必要强调一下,咱们还只进行了几次会谈,如果在不冷静时想使用那些所学的新技巧,你是需要时间和练习的。我让你在表格上写下你的困难和替代反应,一部分原因就是为了让你做练习,因为这样一来,你就能逐渐将自己思考和感受的新模式融入日常生活中去。

在这段摘录中,治疗师和来访者继续在典型的结构化会谈中工作,探讨着各个议题。这位治疗师帮助来访者检验和质疑无益思维,该过程包括识别思维偏差。当来访者使用"可怕"这个词去描述一次事件时,治疗师决定不去质疑来访者夸大或灾难化的思维偏差,而是在心里记下了这两个思维偏差,准备过一会儿再讨论。治疗师还引导来访者去识别和挑战了许多围绕着这一事件的其他思维偏差。治疗师通过这种方式继续使来访者熟悉和习惯认知行为疗法的框架,这有助于来访者认识到会谈外工作的重要性，也有助于让来访者明白：用全或无的方式来理解治疗带来的改变，是没有帮助的。那些能让来访者重新看待当下困境的新技巧，可以通过练习逐渐被来访者吸收同化，到那时他所谓的"两个脑袋"也会合而为一了。

每位从业者都需要接受富有经验的认知行为治疗师规律且高质量的专业督导，从而保持治疗的品质，维护来访者的权益。这既是行业标准，也是做好实务工作所必备的。

本章聚焦在认知行为疗法的基础方面，以一段会谈摘录为例并给出了相应的评述，从而阐明了这些基本特点，并体现出认知行为疗法的实操风格。我们将在之后的各章中更为详尽地探讨治疗的过程。

实践要点

1. 学习认知模型，并在自己的每日生活中使用它，这能帮你理解认知模型。信念是习得的，并且是可以改变的。

2. 使用 ABC 来帮你记住：

- A = 诱发事件（事件、意象、想法、记忆等）；
- B = 信念（自动思维和潜在信念）；
- C = 后果（情绪、行为、生理反应和之后进一步的想法）。

3. 认识到思维偏差是认知模型的核心，应充分理解这些思维偏差。

4. 请使用基本的咨询技术，这是认知行为疗法的实操基础。

5. 通过协商治疗议题来结构化会谈。

6. 请你熟悉认知行为疗法的基本特点。

7. 每周都提醒自己和你的来访者，会谈之外的 167 个小时十分重要，要在现实世界中实践认知行为疗法。

8. 安排合适的督导。

9. 经来访者许可，对会谈录音以用于督导。同时鼓励来访者自行对会谈录音，并回听这些录音，作为两次会谈间隔期间的练习。

第 **3** 章

评估

"评估"是一个含义特别广的术语，通常对于不同的从业者而言有着不同的意义，每一位从业者对此都有自己的理解、职业准则、实践方式以及应用范畴。例如，对于照护管理者/社工、临床与咨询心理学家、社区心理健康团队成员、社区精神科护士、咨询师、基层医疗心理健康工作者、精神科医生和心理治疗师而言，由于他们在心理健康行业中各有各的工作领域，所以会使用与其领域所对应的评估工具。这些不同的评估方法之间可能存在重叠与交集，而且其中也有共同的要素（Palmer and McMahon，1997）。我们在本书中将关注评估的五大要素：

- 来访者的问题是什么；
- 来访者的问题是否适合认知行为疗法；
- 来访者是否适合短程认知行为疗法；
- 问题背后的潜在想法是什么，即认知概念化；
- 跨文化及性别议题。

虽然我们确定了五个要素，但需要注意的是：这些要素并不是完全独立的，而是相互关联的，我们将在后文说明这一点。之所以分出五个要素，是因为我们需要在基础的层面上评估治疗框架（认知行为疗法）与来访者/问题之间的适配性（Ruddell and Curwen，1997）。英国国家健康与保健优选研究所正在制定一系列的指南，其中就有针对特定心理问题的循证疗法的详细临床指南。我们可以通过该机构获得这些指南的纸质版副本，或进行在线浏览（www.nice.org.uk）。虽然这五个要素相互关联，但对其先分别做了解还是很有帮助的。关于评估，还有一点特别重要，即这是一个持续进行的过程（正如第 2 章提到的）。

来访者的问题是什么

根据认知行为治疗师在工作时制定的不同设置，来访者在治疗开始时可能已经接受了某种形式的评估，或可能尚未接受某种形式的评估，而这些差异完全取决于不同的来访者和专业人员。例如，来访者在治疗开始时可能已经完成了一次全面的精神状态检查（Aquilina and Warner，2004；Curwen，1997；Lukas，1993；Morrison，1995），以及一次根据《精神障碍诊断与统计手册（第五版）》（APA，2013）中分类系统而做出的完整诊断。目前，英国国民保健制度尚未将包括精神状态检查在内的精神科全面评估作为常规检查执行。但并非所有寻求心理治疗的来访者都已经罹患了某种可识别的精神障碍，也有许多来访者可能并不会患上某种可识别的精神障碍，例如，一个人可能只是缺乏自信和决断表达的技能。但无论评估是全面的还是简要的，治疗师都需要探索来访者的问题，并决定来访者的问题是否全部或部分地适合认知行为疗法。例如，一个呈现出抑郁问题的人也可能体验着强烈的内疚感，而治疗师和来访者需要识别这类痛苦情绪和与之相关的想法，并能够通过在涉及这种具体情绪的情景中工作（检验和质疑无益思维），来找到与来访者更广泛的情绪问题有关的解决方法。人们已经研发了许多不同种类的临床量表或问卷以识别特定的问题领域，例如广泛性焦虑障碍、场所恐惧症、抑郁、创伤后应激障碍、强迫症、进食障碍，等等。附录 3 中列出了一些评估工具。

　　治疗师需要对"精神障碍"（如 DSM–5 中的分类）和"那些与精神障碍有关的、被来访者感知到的无益负面情绪"做出有效的区分，而后者是认知行为治疗师与来访者共同合作的主要内容。我们已经在第 2 章概述了认知行为疗法所界定的最常见的思维偏差，这些思维偏差被再次总结在表 3–1 中，我们也在其中尝试识别出在某些无益情绪中最常见的特定思维偏差。但是需要注意的是：这些特定思维偏差与特定情绪间的关联还没有通过研究被确认，因此在现阶段，这些关联最多只能被当作经验性的总结。对于特定的无益负面情绪，有关的思维偏差也会随着来访者的不同而有所不同。

表 3–1　　　　　　　　　　　常见情绪问题的思维偏差

焦虑/惊恐/紧张	抑郁	愤怒	内疚	受伤	病理性嫉妒	羞耻/尴尬	
√	√	√		√		√	全或无思维
	√	√	√	√		√	个人化与责备

续前表

焦虑/惊恐/紧张	抑郁	愤怒	内疚	受伤	病理性嫉妒	羞耻/尴尬	
√	√				√	√	灾难化
√	√			√			情绪推理
√	√	√	√		√		"应该"或"必须"陈述
	√		√		√	√	心理过滤
√	√						去积极化
√	√	√					过度概括
√	√			√			夸大/缩小
		√				√	贴标签
√	√	√		√	√	√	妄下结论：读心术
√	√					√	妄下结论：宿命论

注：但有研究者（Blackburn and Eunson，1988）发现，心理过滤与抑郁心境最相关，而妄下结论与焦虑心境最相关。

来访者的问题是否适合认知行为疗法

贝克的认知行为疗法工作最初聚焦于抑郁（Beck，1964）。但当代认知行为治疗师已将其应用在更为广泛的问题上，例如对双相情感障碍复发的预防、对品行障碍儿童的认知行为治疗、对新近发作的急性精神病的认知行为治疗，以及对边缘型人格障碍的辩证行为治疗。对于认知行为疗法这一相对年轻的疗法，仍需要针对更广泛心理问题的、更具说服力的疗效研究。不过，在以下这些领域，认知行为疗法已经取得了成功的经验：

● 伴侣问题（Baucom et al.，1990；Rogers et al.，2012）；
● 进食障碍（Agras et al.，1992；Byrne et al.，2011；Fairburn et al.，1991；Garner

et al.，1993）；

- 广泛性焦虑障碍（Butler et al.，1991；DiMauro et al.，2013；Dugas and Koerner，2005；Dugas et al.，2007）；
- 抑郁症的住院治疗（Bowers，1990；Miller et al.，1989；Thase et al.，1991）；
- 重性抑郁障碍（DeRubeis and Crits-Christoph，1998；Dobson，1989）；
- 强迫症（DiMauro et al.，2013；Kozak and Foa，1997；Steketee，1993）；
- 惊恐障碍（Barlow et al.，1989；Clark et al.，1999；Craske and Barlow，2007；DiMauro et al.，2013）；
- 创伤后应激障碍（Ehlers and Clark，2000；Ehlers et al.，2005；DiMauro et al.，2013）；
- 社交恐惧症（Clark et al.，2006；DiMauro et al.，2013；Heimberg and Becker，2002；Hope et al.，2006）；
- 物质滥用（Magill and Ray，2009；Woody et al.，1983）。

鉴于本书篇幅有限，我们无法就针对这些心理障碍的工作展开详细的讨论，但治疗师仍需要留意，来访者可能存在使用酒精和其他物质进行自我药疗的继发性问题，这可能会干扰短程认知行为疗法的效果。这种自我药疗常是一种回避或抑制的方式，尤其是在焦虑问题上，例如社交焦虑。过度使用咖啡因同样会加剧生理症状，从而造成一些问题。使用酒精和咖啡因会给睡眠或睡眠质量带来有害的影响。治疗师可以通过广谱问卷来发现自我药疗行为，如多模式生活史量表（Lazarus and Lazarus，1991）。如果量表显示来访者存在自我药疗的问题，那么治疗师可使用一些心理教育素材与来访者进行开放性的讨论。

在将认知行为疗法应用于儿童、青少年、中老年、精神病患者和双相情感障碍患者等群体时，治疗师可以通过各种已出版的书籍和期刊资源，以及参加相应的专业性培训，来学习掌握针对特定领域、特定人群的评估工作。

在以上这些领域中运用循证的实务方法，已成为可能。鉴于学界的发展情况，这些曾经还是不太可能实现的。当然，就针对所有心理问题的不同治疗方法而言，如果我们站在未来的视角看，它们可能都还处在一种假设性的阶段，尚未获得临床疗效方面的实证证明。所以，目前来看认知行为疗法是针对很多问题的最佳心理疗法，原因有很多，如：成本 – 收益高；可替代处方药，因为药物可能存在不良的副作用或成瘾性；能够以团体治疗的形式进行；比起精神分析等疗法疗程相对短；对于来访者具有友好性。

一旦认知行为疗法被越来越多的治疗师运用于治疗罹患某一类问题（如不伴有场所恐惧症的惊恐障碍）的各种来访者时，针对该问题最有效的运用方式可能也会应运而生。例如，认知行为疗法针对惊恐障碍的治疗就包括：向来访者解释惊恐认知模型（Clark，1986，1988），该模型也是针对来访者的问题进行认知概念化的基础，这一点将在本章后面的部分再做讨论。而在前文提到的 IAPT 项目框架下，已有研究者提出了治疗师在处理抑郁和焦虑问题时所需要具备的以循证为基础的治疗胜任力（Roth and Pilling，2007）。虽然在一些研究的支持下，某种特定的技术或更通用的方法开始在心理健康服务工作中被接受，但之后的研究或元分析也可能对这种高期望提出挑战与质疑。有两个例子可以体现这一点。

第一，对急性创伤相关症状和预防创伤后应激障碍的短程心理干预（事后解说）已经很普遍了，但一项元分析研究（Wessely et al.，1997）指出："目前没有证据能够证明心理解说是一种能够在创伤性事件发生后预防创伤后应激障碍的有效治疗方式，不应再强制受害者详细讲述创伤了。"

第二，许多技术被称为"能量疗法"（Figley，1997），例如思维场疗法（Callahan，1985）、眼动脱敏再加工疗法（Shapiro，1989b，1995）、创伤事件减少法（Gerbode，1988）以及情绪释放技术（Craig，1997），都已被推广为针对创伤后应激障碍、恐惧症以及更多临床障碍的快速治疗方法。在 1998 年，本书第一版还未面世，当时有一篇重要的文章（Rosen et al.，1998）指出，上述方法在对照实验中效果不佳。但现在，眼动脱敏再加工疗法已被学界认可为治疗创伤后应激障碍的一种循证方法了（Ost and Easton，2006）！本书也将会在后文中讲解眼动脱敏再加工疗法的治疗过程。

接下来，我们将考虑来访者与短程认知行为疗法的适配性，其中一个很重要的方面是，来访者经过这种治疗，有没有出现积极的反应。同样，只要没有发现其他的影响因素，那么治疗师就可以秉持一种务实的立场：如果认知行为治疗迅速取得了积极的效果，那么对咨访双方而言，继续使用该疗法就是合情合理的事情。

来访者是否适合短程认知行为疗法

有学者对短程心理疗法做了跨治疗取向的考量，涉及从心理动力学到认知行为取向的疗法，从中确定了开展短程心理疗法的四个主要标准（Ruddell and Curwen，1997）：

- 来访者的问题能够被清晰地界定，能够在治疗中确定一个明晰的焦点，并能够在短期内充分地解决；
- 在初次接触或在初始会谈中，来访者对该类型的治疗工作有积极的反应；
- 来访者能充分理解，也有足够的动机在该治疗框架内合作；
- 没有重大的禁忌症。

沙夫兰和塞加尔编制了短程认知疗法适配性评定量表（Safran and Segal，1990a），治疗师可在 10 个问题上从 0 ~ 5 打分，从而对来访者做出正式的评估。总分为 0，表明来访者与短程认知疗法的适配性最低；总分为 50，表明来访者与短程认知疗法的适配性最高。这些问题已在下面的专栏中列出，并附上了简要的说明。我们将会用到第 2 章里汤姆案例中相应的谈话，以及与他初次会谈时的一些其他对话，来展示怎样使用这些从来访者处收集到的信息对相应的量表问题评分。沙夫兰和塞加尔还编制了一本简要的手册，即《短程认知疗法适配性访谈》（*Suitability for Short-Term Cognitive Therapy Interview*；Safran and Segal，1990b）。他们指出，决定来访者是否适合短程认知疗法的访谈大约要进行一个小时，并强调了三个要点：（1）在访谈开始前，治疗师有必要了解来访者的基本个人史、生活史以及诊断学信息，这是非常重要的；（2）探查并且是持续的探查，才能有助于来访者"展现出其所具有的、匹配治疗的能力"；（3）治疗师决不能按图索骥，只是按着这 10 个问题的顺序死板机械地做访谈，相反，治疗师应该灵活地在访谈中安排这些问题。此外，治疗师所探询到的某一信息也可能与访谈中的多个维度有关。

专栏

短程认知疗法适配性评定量表

问题	评分（0~5）
1. 自动思维的可获得性。	
2. 对情绪的觉察和区分。	
3. 对改变中的个人责任的接受度。	
4. 对认知原理的认可度。	
5. 建立治疗联盟的可能（会谈内的证据）。	
6. 建立治疗联盟的可能（会谈外的证据）。	
7. 问题是慢性还是急性的。	
8. 安全行为。	
9. 聚焦性。	
10. 对治疗整体的乐观或悲观程度。	
	总分

问题 1：自动思维的可获得性

我们在第 2 章中已讲过自动思维。问题 1 旨在评估当治疗师针对自动思维向来访者讲解和举例后，来访者识别和报告自动思维的能力。汤姆在初次会谈中，几乎是在治疗师没有提示的情况下，就能够识别自动思维："我总是把事情搞砸。"我们已在前文指出，治疗师还需进一步地探查，以帮助来访者有更多机会将其匹配治疗的能力展现出来。假如汤姆没能识别出自动思维，那么治疗师将进一步地提示他。例如，治疗师可以问汤姆："在当时那种情况下，你心里想到了什么？"假如这种提示没有作用，治疗师还可以对汤姆说："现在，你可以想象一下自己正处在当时那个场景中吗？"如果有必要，治疗师也可以进一步具体化那个场景。假如这种提示也不管用，治疗师可以鼓励汤姆去聚焦于"与此刻会谈中正在体验到的情绪有关的想法"。在一些情绪较为剧烈的体验中，尤其是涉及愤怒情绪时，汤姆在报告自己的自动思维方面会有困难，所以他在该问题上得了 4 分。

问题 2：对情绪的觉察和区分

该问题可探查来访者体验到自己情绪的能力，以及能够区分不同情绪的能力。汤姆对他的情绪有着良好的觉察能力，并且能够轻松地区分"低落""内疚""愤怒"的感受。需要强调的是，虽然来访者所用的措辞可能与治疗师不同，例如来访者不会用"心境低落"或"抑郁"这样的字眼，但是这并不意味着他们不能区分不同的情绪。虽然治疗师常在会谈中使用情绪方面的术语来帮助来访者习惯这些措辞，但也有责任去理解来访者自己使用的字眼与说法。这在跨文化咨询中尤其重要（Ruddell，1997）。汤姆在该问题上得到了最高分 5 分。

问题 3：对改变中的个人责任的接受度

治疗有一个重要方面：来访者能在多大程度上认识到自身对于所经历的情绪困扰的影响与责任。例如，在治疗师做了一段心理教育性质的干预后，汤姆说道："嗯，会谈让我明白了我能对自己的问题做点儿事，而且这些问题也都是相互联系的，这让我感觉好点儿了。我也觉得自己更有办法，更能解决问题了。还有，你给我的表格也让我明白了自己想事情的方式会让问题变得更糟，所以如果我开始换一种不同的方式来想事情，心情应该也会更好。"对于问题中自己的个人责任，虽然汤姆具有一定的觉察能力和接受度，但他仍然将相当一部分问题归因于外部因素，例如他的伴侣，因此他得了 3 分。

问题 4：对认知原理的认可度

我们已经在第 2 章概述了认知原理，而当治疗师第一次向来访者介绍认知原理时，可能只做了十分简要的介绍。即使治疗师已经向来访者介绍了认知原理，不同的来访者识别想法、感受和行为（行动）之间联系的能力也是千差万别。而且同样关键的是，来访者能不能"通过在治疗室之外做家庭作业，进行自我治疗"。前面的对话摘录也体现出，汤姆认识到了认知原理的潜在有用性。虽然汤姆在完成家庭作业时遇到了一些困难，但是他能够认识到这项任务的必要性，而且没有完成作业也不是因为他不认同认知原理，而是其无益思维模式导致的。汤姆在该问题上的得分是 5 分。

问题 5：建立治疗联盟的可能（会谈内的证据）

这一题与来访者是否具有在治疗室与治疗师建立良好工作关系的能力有关，这是我们在第 2 章就已经详细讨论过的一个方面，我们还在第 2 章里强调了治疗师在促成良好治疗关系建立的过程中所起到的重要作用。在与汤姆进行的第一次会谈中，治疗师很快就发现了汤姆具有一种会将治疗师的话解读为"一种个人批评"的倾向。在探索这个问题时，治疗师的技巧与开放性发挥了很大的作用，之后他与汤姆方才慢慢建立起了更好的工作联盟。汤姆在这一题上得了 3.5 分。

问题 6：建立治疗联盟的可能（会谈外的证据）

该题旨在评估来访者建立良性关系的总体能力。汤姆之所以来治疗，一个主要原因是他难以建立和维持亲密关系，而汤姆对此的看法又导致了他的抑郁。他和凯丝的关系也是不稳定的，这些都让他在这个问题上只得了 2 分的低分。

问题 7：问题是慢性还是急性的

心理困境持续的时间长短是决定某位来访者或某个问题是否适合短程认知行为疗法的关键因素，但治疗师在对此评分时，需要与量表中的其他问题相互平衡。

该问题的另一个意思是，一个人可能已经处在某种心理问题中很久了，在这种情况下这个人就不适合短程认知行为疗法。但是，如果此人另有一个新近发作的独立问题，那么短程认知行为疗法可能也适合治疗这个新问题。同样，短程认知行为疗法也适合治疗某一慢性问题的不同方面，例如精神分裂症中的幻听（Newton et al.，2005）。前文提到了汤姆在关系上的困难，这是相对慢性的，而他最近出现的抑郁发作的持续时间较短（大约五个月），所以他在这一问题上得到了 4 分的高分。

问题 8：安全行为

该问题衡量的是来访者可能会在多大程度上采取诸如回避或物质滥用等行为。虽然这些行为能够让来访者保有安全感，但对于他们的健康和治疗而言却是有害的。常见的滥用行为包括使用酒精或其他物质进行自我药疗。汤姆基本上没有安全行为，只有一个例外，即汤姆发展出了一种一遇到问题就终止关系的模式。治疗师认为存在着一种很小的可能性，即当治疗对于汤姆来说过于困难时，他可能会以相似的方式放弃治疗。治疗师对该问题的评分为 4 分。治疗师提醒着自己，要未雨绸缪，留意汤姆在关系上的困难，这样一来，治疗师就可以主动采取行动，防止治疗过早结束了。

问题 9：聚焦性

该问题用于测量来访者聚焦于目前具体问题的能力。汤姆能很好地聚焦在当前讨论的核心问题上，他在此问题上得了 5 分。

问题 10：对治疗整体的乐观或悲观程度

该问题可评估来访者对某种特定形式的治疗"是否能有效解决自身问题"的相信程度，这是决定短程认知疗法（以及任何疗法）是否适合他们的一个重要因素。汤姆在此题上得了 5 分的高分，因为他对认知行为疗法表现出了相当多的乐观态度。

汤姆在沙夫兰和塞加尔的短程认知疗法适配性评定量表上的总得分为 40.5 分，表明他很适合短程认知行为疗法。

问题背后的潜在想法：认知概念化

认知行为疗法治疗师的主要任务之一，是通过认知的视角来理解来访者的问题（Persons，1989），并发现来访者已经具备的优势和资源，从而促使来访者发生积极的变化（Kuyken et al.，2009）。这意味着治疗师需要识别来访者的消极自动思维，以及产生消极自动思维的无益潜在信念。同时，治疗师还要探索来访者的长处。例如，在前文介绍的对自动思维的可获得性评估中，治疗师简要地探查了汤姆所具有的区分自己不同情绪的能力，并向汤姆强调了这种能力将会在治疗中起到积极的作用。用这种方式简要但持续地发现和强调来访者的积极特质能够促进来访者获得更多的希望，加强治疗联盟，并提高来访者在治疗中的参与程度。咨询师会识别来访者当前的想法，而这些想法与来访者的问题行为、情绪、生理反应和认知有关，并发挥着维持性作用。我们也将意象视为认知的一部分，但值得注意的是，一些心理学家（e.g. Lazarus，1981，1997）更倾向于将意象视为一种独立的心理模式。拉扎勒斯研究了与当前问题有关的促发因素、强化自我挫败的无益信念以及来访者对其重要成长经历的无益解释。

认知行为疗法与许多其他治疗方法（如精神分析）的不同之处在于，认知行为疗法聚焦于当下以及相隔很近的过往。但是，认知行为疗法也同样认识到无益思维是随着时间的推移而发展起来的。因此，对来访者问题形成的认知概念化也包含了无益信念的早期发展阶段，以及促发或激活潜在假设的过程。表 3–2 展示了这种认知概念化。概念化是解决来访者问题的关键，而且这种概念化理应逻辑清晰、阐述有力，从深度和广度上解释来访者的困难，发现他们身上能用来应对困难的优势，并指明一条适合他们前进的道路。治疗师共情性地使用认知概念化，可以更好地理解来访者的问题，而且治疗师也可以感受到：假如自己处在同样的生活境况中，体验着相同的想法和信念，自然也会体验到跟来访者相似的情绪困扰。这是短程治疗师需要把握的一个要点。认知概念化也可被看作一张地图，这张地图绘制出了来访者的情感全貌，而且治疗师在合适的时机向来访者展示它，既有利于心理教育，也有利于来访者的领悟和理解。所以，认知概念化就像地图一样，会引领来访者向着其所希望的、幸福健康的目标前进。

表 3–2   认知概念化的成分

过去	现在
易感因素（早年经历）： 形成的假设和核心信念	维持因素（目前的境况）： 认知（消极自动思维）
促发因素（关键事件）： 激活的中间信念和核心信念	情绪 行为 生理反应

我们将从这种认知概念化的角度来考量汤姆的困境。认知行为疗法主要聚焦于当下和相隔很近的过往，我们也将从这些时间点开始形成对汤姆问题的认知概念化。

转介信的开头说汤姆已经抑郁大约五个月了，并且他服用抗抑郁药的效果不佳。就汤姆的目前状况而言，他有两个主要问题：抑郁以及难以维持亲密关系。问题的一些维持因素如下：消极自动思维，通常包含了过度概括和去积极化（"一切都白费了"）；全或无思维（"我会把这段关系搞砸的"）；个人化（"我很没用——凯丝不过是希望我更投入这份感情，因为她也替我不值"），这些想法与贝克（Beck，1967）归纳出的认知三角是一致的。贝克指出，抑郁之人的思考内容包含了许多与自我、未来和世界有关的歪曲的自动思维（图 3–1）。汤姆的消极自动思维还与其他的维持因素有关。在大部分的时间中他的心境都很低落——绝望交织着愤怒；他在行为上表现为活动减少、缺乏动机、经常哭泣、狂喷狠话后又行为退缩；他的主要生理问题为缺乏食欲和睡眠紊乱（清晨早醒）。

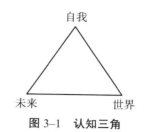

图 3–1　认知三角

导致汤姆当下抑郁发作的主要促发因素是凯丝想从汤姆那得到更多的承诺。他们成为伴侣已经快两年了，而凯丝想要和汤姆同居。这个关键事件促发了汤姆近期的抑郁发作。在汤姆的青春期时，也发生过一个事件——当时的"女友"突然离他而去，这促发了汤姆的初次抑郁发作。

对于汤姆当下的问题，影响最大的易感因素是，汤姆的母亲曾经很长时间不在家，父亲虽然为他提供物质需求，却十分苛刻，喜欢批评他，而且也缺乏温情，冷若冰霜（见表 3–3）。

表 3–3　　　　　　　　　汤姆的认知概念化表

个人成长	认知发展
易感因素（早年经历） 母亲经常不在家 缺乏温情、过度苛刻的父亲	**形成的假设和核心信念** "我是有问题的" "没有人要我" "我什么事都做不对" "我不够好"
促发因素（关键事件） 过去关系的突然结束（过去） 对汤姆提出更多的承诺需求（相隔很近的过往）	**激活的中间信念和核心信念** 目前未知
维持因素（目前的境况） 抑郁发作 建立亲密关系上的困难 情绪：抑郁、愤怒 行为：活动减少、缺乏动机、经常哭泣、狂喷狠话然后又行为退缩 生理反应：缺乏食欲、睡眠紊乱	**消极自动思维** 过度概括和去积极化："一切都白费了" 全或无思维："我会把这段关系搞砸" 个人化："我很没用——凯丝不过是希望我更投入这份感情，因为她也替我不值"

跨文化及性别议题

关于跨文化治疗以及治疗不同性别来访者的议题，治疗师在整个疗程中都需要严肃地考量，而且短程疗法以外的其他疗法同样需要考虑这些问题，除非疗程周期本身已经框定了治疗关系的发展。

对于这一方面，我们只聚焦于其中一些主要的因素，并指出今后的工作方向，除此以外就不展开讨论了。我们在这方面面临的主要难题是：如何将来访者作为一个完整的人来理解他们、咨访间的沟通（包括言语的和非言语的）以及治疗关系中的权力不平衡问题。

第 2 章提到了心理治疗基本技术元素（Truax and Carkhuff，1967），治疗师将这些元素纳入有效的治疗中是至关重要的。这些元素包括：准确共情、与来访者"在一起"、理解或领会来访者的意思、基于共情性理解的沟通，还有基于无条件积极关注的沟通。如果治疗师无法与来访者进行有效的沟通，那么治疗师就会发现自己很难落实这五个元素。沟通通常指的是一种具有共同语言和共同意义的交流系统。如果治疗师与来访者在文化或性别上是不同的，那么沟通就会或多或少地受到阻碍。卓有成效的治疗师能认识到，获得充分理解是来访者的权利，而且咨访之间潜在的权力不平衡可能会在不同文化中被放大，因此将为双方的不同文化背景找到一个共同的框架（Lonner and Sondberg，1995）。治疗师务必意识到，语言问题会成为有效沟通的阻碍。而其他问题，包括肢体语言和不同文化意义系统的差异（性别问题也受文化的影响）也造成了更多的挑战（Palmer，1999）。

因此，短程治疗师尤其需要提前做好准备，也需要敏锐地觉察文化差异。在尊重来访者的同时，治疗师也要愿意承认自身存在的社会与文化偏差（Ridley，1995）。拉德尔（Ruddell，1997）讨论了在跨文化精神病学评估中的特殊困难。例如，拉克（Rack，1982）已经非常详尽地提出，让一位来自美国或欧洲白人文化的治疗师针对非上述文化背景的群体进行治疗，就算只是去识别诸如焦虑、抑郁、躁狂、精神分裂、偏执和癔症等障碍，都会存在问题。而体征和症状通常也有与文化相关的特定含义，在不同文化中使用标准化的心理测量工具也是有问题的（MacCarthy，1998），所以一些从业者拒绝使用这类评估方法（Parker et al.，1995）。

在本章中，我们在短程疗法的视角下，聚焦于评估的各个方面，并努力指出了短程疗法在哪些领域、针对哪些来访者以及问题可以作为首选的疗法。当短程疗法不适合某一特定的来访者或问题时，并不意味着认知行为疗法本身就是完全不合适的，从业者依然可以考虑运用这种疗法。但是，当治疗师提供的疗法不适合某一特定的来访者或问题时（例如，当文化差异过大，以至于治疗师无法理解来访者的问题，或来访者始终不相信该疗法可以帮助自己），治疗师就需要考虑将来访者转介给其他助人资源了（Ruddell and Curwen，1997）。读者也可参阅《来访者评估》（*Client Assessment*；Palmer and McMahon，1997）一书，该书对评估有着更为详尽和全面的探讨。

实践要点

1. 确立来访者的主要问题，逐步地、试探性地发展认知概念化，同时也要认识到评估是持续进行的。

2. 识别来访者问题背后的想法，包括主要的思维偏差。

3. 判断短程认知行为疗法是否适合当下这位来访者及其目前的问题。

4. 使用文中四个主要标准（见"来访者是否适合短程认知行为疗法"一节）以及沙夫兰和塞加尔的短程认知疗法适配性评定量表作为上述判断的依据。

5. 与精神科医生、全科医生等其他专业人士共同决定，是需要为来访者单独提供短程认知行为疗法，还是需要与其他疗法联合应用，例如药物治疗（见第 1 章）。

6. 认识到在跨文化的情况下评估、诊断和使用心理测量工具会遭遇特殊的问题。

7. 承认我们自身的文化和社会偏差。

8. 认识到咨访之间潜在的权力不平衡可能会在不同文化中被放大。

9. 既需要提前做好准备，也需要敏锐地觉察文化差异：获得充分理解是来访者的权利。

10. 认识到咨询师的假设和实践不是绝对正确的，并应当帮助来访者找到一个对咨访双方而言具有跨文化共识的意义框架。

第 **4** 章

治疗的起始阶段

　　根据来访者问题的类型与严重程度的不同，治疗可能会从评估阶段开始，这在短程疗法中也很常见。我们在第 2 章提到，短程认知行为疗法是目标导向的，而且治疗目标也是咨访双方合作制定的。在本章及接下来的两章中，我们会说明治疗师也有需要达成的目标，从而获得最佳的疗效。这些目标在疗程的起始、中期和结束阶段也会发生变化。这些目标是治疗师需要谨记于心的，同时也极大地塑造着咨询的过程。我们发现，治疗师从以下三个方面梳理这些目标，会有助于记忆的巩固：（1）合作性治疗关系；（2）认知模型；（3）帮助来访者在治疗内外处理其问题。我们将首先概述每一个目标，然后再说明如何将这些目标纳入以上三个方面中。当我们阐述治疗中的起始、中期和结束阶段时，我们将会分别说明这些目标是如何随着疗程进展而改变的。在表 4–1 中我们可以总览整个过程。

表 4–1　　　　　　　　治疗师在疗程各阶段中的目标

	起始阶段	中期阶段	结束阶段
合作性治疗关系	• 建立并维持合作性治疗关系 • 针对问题进行教育，以缓解痛苦 • 帮助发展对 CBT 的乐观态度 • 引出疑问，通过心理教育改变错误观念 • 合作性地达成对现实目标的共识	• 维持治疗关系 • 持续的积极反馈与鼓励	• 帮助来访者为结束治疗做好准备 • 考虑依赖问题
认知模型	• 发展认知概念化 • 帮助来访者区分不同情绪，以及区分情绪与想法 • 教授认知模型 • 帮助来访者识别消极自动思维 • 帮助来访者将消极自动思维与对应的情绪和行为联系起来	• 必要时，将治疗的焦点由消极自动思维转移到中间信念和核心信念 • 针对自我接纳进行教育	• 来访者总结所学内容，并理解哪些技术与工具是合适的 • 治疗师肯定来访者所做努力的价值 • 基于认知概念化决定何时结束治疗 • 探索结束治疗的阻碍

续前表

	起始阶段	中期阶段	结束阶段
帮助来访者在治疗内外处理其问题	• 帮助来访者认识到他们对自己的改变负有责任 • 帮助来访者检验和质疑自动思维，并帮助他们发展更有益的替代思维 • 识别来访者有暂时缓解或回避作用，却不利于治疗效果的安全行为	• 将治疗工作的责任移交给来访者 • 鼓励来访者成为自己的治疗师 • 鼓励来访者在两次会谈之间继续做任务 • 帮助来访者为治疗中的挫折和治疗的结束做好准备	• 来访者成为自己的治疗师 • 减少退步和复发，为潜在的问题制订行动计划

同时，我们也说过，对来访者的问题形成认知概念化是短程认知行为疗法的关键环节。治疗师需要同时关注各阶段目标与认知概念化，因为以上两方面结合第 2 章所述的"认知行为疗法的基本特点"在很大程度上共同决定了治疗的顺利与否。

因此，我们在本章第一部分会先概述并探讨治疗师的目标，并将说明这些目标是如何被整合进第一次会谈的。第一次会谈的结构是独特的，与第 2 章概述的典型的会谈形式有所不同。我们将在本章介绍很多常见的来访者问题，并会说明我们在治疗的起始阶段可能实现哪些目标。

治疗师在治疗起始阶段的目标

接下来，我们将介绍治疗师在短程认知行为治疗起始阶段常见的目标（见下文专栏）。治疗师可将其用作一张检查表，在会谈间使用，以确保自己始终聚焦在目标上。虽然表中的内容是按顺序排列的，而且顶端的条目一般也比底端的条目有着更高的优先级，但我们并不建议治疗师盲目遵循这样的顺序。我们在第 3 章讨论短程认知疗法适配性评定量表（Safran and Segal，1990a，b）时提到，一段对话可能会涉及两个或更多的问题，同样，治疗师也可以同时实现两个或更多的目标。例如，在帮助来访者形成对短程认知行为疗法的乐观态度时，治疗师也可以建立并维持与来访者的合作性治疗关系。治疗师可以在探寻来访者的优势的同时，也将这些优势用于治疗的推进，这也是很明智的做法。例如，如果来访者在日常某一方面上表现出了坚韧的品质，治疗师就可以鼓励来访者认同这一特质（以及其他积极的个人特质）的价值并将其整合进治疗中。虽然这张检查表第一眼看上去有些冗长，但当受训治疗师能够完全理解表中的内容，并将其整合进自己的实践中时，就可以提纲挈领地总结其中的元素，更简洁地记忆与运用了。在讨论并阐释检查表中的各项目标之后，我们也将给出更简短的版本。

专栏

检查表：治疗师在治疗起始阶段的目标

1. 发展对来访者问题的认知概念化。

2. 建立并维持合作性的治疗关系。

3. 针对来访者的障碍进行心理教育，从而消除其困扰并缓解其痛苦。

4. 帮助来访者区分不同的情绪。

5. 教授认知模型。

6. 帮助来访者识别他们的自动思维。

7. 帮助来访者将自动思维与相应的情绪和行为联系起来。

8. 帮助来访者认识到他们对自己的改变负有责任。

9. 帮助来访者检验和质疑自动思维，并发展更多有益的替代思维。

10. 帮助来访者形成对认知行为疗法的乐观态度。

11. 引出来访者对治疗的疑问，并通过心理教育帮助来访者改变错误观念。

12. 探索来访者希望通过治疗实现哪些目标，合作性地达成对现实目标的共识（聚焦性）。

13. 识别来访者有暂时缓解或回避作用，却不利于治疗效果的安全行为。

发展对来访者问题的认知概念化

本章首先表明了认知概念化是指导治疗的首要因素，这一点再怎么强调也不为过。虽然概念化会随着时间变化而发展，但如果概念化不够扎实可靠，也可能造成疗程没法保持简短。我们在第 3 章已经更详细地讨论过概念化了。我们建议治疗师在治疗的早期阶段中，只要时机合适就将概念化介绍给来访者，这会方便来访者评价概念化在多大程度上符合自己的问题。在会谈中，治疗师可将概念化的内容写在白（黑）板上。如果来访者不认同概念化，或觉得概念化似乎不到位时，治疗师最好开放性地与来访者讨论相关原因，并在必要时修改概念化，所以使用白板呈现概念化也能方便修改调整。即使在开放的讨论中并未发现重大偏差，来访者也仍然可能不太认同概念化合理确切地解释了自己的问题。在这种情况下，可能的原因是来访者一直无法相信这种疗法可以帮助自己。这很可能在短程认知疗法的评估阶段就被识别出来了（我们在第 11 个目标中仍会讨论这一点）。

建立并维持合作性的治疗关系

在第 2 章提到的认知行为疗法的第三个基本特点中，我们已经讨论过这个重要方面。建立合作性的治疗关系对于成功的治疗来说是必要的，这就好像土壤能为植物的良好生长奠定基础。正如之前提到的，治疗关系在认知行为疗法中通常是合作性的，尤其在短程认知行为疗法中更是如此。治疗师需要一种合适的节奏，从而在维持治疗关系与在治疗中适时应用多种 CBT 技术之间取得平衡。同样，治疗师也要平衡维持合作性的治疗关系与保持干预的简要性和临床相关性这两个过程。在短程疗法中，治疗师说的每一句话都应当出于实现最佳疗效的考量，无论这句话的目的是为了引出、检验或质疑一个消极自动思维的有效性，还是为了区分不同的情绪，或是为了缓解来访者的痛苦。在很多情况下，治疗师使用一句话就能带领来访者在会谈中前行，所以也就没必要使用一段话了（见第 7 章的"言简意赅"）。每当来访者取得进步，哪怕是很小的进步，治疗师都应把握好这样的时机给予来访者正面反馈。我们也提到了认知行为治疗师需要采取指导性的治疗风格。但优秀治疗师的标志是他能通过合作性的关系来实现指导性，而不会将关系变成治疗师一方的专制或独裁。当咨访关系建立在双向投入的基础上，即治疗师与来访者通过共同合作来应对问题时，短程认知行为疗法的效果会更好。

我们可以举一个例子来说明上述过程。有研究者对特定恐惧症的治疗进行了综述（Emmelkamp，1994），结果表明，如果恐惧是特定的、受限的，短时现实暴露治疗是有效的；但是，如果治疗师在违背来访者意愿的情况下，强迫其进行暴露治疗，如对于罹患蜘蛛恐惧症的患者，在准备不足、支持不足的情况下，治疗师就使其暴露在有大蜘蛛的环境中，那么这样的治疗很可能会毫无效果。

针对来访者的障碍进行心理教育，从而消除其困扰并缓解其痛苦

我们在第 2 章中强调过，认知行为疗法具有心理教育的特点。认知行为疗法主要聚焦于心理教育，而心理教育是将认知模型与改变过程传递给来访者的一种载体。会谈的焦点是就来访者的心理障碍对其进行教育，尤其是在他们关于自身心理障碍的想法和信念可能对自己造成严重困扰时。埃利斯（Ellis，1962）指出，"我们常任由自己的困扰来困扰我们自己"。例如，人们可能会因自己处在焦虑中这件事而感到焦虑，或认为是自己的焦虑问题导致了自己生活某些方面的失败。人们也可能会因自己处在焦虑中而感到抑郁。这类相互关联的情绪问题屡见不鲜。例如，因为抑郁而感到内疚，因为抑郁而感到羞耻，因为抑郁或焦虑而感到愤怒，因为嫉妒而感到羞耻。除了这些与主要问题有关的次级情绪，三级、四级或更复杂的情绪也可能相继产生，例如因为焦虑而感到愤怒，继而因此感到抑郁。德莱顿（Dryden，1995）将这些情况称为元情绪问题，并指出当出现以下情况时，在治疗中先解决这些元情绪问题，再解决主要问题是有益的：元情绪问题干扰了会谈中的治疗工作，或干扰了在会谈之外的具有家庭作业性质的治疗任务；元情绪问题对治疗的阻碍，比起主要问题在临床上更严重；来访者相信先处理这些元情绪问题会更好。读者也可参考元认知相关研究（Wells，1995，1997）。

当来访者对自身的问题或障碍表现出痛苦时，治疗师适时地对这种痛苦进行探讨并给出解释是有帮助的。多数情况下，在该治疗阶段单纯提供信息资料就足

以缓解来访者的继发困扰，使其转向解决主要的问题。例如，一位销售经理需要在董事会面前展示他的数据，但他发现自己越来越难以集中精力做这项工作，而且也发觉自己更频繁地发脾气。他认为自己精神有毛病。但当他从治疗中了解到，这并非即将发疯的迹象，而是在极端的工作压力和负荷下出现的症状之后，他如释重负。

当问题很明显地涉及了由美国精神医学学会或世界卫生组织分类的已知精神障碍时，阅读疗法（Lazarus，1971）可以帮助来访者消除没有根据的谬见与信念，并能提供有用的自助信息，让来访者更好地了解自身问题（Ruddell and Curwen，1997）。治疗中可以使用多种素材，从印有简要信息的宣传单，如那些由专业机构制作的关于单一障碍的宣传单（单一障碍指焦虑、抑郁、强迫症或精神分裂症等），到十分完善的自助手册（Greenberger and Padesky，1995），都可供使用。

帮助来访者区分不同的情绪

我们在第 3 章中讨论了来访者与短程认知行为疗法的适配性，而且沙夫兰和塞加尔的评定量表中有一个问题就是评估来访者对不同情绪做区分的能力。这一点在短程认知行为疗法中很重要是有很多原因的。在前文中，我们已经指出，想法和感受是一起出现的，而且一个人的想法与其体验到的感受是一致的。例如，如果一个人有着"我很没用，我也恨我自己"这样的想法，那么这个人就不太可能因为想着这些而感到开心。因此，在认知行为疗法中，治疗师和来访者能够清晰地区分不同的情绪是很重要的。特定的想法和特定的情绪的一致性也有助于治疗师核查认知概念化的各个部分。例如，如果来访者有抑郁表现，但其在治疗早期所引出的自动思维是与焦虑（场所恐惧症）相一致的，如"如果我去商店，我知道自己会晕过去"，那么其抑郁可能就是由进一步想法引发的次级情绪，如"我将永远会是这个样子，我再也不能自己一个人出门了"等想法。

有些来访者可以较容易地区分想法与情绪，也理解不同情绪之间的差别，而另一些来访者可能会在这方面存在不同程度的困难。当来访者将"想法"和"感受"这些词语混在一起使用时，治疗师对他们这样说可能是有帮助的："我注意到在刚才，当我问你头脑中闪过什么'想法'时，你讲的是你的'感受'如何。在我们的工作中，能够区分想法和感受是很重要的，这样一来我们就可以更充分地弄明白，它们是如何联系在一起的。"对于没有实践过如何区分想法和感受的来访者而言，这样一条适时的建议外加一些简短的提示可能就足够了（见下文"帮助来访者识别自己的自动思维"一节中的例子）。附录 5 提供了一个练习，以帮助来访者区分想法和感受，以及更好地理解某些想法是如何与特定的感受联系在一起的。

一些人在区分和识别不同的感受上有困难，这并不奇怪，因为有元情绪问题的人可能会相继出现好几种联系在一起的情绪，他们会将这些联系在一起的情绪体验为一种单一的负面情绪。通常，治疗师很容易发现这种情况，因为来访者将情绪表达得含糊不清，如"我的感觉真的很差""我觉得糟透了""我很糟糕"，等等。一种能为来访者提供帮助的方式是，把来访者在说话时使用的形容词拿出来，并问来访者："你感觉真的'很差'指的是很焦虑、很抑郁、很愤怒，还是别的什么感受？"阿尔伯特·埃利斯使用了一种技术，让来访者大胆推测自己的情绪。但是，当来访者的表达很个人化或使用与治疗师不同的语言时，治疗师不能理所当然地认为来访者对情绪的表达是很含糊的，这一点很重要，在跨文化的工作中更是如此。类似地，人们也可以将自己的感受与可代表这种感受的事物做一番对应与联系。

教授认知模型

我们在第 2 章就已经讨论了认知模型和更便于记忆的简版模型——ABC 模型。在实践中，一些来访者似乎能够立即掌握这一简版模型，但另一些来访者在学习过程中似乎很难理解它。这可能是因为在大多数人的脑海中，"触发"这个词并不是特别容易被记住，或者他们通常不会将这个词与"事件"联系在一起。同样，大多数人在脑海中，通常不会将"信念"这个词与"自动思维"联系在一起，所以，来访者往往会在稍后的治疗中才能掌握自动思维与信念之间的联系。由于家庭作业是治疗的核心环节，所以反复使用自动思维记录表（见第 2 章）是学习

"触发事件—想法—后果"链条的一种不错的方式。

治疗师初次向来访者介绍认知模型时，最好选取来访者能够自然叙述的一个具体的情绪事件，然后再从该事件中引出来访者的与事件相关的想法和感受。例如，如果一位来访者正处在低落的心境中，那么治疗师就可以询问并与其讨论最近一次的相关事件。治疗师要把握住每一个能够强化来访者对认知模型的理解的机会，尤其是在治疗的早期阶段，要持续地帮助来访者联系想法与后果，并认识到现状之所以如此，是由事件、想法、感受（和行动）组成的稳定三角导致的。这种联系既可以是直接的（"让我们来看看，在你上周所做的自动思维记录表作业中，你能够识别出哪些想法"），也可以是间接的（"所以'我要出丑了'这个想法会让你感到焦虑"）。

治疗师在向来访者讲解认知模型时需要包含以下主要内容，呈现顺序可以由治疗师灵活安排：

- 相关事件；
- 想法和信念；
- 后果，即情绪或感受、行为、生理反应；
- 替代思维和替代信念；
- 改变；
- 思维偏差。

相关事件

相关事件通常是来访者生活中或大或小的事件。在来访者眼中，这些事件通常是坏事，例如"玛丽亚没有来"或"我刚刚又和乔纳森大吵了一架"，但并非总是如此。事实上，事件可以是任何能让来访者感到不开心的事件，无论来访者是否能在当时意识到这一点，或是否能够理解那件事为什么让自己感到不开心。在治疗实践中，有时治疗师有必要从负面情绪中去推论情绪的来龙去脉，以发现事件是什么。例如，来访者可能解释说自己当时正在厨房准备茶，但突然没有明显原因地就觉得一切都令他感到悲伤。这里的"事件"可能是一个想法，也可能是前文讨论过的元情绪问题。其他无法直接从外部观察到的事件还包括感官体验，如白日梦或意象（在创伤后应激障碍中尤其常见）、声音（尤其是在精神分裂症中）、躯体感觉（常见于焦虑障碍或躯体化障碍）、气味或其他的感觉。建议治疗师在治疗的早期阶段最好不要在细节上深入得太多。

想法和信念

我们已经在第 2 章中讨论了想法和信念。治疗师在为来访者讲解认知模型时需要阐释的主要理念是：想法是情绪的中介。在下面的对话中，来访者能够想到一个事件，并能认识到是自动思维在先，负面情绪在后。治疗师提问的过程可以帮助来访者理解"想法影响情绪"这一点。

治疗师：你刚刚说，你在今天早上感到悲伤时有个想法是"我总是把所有事情搞得一团糟"。你还说，你在工作中完成了一份自己感到特别满意的报告。那么，这符合你说的你总是把所有的事情搞得一团糟的情况吗？

来访者：（停顿了一会儿）呃，我觉得不符合吧。

治疗师：如果在今天早上，你对自己说的是"我会把一些事情搞糟，但只是一些事情而不是所有事情"，你觉得自己还会有相同的感受吗？

来访者：我还是会感到悲伤，但肯定不会像今天早上这样了。

治疗师和来访者可以在本次会谈中对想法与感受之间的联系展开更进一步的工作。我们在前文中提到，治疗师（在治疗的起始阶段）可以同时就多个目标展开工作。在以上对话中，治疗师不但阐明了想法与感受之间的联系，而且已经着手检验和质疑来访者的无益自动思维了。如果来访者难以想出消极自动思维的替代思维，那么治疗师就可以尝试一种更直接的方法。

治疗师：如果你有的不是这种想法（此处指出来访者的自动思维），而是另一种想法（提供一个对无益想法的替代思维），你认为那时你会有何感受？

如果这种提问方式没有效果，那么以下这种方式有时会有效果：

治疗师：你能想到一位经历了相同事件但会有不同感受的朋友吗？

来访者：能。丹尼尔。

治疗师：你认为他当时可能是怎么想的，才会有那种感受呢？

在会谈中，治疗师在一块白板上通过 ABC 模型来讲解这些例子通常是有帮助的，这样可以强化信念（B）与后果（C）之间的联系。

后果

在讲解认知模型时，治疗师需要向来访者传达的主要理念是：自动思维（或信念）通常会导致紧随其后的后果。如果治疗师已经在上一部分成功地讲明了想法的作用，那么来访者就能够认识到一些因持有特定想法而产生的明显后果了。这时候，治疗师只需要帮助来访者发现，除了那些明显的后果之外，还有许多其他的后果，如行为和身体反应。

治疗师：简，你说当你的员工行为很随意时，你感到很生气。我想知道，当这件
　　　　事发生的时候，你注意到自己的身体发生了什么变化吗？

　　　　（来访者给出了一些例子）

治疗师：当这件事发生的时候，你有没有发现自己做了一些和平时不一样的事？

替代思维和替代信念

在教授认知模型时，治疗师的首要目的不在于改变来访者的想法或信念（虽然我们在前文阐述过，当发生这个过程时，这种改变可能已经发生了），而在于表明替代性的（和更有帮助的）想法和信念是可能的。我们建议治疗师只是提供帮助，最好是由来访者自己想出替代思维和信念。

改变

目前为止，很多来访者都能够很快理解我们讨论过的认知模型的各部分，但是，也有许多来访者说虽然他们可以在理性上明白认知模型，却还远远无法确定该模型能解决自己的问题与境况，并带来积极的改变。这对于那些报告自己会在事件正在发生时想到一些对抗负面思维的想法或有帮助的替代思维的人群而言尤

为明显。读者可能也留意到，来访者对于 CBT 是否有助于解决自身问题的相信程度是短程认知行为疗法适配性评定量表中的一个问题。治疗师务必向来访者传达以下两点：第一，改变会随着治疗 / 练习逐渐展开；第二，保持良好的心理健康是需要通过行动（而不只是通过内省反思）来实现的，这与保持身体健康是一样的。因此，来访者需要在两次会谈之间做家庭作业。此外，有研究（Ley，1979）已经阐明，就治疗师在咨询中为来访者提供的信息而言，来访者一般只会记住很少的一部分。安排两次会谈之间的家庭作业的目的之一就是帮助来访者对以下信息进行复习：认知模型、在会谈中想到的替代性的（即更具有现实性的）信念以及心理教育的素材。

因为来访者常感到难以记起会谈的内容，所以治疗师会经常鼓励来访者在会谈时带上笔记本以记录要点。很多人觉得给会谈录音也有帮助，因为自己可以在会谈之外播放相应的内容，促进理解。而且很重要的是，我们要明白，每个人从小时候开始社会化时可能就被灌输了一些无益的消极自动思维，所以改变是需要时间的。治疗师通常会在会谈中与来访者谨慎地探讨其情绪发作情况，并探索和发现更有帮助的反应方式，从而让一位原本质疑认知行为疗法的来访者认可其中的温暖与力量。

同样需要提醒的是，认知行为疗法旨在帮助人们改善其情绪问题，而不是解决实际问题（Bard，1980）。常见的实际问题包括恶劣的居住条件、低收入、患病、失业和迫在眉睫的离婚等。不过，如果来访者的情绪问题的核心是这些实际问题，那么认知行为疗法是合适的（Ruddell and Curwen，1997）。认知行为疗法也可以给予来访者更多的情绪空间，从而更有效地处理他们的实际问题（Ellis，1985）。此外，当治疗师聚焦于自动思维后发现这些想法并不特别涉及思维偏差时，问题解决可能就是最有效的干预形式了（Hawton and Kirk，1989；Meichenbaum，1985；Milner and Palmer，1998；Palmer，1994，2007b，2008a；Palmer and Burton，1996；Wasik，1984）。

思维偏差

我们已经在第 2 章中概述了最常见的思维偏差（或认知歪曲）。在为来访者讲解认知模型时，治疗师需要传达的要点是：我们常持有（即习得）对自己没有帮助的想法或信念，它们并没有客观的证据支持，即便当时来访者觉得这些是真实的、有说服力的和可信的。但我们是可以学习和采纳新的想法或信念的。治疗师没有必要在该阶段详细地讨论所有的思维偏差，因为这些内容可作为作业布置给来访者，让来访者在会谈之外做细致的自查，并与自动思维记录表联系在一起。治疗师只需要向来访者讲明思维偏差是如何导致无益的负面情绪即可。

帮助来访者识别他们的自动思维

来访者识别其自动思维的水平也是第 3 章所述短程认知疗法适配性评定量表中的一个题目。鉴于探讨和识别消极自动思维是认知行为治疗的核心环节，因此在治疗的早期阶段，治疗师需要运用各种技术来帮助来访者逐渐发展、具备相应的技能，以觉察和识别这类自动思维。治疗师需要明白，来访者识别头脑中出现的、与负面情绪有关的想法的能力和认识到这些想法是消极的自动思维的能力是不同的。很多来访者都能识别自己的想法，但并不能认识到这些想法是消极的或无益的。对于这种情况，治疗师只需要请来访者加以觉察即可。然后，治疗师应在会谈中聚焦于识别这些消极想法，同时使用自动思维记录表（见第 2 章）作为来访者的家庭作业以继续这一过程。虽然很多来访者意识不到他们头脑中的想法是与负面情绪有关的，却能够根据会谈时的提示很快学会如何觉察它们。这些提示包括"当时你的脑子里想到了什么"或"那件事发生时，你正在告诉自己什么"。

我们在前文提到，当来访者觉得他们难以识别情绪时，埃利斯鼓励他们大胆推测。同样，当来访者在某个特定的情景中无法确认他们的自动思维时，治疗师也可以请来访者大胆推测。这是伯恩斯的"火柴人"技术的基础，但该技术更具象化（Burns，1989）。他鼓励人们在不能识别自动思维时画一个不开心的火柴人，再在其脑袋上画一个思维气泡，然后在气泡中填入火柴人会有的想法。

另一个方法是询问来访者，如果想象他是另一个人（比如一个好友），当他正处在相同的情景中并有着相同的情绪时，他可能会怎么想。因为治疗师会对来访者的问题形成认知概念化，所以治疗师可以推测来访者的自动思维（如果其他方法都无法引出自动思维），并询问来访者所推测的思维是否符合其情况。在使用类似方法时，治疗师要与来访者确认这类推测是否真的符合来访者的情况。

有时候，人们之所以无法报告自动思维是因为在治疗室中，来访者已经距离能够回忆起自己"热认知"的情景太远了。一种有帮助的方法是让来访者聚焦于细节，以重建当时的痛苦情景。治疗师可请来访者详尽地描述事件发生时的环境，同时让来访者关注自己当时正在做什么以及感官上都体验到了什么。如果来访者现在能够回忆起那些想法，那么与之相联系的更进一步的感受就也可能会浮现出来。有时候，来访者觉得是一幅生动的意象凸显出来，治疗师就可以问来访者："当时，你脑中闪过了哪些意象呢？"

如果来访者仍然无法回忆起与恼人事件相关的自动思维，那么治疗师使用来自会谈中真实发生的事件可能就是有帮助的。治疗师需要紧紧地跟随来访者的心境，而当治疗师感知到一次消极的转变时，就可以询问来访者："我们刚刚正在谈话时，我觉得你突然好像很悲伤……可以详细说说吗？"如果来访者表示认同，那咨询师可以继续问："在那个时刻，你头脑中出现了哪些想法？"一位富有经验的治疗师也可能不与来访者核实他是否感到悲伤（或焦虑、愤怒、内疚等），而只是简单地询问："那一刻，你想到了什么？"不过，如果来访者认为治疗师在告诉自己应该如何感受（即情感强暴），或者认为治疗师陷入了一种歪曲思维（在对来访者使用读心术），那么以上的做法就有可能破坏治疗关系。

当事件是一次人际沟通时，进行角色扮演来回忆当时的情况是另一种可用的技术。在角色扮演时，治疗师可找到恰当的时机询问来访者："那时候你头脑中想到了什么？"因为自动思维通常是评判性的，所以探讨这些想法的另一种方式是问："那种情况对你来说意味着什么？"

最后，如果上述所有的方法都不管用，治疗师可以尝试一种基于矛盾意向法的技术，即治疗师推测来访者可能的自动思维，然后给出一个似乎与之相反的想法（Beck，1995）。

治疗师：你正在告诉自己说你想要做好，但如果做不好，你其实也不是很在意吧？

来访者：（打断治疗师）不是啊！我必须做好，否则我就是个失败者。

我们在前文提到过，认知概念化可以指导治疗师，保证识别自动思维的准确性。当来访者的一种感受与一个被报告出的自动思维似乎不一致时，这有可能是因为这个自动思维与元情绪问题有关。因此，如果来访者报告了一个自动思维，那么治疗师去核查是否存在其他明显的与元情绪问题有关的自动思维就是很有帮助的。在某些情况下，治疗师最好先处理元情绪问题，而何时处理元情绪问题已在前文中讨论过了。

如果来访者报告出了很多的情景与体验，但治疗师无论如何尝试都未能引出自动思维，那么治疗师就应该重新评估这位来访者是否真的适合短程认知行为疗法。在某些情况下，治疗师与来访者在行为层面上开展更多工作可能会继续推进治疗进程。但是，治疗师在努力引出来访者的自动思维时，一定不要使用过激的方式来让来访者觉得自己失败了。如果治疗师从肢体语言变化中发现来访者可能有这种感受，那么治疗师将这个问题提出来，并与来访者共同讨论就是有益的。这种情况本身就可以作为一个获取热认知的情景，而治疗师还可以将此作为今后会谈时的工作素材。

当探查来访者的自动思维似乎不可能实现时，治疗师需要谨记，来访者可能正在经历一种元情绪，这种元情绪与最开始体验到的最初情绪事件有关（例如，对感到焦虑的羞耻感），或者与现在无法获得自动思维有关。如果遇到了这类情况，治疗师可以对来访者说："许多人会在自己无法识别自动思维时感到羞愧，而且他们有时也觉得自己是唯一一个会因此羞愧的人，我想知道你是否也有这样的感受？"有些无法报告自动思维的来访者可能会持有类似这样的信念："这完全是在浪费我的时间，治疗师为什么不做点更有建设性的事来帮助我呢？"再次强调，咨访双方可以一起探讨来访者是否觉得这种治疗对其合适，而且治疗师需要经常在会谈结束时询问来访者对这次治疗的看法与感受。

帮助来访者将自动思维与相应的情绪和行为联系起来

我们在前文中已经讨论过如何将想法与相应的情绪和行为联系起来，而想法也可以与一个人的生理反应相联系。这一目标的主要目的在于一次又一次地鼓励来访者，每当他们在治疗室之外体验到想法、情绪，并出现行为和生理反应时，都要练习识别想法，以及练习将想法与相应的情绪、行为和身体感觉形成联结。来访者会逐渐明白，每当他们体验到不愉快的感受时，与之相关联的自动思维也会出现。通过使用自动思维记录表来做这些工作，治疗师可以快速地引导来访者发现他们在许多情景中经常出现的各种思维偏差组合。想法、感受、行动（和生理反应）组合成为一个整体，而改变这个整体中的任何一个元素，整个系统都会被改变。

帮助来访者认识到他们对自己的改变负有责任

如果治疗目标是清晰的，是由咨访双方合作制定的，并且如果治疗师形成了对来访者问题良好的认知概念化，那么帮助来访者认识到他们对自己的改变负有责任就会变得更容易。认知概念化包括认识到来访者目前的问题（和消极自动思维）与其成长的社会化过程有多紧密。例如，如果来访者的重要他人总是不断地跟孩提时的来访者说"你就是个笨蛋，永远一无是处"，那么就不难理解来访者会发展出低自尊了。当来访者明白了认知模型，并且可以识别自己在当前情景中产生的消极自动思维和一部分思维偏差，同时还能意识到治疗目标时，他们就更可能发生改变。虽然来访者好像并未主动支持自己的消极自动思维，但是只要他们没有去收集证据来质疑这些想法的有效性，他们可能就还是在默默地认可着这些想法。而且，如果来访者已经数年如一日地执行其思维偏差，那他们可能就需要付出巨大的努力才能改变自己。但无论如何，每个人都没必要变成自己人生经历的受害者（Kelly，1955）。

我们在第2章中强调了两次会谈之间的任务或家庭作业的重要性。总体上讲，这些工作在认知行为疗法中是重要的（Niemeyer and Feixas，1990；Persons et al.，1988），而且也正是这些工作才让短程治疗的疗程可以足够短。但对于某些来访者而言，无论在治疗的哪个阶段，他们在两次会谈之间做这类工作都会遇到困难与问题，我们将在第5章中讨论针对性的解决办法。我们也会在后文中讲到，来访者携带治疗笔记本并记录会谈要点的好处。

帮助来访者检验和质疑自动思维，并发展更多有益的替代思维

这个过程首先会在治疗室中开始。通常治疗师会就来访者的问题进行提问，然后会引出来访者的自动思维。治疗师通常会采用一种被称为苏格拉底式提问的方式，而不是直接驳斥或灌输想法。采用这样的风格，来访者自然而然地被引向了对自己信念的挑战（Beck et al.，1979）。这一过程也会造成来访者的认知或情绪失调。该方法可辅以引导式发现来进行（Padesky，1993）。帕德斯基指出，引导式发现通常由四个方面构成：（1）一系列的提问，用于发现来访者未觉察的相关信息；（2）来自治疗师的准确的倾听和反馈；（3）对已经探查到的信息的总结；（4）融会贯通式的提问，用于要求来访者将讨论出的新信息应用于自己原有的信念上。（Padesky and Greenberger，1995）

在下文的对话摘录中，来访者（已经进入治疗起始阶段的末尾）正在描述自己在工作上遇到的问题：他需要从一个部门走出来，穿过一个空间狭小的走廊，这会让他遇到很多人。这段摘录中用到了一份自动思维记录表（见第2章"运用多种工具与技术"一节和本书附录2）。

来访者：他们可能已经注意到了我，并且希望我和他们打招呼或做别的什么，那种时候我就会感到焦虑。

治疗师：焦虑让你的脑子里出现了与那个情景有关的什么想法呢？

来访者：当我处在不得不说话的情景中时，我会感到全身都在发热，我感觉很苦恼，而且有的时候我就直接僵在那里了。

治疗师：当你在想那种情况时，你头脑中出现了什么想法？

来访者：如果我僵住了，他们会认为我很蠢，而且会觉得和我说话是在浪费时间。

治疗师：在 0 ~ 100% 的范围里，你对这个想法的相信程度有多少？

来访者：大概是 85%。

治疗师：我们先回到那个让你觉得人们会认为你很蠢的想法上，接下来你头脑中会想到什么？

来访者：那种情况会让我变得很没用，而且我最终会孤独一人，没有朋友。

治疗师：你说你在那种情景中会感到焦虑，你会感受到其他情绪吗？

来访者：是的。我还会感到抑郁。

治疗师：你能评价一下这些情绪的强烈程度吗？

来访者：嗯……焦虑是 80%，抑郁大概是 70%。

治疗师：让我们回到你的第一个想法上。你最近曾经以你说的那种方式僵住过吗？

来访者：是的。大概几个星期之前，我在一个派对上出现了这种情况。

治疗师：你能想到任何你与别人在一起却没有僵住的情况吗？

来访者：我觉得我在和你说话的时候是没问题的……而且我也能和同事安妮谈话……我有三个好友能让我在与他们一起时感到放松。

治疗师：这五个人会认为你蠢吗？

来访者：我不觉得他们会……我只觉得与不认识的人在一起，而且我又想不到任何有趣的事情可以说时，人们会这么认为。

治疗师：你和那三个能让你感到放松的好友在一起时，有没有只是安静待着，不说话？

来访者：有时候是这样，我想。

治疗师：那你认为他们会觉得你很蠢吗？

来访者：不，我不这么认为。

治疗师：如果那些在走廊上的人和你说话，而你的确僵住了，你除了认为自己很蠢之外，还能想到他们可能对你的其他看法吗？

来访者：嗯……我想他们可能会认为我很害羞或者很冷淡，或者脑中正在全神贯注地想着其他什么事情，或者只是处在安静的状态中。

治疗师：你会如何评价你对这些想法的相信程度呢？

来访者：害羞，75%……冷淡，50%……全神贯注，65%……安静的状态，70%。

治疗师：所以，如果你能够考虑上述这些所有的可能性，而且我相信我们都可以想到更多其他的可能性，那么你现在会如何评价对自己的最初想法，即认为这些人会觉得你很蠢的想法的相信程度呢？

来访者：现在相信程度低多了。大概是 35% 或 30%。

治疗师：那么你现在感受怎么样？

来访者：不那么焦虑了……

治疗师：你能评价一下你的焦虑程度吗？

来访者：大概是 25% 或 30%。

这段摘录与一个有社交恐惧症的人有关。在实践中，治疗师会鼓励来访者参与到很多行为任务中。治疗师也可以使用心理教育，目的是向来访者传达这样的信息：来访者正在体验的僵住的感觉对于这类社交焦虑问题而言是很常见的。治疗师也可以详细地解释这种焦虑是如何导致来访者的社交能力下降的。

帮助来访者形成对认知行为疗法的乐观态度，以及引出来访者对治疗的疑问，并通过心理教育帮助来访者改变错误观念

来访者对认知行为疗法的乐观程度是我们在第 3 章中介绍过的短程认知疗法适配性评定量表中的一个题目。本节标题中的两个目标其实会贯穿会谈全程，但在治疗师教授认知模型、帮助来访者检验和质疑自己的无益想法，以及在每次会谈结束前治疗师寻求反馈时最常出现。正如第 2 章所述：治疗师会通过苏格拉底式的对话开放地与来访者讨论其对认知行为疗法的偏差看法，从而引导来访者去质疑他们的这些看法，而且通过这样的过程，治疗联盟会被巩固。这两个目标也与来访者能在多大程度上接受自己在个人改变上的责任密切相关。但是，尽管这些责任最终是落在来访者身上的，但治疗师依然有责任帮助来访者找到能够产生这些改变的方法。虽然治疗师希望提升来访者的乐观性，但他们也需要保持现实性，并向来访者传达这样的信息：治疗不会是一个一帆风顺的过程，而是一个有起伏的过程。

探索来访者希望通过治疗实现哪些目标，合作性地达成对现实目标的共识（聚焦性）

我们已经在第 2 章和第 3 章中讨论过这个话题了。目标越清晰，就越容易维持聚焦性。我们也已经在本书其他章节讨论过，来访者经常会以非常含糊的方式表述他们的目标，这需要治疗师与来访者共同合作去澄清。同样常见的是，来访者在表述他们的长程治疗目标时，治疗师需要将这种目标拆分为更小的、可管理的和可实现的步骤。如果这些步骤或子目标是可以被实现的，那它们反过来可能就会促进来访者完成许多任务和行为实验。任务一般是用来帮助来访者参与到他们之前会回避的情景中的，而实验是用来帮助来访者检验他们消极自动思维的有效性的，这会让他们的无益信念发生转变（Szymanska and Palmer，2012）。设计行为实验的指南可参考贝内特 - 莱维等人的文章（Bennett-Levy et al.，2004）。将这些工作内容进行充分的评定和分级是很重要的，如此一来，每项任务和实验虽然都有挑战性，但也不会难到令人无法承受（Palmer and Dryden，1995）。以下列出了前文那位害怕在走廊中遇到其他人的来访者与治疗师共同达成的目标，以及相关的子目标、任务与行为实验。

- 目标：邀请一位女性外出约会。
- 子目标：在社交场合中交流，而不会感到太多的焦虑。
- 任务：参与一些特定的社交情景——进入当地的酒吧、在职工餐厅用餐、参加晚间羽毛球课程、打电话给老熟人。
- 实验：找陌生人换零钱，同时对他们微笑（以检验"他们会不友善"的信念）。

识别来访者有暂时缓解或回避作用，却不利于治疗效果的安全行为

这些行为的范围非常广，并会以许多不同的形式呈现，例如从回避目光接触到过度饮酒。回避通常是由引起焦虑的事件造成的，同时，正如前文所讨论的，

所谓事件也可以是一种想法，而想法也包括意象或回忆。回避可能是主动的或被动的（Kirk，1989）。主动回避是人们采取的用于应对困难的方法，例如强迫症患者发展出的特定仪式。被动回避是指人们为了应对困难而停止做的一些事，例如场所恐惧症患者不再去商店。一些有助于治疗师识别这些安全行为的提问如下文所示。

（1）主动回避：

- "如果问题消失了，哪些事你就不用做了？"
- "你因为现在的问题而开始做了什么新的事情，或开始做了什么不同的事情？"

（2）被动回避：

- "你因为现在的问题，而不去做什么事了或不去什么地方了？"

到目前为止，我们已经详细讨论了治疗师在治疗起始阶段中的目标，并将简要地展示这些目标是如何在第一次会谈中得到整合的。我们在本章的开始表明，当受训治疗师能够完全理解并将目标检查表中的内容整合进他们的实践中时，就可以提纲挈领地总结其中元素，更为简洁地记忆与运用了。我们可以将原始目标检查表中的项目列在三个大类之下，方便记忆，详见以下专栏。

专栏

治疗师在治疗起始阶段目标的框架

1. **合作性治疗关系**
   - 建立并维持合作性的治疗关系。（原第 2 项）
   - 针对来访者的障碍进行心理教育，从而消除其困扰并缓解其痛苦。（原第 3 项）
   - 帮助来访者形成对认知行为疗法的乐观态度。（原第 10 项）
   - 引出来访者对治疗的疑问，并通过心理教育帮助来访者改变错误观念。

（原第 11 项）

- 探索来访者希望通过治疗实现哪些目标，合作性地达成对现实目标的共识。（原第 12 项）

2. **认知模型**

- 发展对来访者问题的认知概念化。（原第 1 项）
- 帮助来访者区分不同的情绪。（原第 4 项）
- 教授认知模型。（原第 5 项）
- 帮助来访者识别自己的自动思维。（原第 6 项）
- 帮助来访者将自动思维与相应的情绪和行为联系起来。（原第 7 项）

3. **帮助来访者在治疗内外处理其问题**

- 帮助来访者认识到他们对自己的改变负有责任。（原第 8 项）
- 帮助来访者检验和质疑自动思维，并发展更多有益的替代思维。（原第 9 项）
- 识别来访者有暂时缓解或回避作用，却不利于治疗效果的安全行为。（原第 13 项）

第一次会谈

第一次会谈的结构与后续会谈是不同的，这主要是因为治疗师还未向来访者介绍相关信息，来访者也没有习惯认知行为疗法。例如，来访者可能还不知道认知模型，所以治疗师需要在第一次会谈中为来访者做介绍。第一次会谈的结构如下所示。

- 设置治疗议题。
- 检查来访者的心境。

- 回顾在评估来访者与短程治疗适配性的访谈中呈现的问题，识别当前的问题，并与来访者就目标达成一致。
- 简述认知模型。
- 回顾来访者对治疗的期待。
- 对来访者特定的问题进行心理教育。
- 对两次会谈之间的作业安排达成一致。
- 总结本次会谈。
- 获取对本次会谈的反馈。

治疗师在评估来访者与短程认知行为疗法的适配性时可能已经包含了对认知模型的简要介绍，这通常是对来访者的想法与感受之间的联系的介绍。在下文的对话中，我们将举例说明如何将短程认知行为疗法介绍给来访者，但我们不会呈现整个访谈的内容，因为前文已经涵盖很多对此的说明了。

接下来的对话摘自某个治疗的第一次会谈。注释说明性内容会将对话分开，来阐明第一次会谈结构中涉及的项目。对话中的治疗师与来访者已经互相打过招呼了。

治疗师：我想从介绍议题设置来开始今天的会谈，我们会在议题设置中决定我们今天谈论什么。在随后每次会谈的开始都设置议题是很有帮助的，我们这样做是为了让我们的治疗涵盖重要的议题。我对今天的议题有一些建议，同时你也有机会添加其他项目，我们这样做怎么样？

来访者：好。

治疗师：我们需要更进一步了解彼此。在第一次会谈中，我们有很多事情要做，这会让这次会谈与之后的会谈略有不同。我想先来看看你最近的心情如何，以及是什么原因让你选择了认知行为疗法。让我了解你的一些问题和困难、你期望从治疗中实现什么目标，还有你对治疗有何期待，这些对我来说都很重要。这样可以吗？

来访者：好，可以。

在这段简短的谈话中，治疗师已经介绍了治疗的理念、设置了共同的议题，也确定了最初的一些议题。治疗师还会继续与来访者确定议题。在未来的会谈中，在合适的时机，治疗师会鼓励来访者承担更多的设置议题的责任。即便是经验丰富的治疗师，也会有调整议题的情况。例如，在接下来的治疗中，当治疗师发现来访者明显没有理解当前议题的要点，他也就无法完成两次会谈之间的作业（也就是下一个治疗议题）时，咨访双方达成了共识——拿出更多的时间讨论当前的议题。

治疗师：我将把这些内容写在今天的议题里。（治疗师使用了一个白板，给接下来需要增加的议题留出空白区域）我还想向你解释我们的治疗将如何发展，并看看你已经了解了哪些关于短程认知行为疗法的内容。我们还将讨论你在两次会谈之间要去尝试做些什么，而本次会谈快要结束的时候我会总结今天治疗中的重点，并向你寻求一些反馈，例如你觉得今天的会谈进行得如何……你现在还想加上哪些议题？

来访者：我觉得没有了。

治疗师：既然我们已经在今天的议题上达成了一致，在我们深入地了解你的问题之前，我想先来看看你这周的心情如何。我能看看你填好的这份问卷吗？（来访者将表格递给治疗师，治疗师浏览了这些表格）自从评估会谈结束之后，你的心情似乎发生了一些变化。你能告诉我你最近感觉如何吗？

来访者：我很高兴，我决定就自己的问题做点什么，但是我整体感觉更差了，尤其是在工作上。我仍然觉得抑郁、疲惫，并且总觉得没精神。

治疗师：嗯。你觉得给今天的议题里加上一些内容，例如"除了情绪，抑郁还会怎样影响人们"，这对你有帮助吗？

来访者：有，有的。这样做应该会有帮助。

　　议题设置是每一位受训治疗师都需要学习的重要方面。不能成功设置议题会阻碍治疗师与来访者聚焦在相关和重要的议题上。议题设置的过程应快而准确，但也应允许来访者主动、结构化地参与。治疗师对认知行为疗法基本原理的解释能够使来访者更容易理解治疗的过程和他们将如何为议题设置做贡献。

在第一次会谈中，治疗师接下来需要做一次简短的心境检查。使用贝克抑郁量表（Beck，1978；Beck et al.，1996）、汉密尔顿抑郁评定量表（Hamilton，1960）、贝克焦虑量表（Beck and Steer，1990；Beck and Steer，1993a）、汉密尔顿焦虑量表（Hamilton，1959）和贝克绝望量表（Beck et al.，1974b；Beck，1988）等问卷，加上咨访双方的主观观察，能让双方客观地评估来访者改变的过程。治疗师通过研究这些问卷的填写结果，也能发现来访者在会谈中未曾提及的问题，例如内疚感、自杀意念、睡眠问题以及性欲减退（Curwen，1997；McMahon，1997；Ruddell，1997）。

如果治疗师没有条件实施这些客观测试，或者来访者不愿意或无法填写这些量表（可能由于阅读或书写上的困难），那么治疗师可以选择教授来访者如何在 0 ~ 100% 的范围内给自己的心境评分，0 代表没有抑郁情绪（或其他负面情绪），而 100% 代表最差的情况。但是，治疗师最好与来访者开放地讨论他们不愿意填写量表的原因，因为与之相关的想法可能涉及触发事件，而触发事件可以成为治疗师通过认知模型来检验的素材。治疗师在初始会谈中评估来访者的绝望感与自杀想法，并与来访者确认他们对这些想法的认真程度是至关重要的。我们建议治疗师询问来访者与自杀相关的问题，并通过询问来访者是否已经制订了自杀计划、制订到了什么程度以及是什么阻止了来访者实施这些自杀相关的行为，从而获知更多的信息。涉及自杀议题的更多资料可参见相关著作（Curwen，1997；Ruddell and Curwen，2008）以及本书第 10 章。

接下来的对话展示了治疗师如何回顾在适配性访谈中来访者所呈现的问题，以及如何继续识别出当前的困难。

治疗师：当我们在评估会谈见面时，你说你已经感到持续抑郁至少两个月了，你停止了与朋友的社交，并且在行为上变得退缩。我说得对吗？

来访者：是的，你说得对。

治疗师：自从出现那次会谈中提到的抑郁情况，你的生活发生了哪些重大的变化？

来访者：嗯，就像我更早的时候提到的，我发现自己很难应付工作，因为我总是太累、太没有精神了。

治疗师：你认为，目前自己主要的困难是什么？

来访者：抑郁的感觉和工作都在让我日渐消沉。我之前刚升了职，但现在的压力越来越大。我不确定自己能不能胜任这个新职位。我感觉太累、太没有精神了，就算是早上起床，对我来说也是个费力的事儿。我不知道自己怎么了。

治疗师：听起来，所有的事情对你来说都很困难。如果我们能够把这些事情拆分为更容易处理的几个部分，也许感觉上就没那么难以承受了。似乎你当下的困难有三个方面。第一个方面是，你在新职位上感到压力越来越大；第二个方面是，你感到特别累、特别没有精神；第三个方面与处理你的抑郁感受有关。

在这个例子中，治疗师对来访者的心理障碍（即抑郁）进行了教育，并且将其放到了议题之中（即第一次会谈的结构中的"对来访者特定的问题进行心理教育"）。治疗师需要继续解释抑郁中的行为成分和生理成分（工作上的问题、疲惫和没有精神），以及其他困扰来访者的事物。双方共同商讨了治疗的目标，这符合前文所述治疗师目标中的第12项。

在下面的对话中，治疗师介绍了认知模型（因为他已确认来访者除了在适配性访谈中获得的知识，对认知行为疗法还不了解）。治疗师通常会以来访者近期发生的事情为素材，向来访者介绍认知模型。大家最好也想一想自己对认知模型的记忆，例如第2章的概述，或治疗师在治疗起始阶段目标中的第4项至第7项和第9项所说的内容。从经验上看，在第一次会谈中，治疗师的目标并不是提供对认知模型的全面且详尽的解释，而是需要提供足以使来访者认识到"想法影响感受"和"想法是可以被改变的"的信息。想法、感受、行动（和生理反应）整合成了一个系统：改变其中一个部分都会导致系统其他部分的改变。

治疗师：简，我想先探索一下你的想法是如何影响你的感受的。你能回忆起上周心情变得低落的时候吗？

来访者：嗯……能。我当时在工作，然后其中一个同事吃完午饭回来晚了（触发事件）。

治疗师：……那你感受到了什么情绪?

来访者：我感到低落……抑郁（情绪后果）。

治疗师：你能想起你当时想到了什么吗?

来访者：嗯。当时我在想："我本该对他说些有关迟到的事，但我就是做不到。"（信念）

治疗师：这是一个很好的开始，识别和评估想法是我们后面会更多去做的事，也是一个需要练习的技巧，就像其他技巧一样。那么现在，我们能回到你的想法并看看它们吗? 你有两个想法，即"我应该说些什么"和"我就是做不到"，对吗?

来访者：是的，没错。

治疗师：而这些想法让你感到了一阵抑郁的波动?

来访者：是的。

　　治疗师在白板上的 ABC 模型下面写下了这个例子（如第 2 章所述）。治疗师继续询问了来访者意识到其心境变差的另外几个例子，并帮助来访者引出了与之相关的想法。

治疗师：根据你想到的这些例子，你能告诉我想法和感受之间的联系吗?

来访者：嗯。看上去好像是我的想法造成了我的感受的改变。

　　对来访者而言，重要的是，是他自己得出想法会影响自己的感受的结论，而不是由治疗师直接告诉他们的，而聚焦于一些例子可以帮助来访者深化对此的理解。这个过程可以通过阅读疗法和收集来访者在两次会谈之间更多的例子来进行更深入的巩固。在此次会谈中，治疗师继续着治疗工作，开始温和地挑战来访者的无益信念（参见治疗师在治疗起始阶段目标的第 9 项）。

　　在整个疗程中，治疗师都会做简要的总结。在第一次会谈的早期阶段，这种总结的目的在于沟通理解和充分留意来访者说了什么，这有助于发展治疗关系。总结还有助于治疗师回应来访者：我重视你的困难，充分理解你主要的问题。随着治疗的进展，治疗师鼓励来访者自己总结在每次会谈中所讨论的要点，而来访者使用治疗笔记本记录会谈中的要点也有助于他们对要点做总结。在第一次会谈结束前进行总结，目的在于将所有讨论过的要点（在议题中的）归纳在一起，加强来访者的理解，并回顾来访者已经同意的在两次会谈之间要去做的任务。在做总结时，治疗师尽量要使用来访者说过的话，但需要注意的是，治疗师在最后的总结中不要激活来访者的消极想法而使来访者感到痛苦（Beck，1995）。治疗师需要寻求来访者的反馈，这也是议题中的最后一条，因为这提供了一个让双方讨论任何与治疗有关的误解或偏见的机会（参见治疗师在治疗起始阶段目标的第11项）。以下这段对话展示了治疗师在第一次会谈结束时所做的总结。

治疗师：简，我们到现在已经讨论完了所有的议题，我现在想总结一下我们今天讨论过的重点，可以吗？

来访者：可以。

治疗师：好。我们今天是先从设置议题开始的，议题设置也是我们未来所有会谈的开始。然后，我们看了看你最近的心情如何以及你目前的困难。你自己能够为治疗设置一些现实的目标，而我们会在未来的会谈中依据这些目标工作。我们讨论了用认知模型作为一种帮助你应对困难的方式，看了一下你的想法是如何影响你的感受的，你提到了"你思考事物的方式导致了你感受的变化"。在我们根据今天的议题来工作的过程中，你记录了一些我们需要在下次会谈中工作的要点。你认为这些任务对你来说是能够实现的吗？

来访者：我觉得可以。

实践要点

1. 使用认知概念化和治疗师的目标来指引治疗过程。

2. 深入了解治疗师的目标，并在两次会谈之间使用检查表。

3. 使用引导式发现识别无益的思维，帮助来访者想出更多有益的替代性想法与行为。

4. 使用简化的治疗师目标框架，在会谈中保持聚焦于以下三个方面：

- 合作性治疗关系；

- 认知模型；

- 帮助来访者在治疗内外处理其问题。

5. 使用指南确定会谈的结构，并注意初次会谈的结构是不一样的。

第 **5** 章

治疗的中期阶段

治疗的重点会在治疗过程中不断转变。我们在第 2 章中提到，认知行为疗法的不同基本特点会相互融合，在第 4 章中我们也提到，治疗师在治疗中的目标也是相互联系、彼此支撑的。同样，治疗的起始、中期和结束阶段有相当大的重叠，但是对于施行短程疗法的治疗师来说，认识到治疗的重点会随着时间的推移而转变尤为重要。这说明无论疗程多么短，心理治疗都是一个发展的过程。因此，治疗的进程和速度一部分取决于来访者的问题和资源，另一部分则取决于治疗师的专业知识和经验。虽然治疗的重点在过程中有所变动，但我们在第 3 章中讨论过的认知概念化却有助于保持一致性。虽然认知概念化在整个疗程中保持中心地位，但随着新的心理素材涌现，最初的假设可能被支持、被修正甚至被否定，治疗师可能还要修正认知概念化本身。如第 4 章所述，短程认知行为治疗师应同时关注认知概念化和治疗师的目标，因为它们在很大程度上将决定治疗是否与认知行为疗法的基本特点相一致，这些特点可参见第 2 章 "认知行为疗法概览"。

在第 4 章中，我们详细介绍了治疗师在治疗起始阶段的目标，并将所有的治疗师目标概括归纳为以下三个重要方面：

- 合作性治疗关系；
- 认知模型；
- 帮助来访者在治疗内外处理其问题。

如第 4 章所述，这三个方面构成了治疗的结构，而治疗师的目标则构成了治疗的内容。在本章和第 6 章中，你会发现这三个方面的结构保持不变，而内容（目标）的变化反映了治疗的进展。这些新的目标很快就会在这个框架内被讨论，但重要的是，我们需要认识到应继续关注或重新修订一些已经讨论过的目标。例如，虽然治疗可能令人满意，但在治疗中期的某一次反馈中，来访者对治疗产生了疑问（见专栏 "检查表：治疗师在治疗起始阶段的目标" 第 11 项）。此刻，治疗师将暂时回到之前的目标，并按照我们在第 4 章中讨论的那样继续工作。我们在下面的专栏中概述了治疗师在治疗中期阶段的目标。

本章的其余部分将聚焦于治疗师在治疗中期阶段的各个目标。我们将按顺序系统地讨论每一个目标，尽管它们在实践中并非依次实现而是共存的。例如，在治疗的某个时刻，你可能在教育来访者学会自我接纳时，也会让其做好面对挫折的准备，同时给予来访者积极的反馈和鼓励，并持续保持合作性治疗关系。

专栏

治疗师在治疗中期阶段的目标

1. 合作性治疗关系

（1）继续保持合作性治疗关系。

（2）继续给予积极的反馈和鼓励。

2. 认知模型

（1）将治疗的焦点从消极自动思维转移到中间和核心信念（如有必要）。

（2）针对自我接纳进行教育（如有必要）。

3. 帮助来访者在治疗内外处理其问题

（1）将治疗工作的责任移交给来访者。

（2）鼓励来访者成为自己的治疗师。

（3）鼓励来访者在两次会谈之间继续完成任务。

（4）帮助来访者为治疗中的挫折及治疗的结束做好准备——减少退步和复发。

合作性治疗关系

继续保持合作性治疗关系

我们在前几章中已经讨论了合作性治疗关系（也称治疗联盟）的重要性，在此不再赘述。治疗关系的重要性不会随着治疗的进展而下降，关系的发展反而是克服困难的关键，而且，治疗基本上也都会遭遇这类困难。

继续给予积极的反馈和鼓励

反馈是一个源自系统论的术语。在短程认知行为疗法（和其他形式的治疗）中，反馈是给予来访者的信息，让他们知道自己处在正轨上。反馈是规律进行的，形式多样。值得注意的是，在达到治疗目标的过程中，来访者取得的进步哪怕再小，治疗师也要进行反馈。在整个疗程中，治疗师都应尝试发现治疗关系中的积极信息并强调这些信息，以培养来访者对于通过认知行为疗法产生改变的乐观心态。向来访者反馈类似"你正在治疗中不断进步"等信息，有助于推进治疗，培养他们的乐观精神。当遭遇挫折时，最好把目光放远，鼓励来访者将这些挫折视为进步进程中的低谷，同时强调他们迄今为止所取得的成就。以下是一个反馈的示范。

治疗师：那些作为家庭作业的思维表格，你带回去了，现在填写得怎样了？

来访者：嗯，我发现把发生的事情、我的感受和脑子里出现过的想法写下来挺容易的，但我很难确信替代性的想法。

治疗师：能确认这三个步骤就是很好的开始，很多人并不能很快地做到这一点。

认知模型

将治疗的焦点从消极自动思维转向中间和核心信念（如有必要）

短程认知行为疗法的目标是给个人带来最小的、必要的改变，以使其能继续有效地应对生活。在实践中，这意味着帮助来访者回到之前的一个时刻，在这一时刻，他可以继续实现与其陷入困境前的能力相一致的短期和长期目标（也正是这些困难使他来治疗）。如果来访者需要长时间的治疗，例如要解决人格问题，那么他一般就不会选择短程治疗（Freeman and Jackson，1998）。但基于问题解决的认知行为疗法仍有可能用来解决这个人生活中可能出现的短暂危机。

对一些来访者来说，完成针对消极自动思维层次的工作可能就是改善功能和减少情绪困扰所必需的，这使来访者觉得已经实现了治疗目标并感到满意。但是，许多人仍会在潜在（中间和核心）信念的驱动下，体验到大量的消极自动思维、负面情绪，并产生无益行为。对于这类人来说，在更深的层次上进行工作是必要的。无论你和来访者是否继续处理其潜在信念，短程认知行为疗法的过程通常始于识别和矫正自动思维。自动思维比潜在的信念（这些信念产生的想法和意象构成了自动思维的内容）更容易浮现出来，也更易被矫正。这与我们第 2 章中讨论的图式理论是一致的。在对潜在信念进行有效的治疗工作之前，通常先需要识别和矫正自动思维。然而值得注意的是，在图式疗法中（Young，1990；Young and Klosko，1993），核心信念是在治疗的早期阶段就被处理的。本章将概述处理潜在信念的过程，并详细讨论一系列相应的技术。在此之前，治疗师务必清楚自动思维、中间信念和核心信念之间的区别。

自动思维指的是伴随个人日常生活出现的思维流、想法和意象。消极自动思维指那些通常会产生焦虑、抑郁等无益负面情绪的意象和想法。在治疗刚开始时，来访者通常认为它们是可信和真实的，但它们却得不到客观证据支持。之前我们在介绍过度概括、去积极化、读心术等思维偏差或认知歪曲时曾对此进行过讨论。值得注意的是，消极自动思维会出现在正常的生活经历中——它们并非异常的活动。认知模型认为，为了理解世界和我们的经验，我们会扭曲输入的信息，以适应自己已有的信念框架。研究也支持它们是正常经验的一部分的观点（Hollon and Kris，1984；Nisbett and Ross，1980）。当一个人感觉痛苦时，往往会产生更多的消极自动思维。这是可以理解的，因为这些思维来自潜在信念。潜在信念主要有两种，即核心信念和中间信念。顾名思义，核心信念是建立其他信念的基础，让我们能够用非常概括的语言来描述自己、他人和世界，因此是"过度概括、僵化、

指令性和难以改变"的，是"日常信息处理的一部分"（Beck et al.，1990b）。它们
可能是积极的（"我是有价值的""其他人是可信的"或"世界是安全的"），也可
能是消极的（"我不可爱""其他人有攻击性"或"世界是危险的"）。

另一种潜在信念被称为中间信念，因为它们存在于核心信念和自动思维之
间。就像核心信念一样，中间信念通常也未能被人们清晰地讲出来。中间信念
可以分为三种类型，即态度、规则和假设。我们将在本章后面解释为什么会这
样划分。态度是评价性的，比如"不可爱是可怕的"；规则是带有要求的，比如
"我必须被爱"；而假设是有条件的，比如"如果我不可爱，那么我就没有价值"
（见图 5–1）。

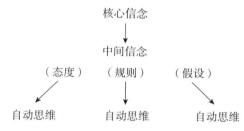

图 5–1　信念的结构：图式表征

关于如何发现和识别潜在（中间和核心）信念，以及发现这些信念后如何矫
正它们，我们将在本章最后两个部分中详细介绍相关技术。附录 6 总结了这两部
分的主要内容。下面我们先继续讨论治疗中期的其他目标。

针对自我接纳进行教育（如有必要）

许多无益的潜在信念都存在自我接纳不足的特点。虽然矫正信念的一般性技
术也可以处理这个方面，但使用以下展示的干预方法有时效果更好。治疗师要向
来访者传达的核心理念是：用一种笼统的评价概括一个人是不符合逻辑、不现实
或无益的，因为人太复杂了。笼统的评价通常是贬损性的，但事实并非全都如此，
例如，"我一无是处""他是个白痴"或"他当家长是没救了"。笼统评价与第 2 章
"认知行为疗法概览"中描述的思维偏差"贴标签"具有一致性。这种思维方式通

常也与污名化相一致（Goffman，1963），即对特定人群（如少数民族、有精神健康问题或身体残疾的人）或此类群体的成员进行笼统评价。提出普通语义学理论的科日布斯基（Korzybski，1933）认为，语言的不精确使用经常导致思维歪曲。我们可以评价某人的特点、不同的方面和行为（Dryden，1991），但不可以评价这个人本身。对来访者来说，接受"人非圣贤，孰能无过"这样的想法可以为治疗提供帮助。

"大我，小我"（Big I，little i）技术有利于体现该原则（Ellis et al.，1998），这项技术基于拉扎勒斯所创设的"无我"概念（Lazarus，1977）。

治疗师首先在白板或纸上画一个"大我"（以英文大写字母 I 表示，见图 5–2）。

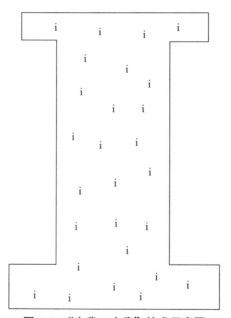

图 5–2 "大我，小我"技术示意图

治疗师：汤姆，这个"大我"代表你，你的全部。我很快将会用"小我"来填充它，这些"小我"代表关于你的各种事情，例如你的穿衣风格、你的谈话方式、你阅读的报纸、你喜欢的食物，等等。

汤　姆：好的。

治疗师：现在，汤姆，让我们开始用一些关于你的事情来填充这个"大我"。你的妻子凯丝，还有朋友或家人会说你有哪些优点呢？

汤　姆：嗯，我很善良，嗯……很慷慨……我现在帮忙做家务和园艺！我很幽默。

在汤姆发现自己的各个优点时，治疗师在"大我"中画"小我"（以英文小写字母 i 表示）来代表每一个优点。

治疗师：这些小小的"我"代表着你的某个方面。这个（指向一个"小我"）代表你是善良的，下方这个代表你是慷慨的，其他的"小我"代表你提到的你自己具备的其他优点。

治疗师继续引出更多的"小我"，例如人们可能会提到的关于汤姆的消极的事情，人们可能会注意到的中性的方面，以及汤姆认同的他自己的品质和特点，直到有许多"小我"。

治疗师：让我们回到你的问题上来，汤姆。你说，当你和凯丝吵架以后，你觉得自己是一个彻底的失败者，认为自己应该用不同的方式来处理这个状况（治疗师在一个"小我"上画了一个圈来标注这件事）你说："因为我没有更好地应对状况，又和凯丝吵架了，这证明我是不够好的。"回想一下我们在过去5分钟里讨论的内容。你说的真的准确吗？

汤　姆：嗯，这是一场大争吵，也是众多争吵之一。

治疗师：是的，这是一场大争吵（指向他在"大我"中圈出的那个"小我"），但是，这个"小我"是怎么让你（画一个圈包围"大我"）成为一个彻底的失败者，一个不够好的人的？

汤　姆：我觉得，好像并不会真的这样。

治疗师：汤姆，你在和凯丝沟通的时候可能遇到了一些困难（指向"小我"），有时候你处理问题的方式可能会让结果变得更糟（指向另一个"小我"），但是正如我们可以从这张图（环绕"大我"画圈）里看到的，这并不能让你成为一个彻底的失败者。我们需要用你人生中所有的事实来决定你是否彻底失败。

汤　　姆：是啊，我还不能对自己盖棺定论呢！

治疗师：你说得太对了。如果到了盖棺定论的那一刻，我们可以打开这本大书
　　　　（治疗师张开双手，仿佛在打开一本很大的书），然后数数在你的一生中
　　　　你有多少次成了失败者。1979 年 6 月 9 日，我是个失败者；1981 年，我
　　　　在一场足球比赛中丢了一个球；1983 年，我丢了钱包，我对凯丝说错了
　　　　话，引起了一场争吵，我丢了两份工作！

汤　　姆：（笑了起来）我懂了，我懂了。

治疗师：你觉得我在表达什么观点，你可以总结一下吗？

汤　　姆：我可以对自己做的事情下判断，例如和凯丝吵架或者以某种方式行事，
　　　　但一个人其实很复杂，我不能就这样简单地评价自己是彻底失败或一无
　　　　是处的！

治疗师：你说得对。你可以评价自己的特点、行为、外表、技巧或某方面的不足，
　　　　但一个人太复杂了，我们无法评价整个人。我们可能只有在盖棺定论之
　　　　时，才知道所有的事实，那时候或许你就可以对自己做出一个全面的评
　　　　价了。但就算我们发现你在生活中的某些、甚至许多事情上失败了，也
　　　　不能因此就评价你是"彻底失败"或者"一无是处"的。

　　　治疗师需要根据来访者的具体问题来调整和运用模型。千万不要说教式地使
用这些认知技术。通过治疗师的苏格拉底式提问，来访者往往可以积极地参与到
治疗之中，然后发现大量证据来反驳其对自身笼统而负面的信念。埃利斯等人
（Ellis et al.，1998）建议使用幽默并适度夸张的方式来帮助来访者认识到对自己或
他人进行笼统评价是一件多么荒谬的事。

　　　当来访者对特定事件感到痛苦时，视觉化技术和干预通常比对话更容易让他
们产生回忆。当来访者试图反驳一些无益思维时，例如"我失业了，所以我彻底
失败了"或者"如果我在别人面前表现软弱，那我就是一个弱者"，他们通常会讲
述自己是如何在脑海中看到"大我，小我"图的。尽管治疗师会经常运用"大我，
小我"技术，但其理念也可以通过借助咨询室里的事物，或在会谈中引入这种思
路，更好地阐释／展示给来访者。以下专栏列出了一些可供参考的有助于阐释／展

示自我接纳的方法（Palmer，1997a）。

专栏

有助于阐释／展示自我接纳的方法

- "大我，小我"技术。

- 一盘水果。例如，如果有一个发霉了，你会把它们全部扔掉吗？

- 一盒纸巾。例如，如果一张纸巾被撕破了，它们就都破了吗？

- 一包香烟。例如，如果一支烟碎掉了，其余的也都受损了吗？

- 一盒雪茄。例如，如果一支雪茄碎掉了，其余的也都受损了吗？

- 房间描述。例如，整个房间可以从一个方面来评价吗？

- 一壶水。例如，壶中的一滴水，能体现壶内水的状态或体积吗？

- 看不见的手。例如，看不见就代表没有手吗？

- 一瓶花。例如，如果其中一朵花枯萎了，你会把它们全都扔掉吗？

- 花园里的灌木或玫瑰。例如，一个品种就能涵盖园中所有植物吗？

- 轮胎瘪了的汽车。例如，你会把这辆汽车报废掉吗？

- 便利贴或其他贴纸，可将人的不同方面写在纸上，并粘在来访者的衣服上。

- 同事／朋友。例如，接受他人的缺点，但不接受自己的缺点。

- 画三个圆圈：

  - "完美"的人（里面打钩）；

  - "坏"人（里面打叉）；

  - "会犯错误"的人，即现实中的人（里面打钩、打叉或画圈；画圈代表中性的一面）。

- 手风琴，把一张纸折叠成类似手风琴的样子，每个部分都写上人的一方面。

- 衣柜。例如，如果有一件不喜欢，就扔掉所有的衣服吗？

如前所述，两次会谈之间的家庭作业是与来访者合作协商后布置的，以帮助来访者做到无条件的自我接纳，例如：阅读疗法，包括读或听提升自我接纳的自助材料（e.g. Dryden and Gordon，1990，1992；Ellis，1977a，1988；Ellis and Harper，1997；Lazarus et al.，1993；Wilding and Palmer，2006，2010，2011）；听录音带或播客（e.g. Ellis，1977b）；运用意象（Ellis，1979；Maultsby and Ellis，1974）；听自己辩驳非理性信念的录音（Ellis et al.，1998）；读理性应对的话语（Cautela，1971；Goldfried，1971；Lazarus et al.，1980；Mahoney and Thoresen，1974；Meichenbaum，1975，1977；Suinn and Richardson，1971）以及理性劝服（Bard，1973；Palmer，1997a）。理性劝服是指来访者向其亲朋好友传授理性的、有助益的思考法则，从而巩固其自我接纳的观点。

另一种帮助来访者无条件自我接纳的方法是听治疗录音（Palmer and Dryden，1995）。关于对会谈录音已经在第 2 章中讨论过了。这对来访者有很多好处，例如，会谈中讲过的概念可以得到强化，对于没有完全理解的部分可以进行复习，而回听治疗师对无益信念所做的辩驳，也可以增强来访者的信心。来访者会因此认识到，就算他自己还不能接纳自己，治疗师也是可以接纳他的（治疗师的示范作用）。

帮助来访者在治疗内外处理其问题

将治疗工作的责任移交给来访者

我们已经在第 2 章及第 4 章中讨论过要将治疗工作的责任逐步交还给来访者。从治疗的早期阶段开始，治疗师就要鼓励来访者充分参与治疗，鼓励他们承担起治疗的各个方面的责任。这并不是说治疗师就不再主动参与了，而是说要运用苏格拉底式对话和提问，引导来访者自己去发现困难的解决方法，例如发现自己的歪曲认知。对来访者来说，得出这样的结论是很重要的，即他有能力检查和质疑自己的无益思维与信念。在治疗的中期阶段，治疗师应鼓励来访者继续在治疗笔记本上记录要点以及相关的治疗任务，从而使其在会谈中更为主动。这样做旨在鼓励来访者自己去选择要探讨的议题，将会谈讨论过的要点加以总结，并想出在会谈之外（两次会谈之间的时段）要做的治疗任务。此外，来访者填写相应的表格（本章及前文都有提到）也有助于他们在进行改变和巩固改变效果的同时，自己承担起责任来。在交接责任时，治疗师最好与来访者回顾以下问题："治疗进展到哪里了？""迄今为止学到了什么？""你觉得哪些方面最有帮助？"

鼓励来访者成为自己的治疗师

从治疗的早期阶段开始，我们便鼓励来访者成为自己的治疗师，在其后的治疗过程中也应一直如此。随着来访者逐渐担起改变的责任，他们也就自然而然地成为自己的治疗师。我们不断鼓励来访者在治疗笔记本上写下自己所学到的东西，以及觉得特别有帮助的新想法或行动，任何内容都可以（治疗师还可以从这些笔记中了解到来访者觉得哪些内容是没有帮助的，基于这些信息，治疗师接下来要么继续投入时间阐明和推进某一特定内容，要么就择机先将焦点转到其他内容上）。这些新的理解会使来访者受益，也会鼓舞他们在会谈之外进一步践行相应的技术与行动——无论是在治疗期间，还是在治疗结束之后。家庭作业中具体涉及的任务与技术虽然可以协商讨论，但始终有一个大原则，即鼓励来访者在遭遇困难或产生痛苦情绪时采取行动，而不是再度陷入无益的思维循环之中。可采取的行动可以是认知方面的，也可以是行为方面的，即我们在本书中所述的各种治疗工作 / 技术。

在第 4 章中，我们区分了情绪问题与现实问题（Bard，1980），同时也强调了二者之间的关系。有的来访者解决问题的技能不足，所以短程的问题解决训练也许可以使其受益。已有若干位治疗师开发出了问题解决取向的治疗方法（Hawton and Kirk，1989；Meichenbaum，1985；Milner and Palmer，1998；Palmer，1994，2007b，2008a，2011；Spivack et al.，1976；Wasik，1984），这些方法的理论框架相近，都旨在辨识和解决问题。瓦西克（Wasik，1984）提出了一种简便的方法，包含七个步骤，以及与每个步骤相对应的提问（表 5-1）。

表 5-1   七个步骤和七项提问

步骤	提问或行动
1. 辨识问题	问题是什么
2. 选择目标	我希望的情况是什么
3. 想出各种方案	我能做什么
4. 考虑后果	然后会如何
5. 做决策	我决定怎么做
6. 执行	现在就这样做
7. 评估	有效果吗

将来访者解决问题的过程记录在纸上将大有助益，附录 10 是一个可用的空白练习表，图 5-3 展示了来访者填写完成的练习表。很多来访者和治疗师都认为，使用首字母缩写有助于记住模型或理论框架。基于瓦西克的早期工作，帕尔默（Palmer，2007b，2008a，2011）开发了 PRACTICE 模型，我们会在第 7 章中予以详细介绍。

鼓励来访者在两次会谈之间继续完成任务

我们此前在第 2 章"布置作业"一节和第 4 章中讨论过会谈间的治疗任务。短程认知行为疗法非常重视两次会谈之间的治疗任务，因为这有助于来访者独立处理困难情景（成为自己的治疗师）。治疗师务必谨记，会谈间的任务是贯穿整个治疗过程的一个重要要素，有规律地完成任务的来访者比不能完成任务的来访者呈现出了更多的改善（Niemeyer and Feixas，1990；Persons et al.，1988）。贝克及其同事（Beck et al.，1979）将会谈间任务描述为"认知疗法不可分割的一部分"。两次会谈之间的每一项任务，也都是由咨访双方在每次会谈中以合作性的方式商讨出来的。之后，治疗师会在下一次会谈时回顾这些任务，用时可能相对简短，但如果涉及来访者希望讨论的议题，治疗师也可能会拿出一次会谈的大部分时间

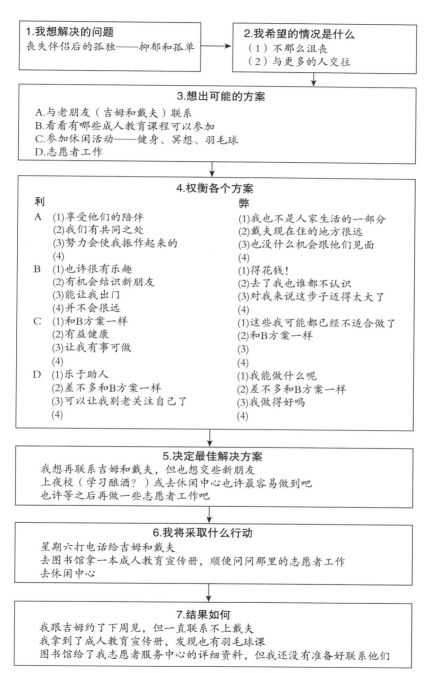

1.我想解决的问题
丧失伴侣后的孤独——抑郁和孤单

2.我希望的情况是什么
（1）不那么沮丧
（2）与更多的人交往

3.想出可能的方案
A.与老朋友（吉姆和戴夫）联系
B.看看有哪些成人教育课程可以参加
C.参加休闲活动——健身、冥想、羽毛球
D.志愿者工作

4.权衡各个方案

利

A (1)享受他们的陪伴
　(2)我们有共同之处
　(3)努力会使我振作起来的
　(4)
B (1)也许很有乐趣
　(2)有机会结识新朋友
　(3)能让我出门
　(4)并不会很远
C (1)和B方案一样
　(2)有益健康
　(3)让我有事可做
　(4)
D (1)乐于助人
　(2)差不多和B方案一样
　(3)可以让我别老关注自己了
　(4)

弊

(1)我也不是人家生活的一部分
(2)戴夫现在住的地方很远
(3)也没什么机会跟他们见面
(4)
(1)得花钱！
(2)去了我也谁都不认识
(3)对我来说这步子迈得太大了
(4)
(1)这些我可能都已经不适合做了
(2)和B方案一样
(3)
(4)
(1)我能做什么呢
(2)差不多和B方案一样
(3)我做得好吗
(4)

5.决定最佳解决方案
我想再联系吉姆和戴夫，但也想交些新朋友
上夜校（学习酿酒？）或去休闲中心也许最容易做到吧
也许等之后再做一些志愿者工作吧

6.我将采取什么行动
星期六打电话给吉姆和戴夫
去图书馆拿一本成人教育宣传册，顺便问问那的志愿者工作
去休闲中心

7.结果如何
我跟吉姆约了下周见，但一直联系不上戴夫
我拿到了成人教育宣传册，发现也有羽毛球课
图书馆给了我志愿者服务中心的详细资料，但我还没有准备好联系他们

图 5-3 问题解决练习示意图

进行回顾。如果治疗师没有定期检查任务的完成情况，那么来访者可能也不会认为任务很重要，其依从性与任务完成度可能都会大幅下降。随着治疗的推进，任务的重点可能会根据来访者问题的性质，从行为工作转向更多的认知工作，也可能从认知工作转向更多的行为工作。

在确定一项任务之前，治疗师会和来访者一起检查是否有阻碍存在，例如是否存在与完成任务相关的负面自动思维。即便如此，来访者在完成任务时还是可能遭遇困难，这一点在所难免，所以治疗师需要与来访者在会谈中进行讨论和探索。这样的讨论可能会让治疗师发现任务过于困难，或许一开始就没有对任务做明确的界定，又或许是来访者的负面思维阻碍了任务完成。通过坦诚和开放的讨论，治疗师将有机会评估任务是否适当，并让来访者明白，治疗师的关注点是为其量体裁衣地制订出具体的治疗任务方案。如果治疗师先前对于来访者可能实现的目标过度乐观，那么此刻就有一个机会来承认自己犯了错误。这将进一步深化治疗联盟，加强治疗关系。

帮助来访者为治疗中的挫折和治疗结束做好准备——减少退步和复发

从第一次会谈开始就要准备好处理未来可能出现的困难，同时还要为结束治疗做准备，这项工作贯穿后续的疗程。在治疗的中期，更多的重点被放在处理挫折和减少复发上。对于治疗进程的"起伏"，治疗师做出一些解释是有益的。例如，向来访者解释其进展可能会在整个疗程中有所波动，而且退步也是无法回避的现象，这是正常的复原路径。通过解释这一点，我们希望来访者能够对挫折有更充分的准备，从而在遭遇挫折时减少灾难化的认知。治疗中的挫折也为来访者提供了实践在治疗中所学的各种技术的机会。来访者在治疗中克服退步或复发的经历，也有助于他们在治疗结束后自己处理类似的问题。在某些情况下，来访者能够辨识出未来有可能遭遇困难或挫折的情景与状况。对此，咨访双方可以合作性地制订出一个行动计划，加以应对。与来访者一起回顾到目前为止，来访者自己觉得起作用也能成功做到的那些治疗技术，会大有助益。

认知疗法的文献经常提到"预防复发"这个术语，但我们更爱用"减少复发"这一措辞，因为这更现实，不会让来访者因为可能出现的、暂时的退步或复发就认为自己失败了。

确定潜在信念

如前文所述，自动思维的底层有两种潜在信念：中间信念和核心信念。一般来说，自动思维通常比这两种潜在信念更容易浮现出来，而中间信念通常比核心信念更容易浮现出来。可以用第2章中介绍的图式结构（参考图2–1，表2–1）来理解这一点，自动思维最接近意识的表层，而核心信念埋藏得最深。以下内容概述了治疗师常用来帮助来访者识别潜在信念的八种方法。

方法1：辨认以自动思维的形式出现的潜在信念

我们已经注意到，比起自动思维，潜在信念离意识的表面更远。虽然通常如此，但也有例外，即来访者把潜在信念以自动思维的形式表达了出来。这是偶然发生的，而不是使用某种方法的结果。但只有敏锐和知识丰富的治疗师才能辨认出一个以自动思维形式表达出来的潜在信念。由于潜在信念是不由自主地以自动思维的形式浮现的，这种表达方式似乎为治疗师提供了一种直达更深层工作的途径。然而，治疗师必须谨慎，如果在确认和矫正自动思维方面还没有做过充分的工作，那么表达出信念的来访者也可能还没有准备好处理这些信念。倘若如此，治疗师就要把对潜在信念的处理放到后面的工作中，以免过早地在太深层次上开展工作，从而导致来访者无法承受。

治疗师：……那时你的脑海里冒出了什么想法？

来访者：我应付不了这么大的工作量。我觉得自己一无是处，没本事，也没能力。

在治疗的早期，当来访者以自动思维的形式表达其潜在信念时，通常没有意识到两者有何区别，因为他们还没有接触到认知模型。

方法 2：箭头向下技术

这是伯恩斯（Burns，1980）设计的一种非常流行的技术，又称刨根问底技术（Burns，1989）。治疗师先辨识出一个自动思维，但不急于去用我们在第 4 章中提到的方法来矫正它，而是暂时保留着这个想法并向来访者提问："假设那是真的，那它对你来说意味着什么？"这种类型的提问会一直持续下去，直到接触到一个或多个潜在信念为止。可以使用其他类似的问题，如"这说明了什么？""然后会怎么样呢？""如果是这样，有什么不好的？"（Fennell，1989）询问一个想法对于来访者的作用最容易引出中间信念，而询问一个想法对来访者的意义最容易引出核心信念（Beck，1995）。

在第 4 章中，我们注意到，某些自动思维相对于其他想法可能与来访者的情绪困扰更相关。简言之，箭头向下技术最适合处理与来访者主要问题紧密相关的自动思维（与认知概念化一致）。帕德斯基（Padesky，1994）会对来访者的某一具体想法持续发问，询问这个想法在"自我、他人和世界"三个方面传达的内容，因为一个人的情绪、行为和动机是由这三种信念相互作用影响的。治疗师在使用箭头向下技术时，一旦来访者的信念被表达出来了，务必要加以辨识。因为信念有时很清晰，例如"我毫无价值""我是一个失败者""我很无助"，但并不总是如此。当来访者用他自己的话表达时，核心信念可能就不那么清晰了，例如"我是个透明人"和"我是一只渡渡鸟"。有一些迹象表明咨询师接触到了来访者的潜在信念，如来访者表达时有明显的情绪变化（如流泪），有面部表情或肢体语言的变化，或者将同样的信念以不同的方式表达，甚至重复表达。下面的片段将演示如何用箭头向下技术引出潜在信念。在对话中，我们与汤姆再次会面了。对话的背景如下：

- 情景：与妻子凯丝吵架。
- 自动思维："继续这种关系有什么意义？"
- 情绪：沮丧和愤怒。

治疗师：继续这种关系是没有意义的，假如真的是这样，对你意味着什么？

汤　姆：我又要搞砸一段感情了。

治疗师：假设你确实搞砸了？这对你意味着什么？

汤　姆：我什么都做不好。

治疗师：假设你什么都做不好，这对你意味着什么？

汤　姆：我一定是有什么问题了。

治疗师：假设是这样的呢？然后怎样？

汤　姆：我不够好。

治疗师："不够好"是什么意思？

汤　姆：没有人需要我……我不可爱。

方法 3：提出一个关联各种自动思维的主题

贝克等人（Beck et al., 1979）将确认潜在信念的常见过程分为三个阶段：

- 来访者识别并报告自动思维；
- 从这些想法中提取出共同的主题；
- 描述或构建来访者具有的、与其生活相关的核心规则或条件假设。

治疗师：汤姆，在我们的工作中，寻找一些共同的主题是很重要的，这些主题将
　　　　各个问题领域关联起来。我一直在仔细倾听你的想法，我选择了一个主
　　　　题，类似于"我必须被爱"。这合适吗？

方法 4：请来访者提供一个关联各种事件的主题

我们已经注意到，通常要在来访者获得了一些识别和矫正自动思维的技能后，
治疗工作才能开始聚焦于潜在信念。当在一系列情景中都出现过类似的自动思维
时，有时可以请来访者揭示一个似乎与多种情景均相关的潜在信念。

治疗师：汤姆，你在这儿，还有在完成作业时，都做得很好，在很多不同的情

景中，你都发现并挑战了消极自动思维。你能从中找到什么共同的主题吗？

来访者：嗯，我觉得可能是"我想要被爱"。

治疗师可以单独使用某一种方法或同时使用不同的方法。例如，他可以在这个时候引入补全句子的方法，以便更清楚地聚焦于自动思维背后的主题：

治疗师：继续这个主题，你会如何完成"我是＿＿＿＿＿＿的"这个句子？

来访者：我是……不招人喜欢的。

不过，当治疗师询问来访者可以将各情景中自动思维关联起来的主题时，很多人都是答不上来的，如那些很少处理自动思维的人，那些缺乏"洞察力"的人，以及那些容易偏离主题的人。治疗师在和他们工作的时候，最好使用其他方法。

方法 5：直接询问来访者的信念

这种干预是一种非常直接的引出潜在信念的方法，只适用于有限的来访者。我们在介绍如何辨识以自动思维形式出现的潜在信念时提到的注意事项在这里也适用。不过还是存在一些来访者，只要治疗师询问了潜在信念，他们就能识别出来。如果这类提问引出了其他方向的回答，那么最好改用本章讲到的其他技术。我们已经说过，在这一层次上的工作是以识别和矫正自动思维为前提的。只有在合理地确定来访者已经准备好（基于之前的治疗工作）和有能力（理解能力和概念化问题的能力）以这种方式工作的情况下，治疗师才会使用这种干预方法。

治疗师：汤姆，你对又要搞砸一段感情有什么看法？

汤　　姆：我搞砸过很多段感情，我一定是不招人喜欢的。

方法 6：句子补全法

这是一种相对直接的方法，要求来访者最好用一个单词来完成一系列的简单句。帕德斯基（Padesky，1994）给出了一些例子："我是＿＿＿＿＿＿的""人们是＿＿＿＿＿＿＿的”“世界是＿＿＿＿＿＿＿的”。汤姆补全了句子，内容如下：“我是不可爱的”“人们是很挑剔的”“这个世界是很有攻击性的”。

方法 7：给出假设的前半部分

第 2 章介绍了中间信念是由态度、规则和假设组成的。假设通常可以分为两部分：“如果＿＿＿＿＿＿＿，那么＿＿＿＿＿＿＿”（或者“除非＿＿＿＿＿＿＿，那么＿＿＿＿＿＿＿”）。例如，“如果我很好，那么人们就会喜欢我”。贝克（Beck，1995）使用了一种句子补全法，他提供了假设的前半部分，并请来访者完成后半部分。

治疗师：汤姆，你一开始就有“继续这种关系有什么意义”这样的想法。如果继续这种关系没有意义，那会如何？

汤　姆：那就证明没人需要我……证明我不可爱。

方法 8：信念问卷

在第 2 章中，我们提到了认知行为治疗师可运用各种临床评估工具，如快速评估量表（或问卷）。来访者可以填写一系列信念问卷，这些问卷有助于治疗工作，确定来访者最核心的潜在信念。这些信念问卷包括功能失调态度量表（Weissman and Beck，1978；Weissman，1979，1980）、图式检核表（Beck et al.，1990a）和图式问卷（Young，1992；2005；Young and Brown，2003），参见附录 3。

对于潜在信念的心理教育

当治疗师确定了一个或多个潜在信念后，需要进行一些预备性的心理教育工作，为来访者提供一个框架，以理解这些信念的作用。不需要讲很多原理，紧贴来访者心理和情绪的特性进行教育即可。心理教育工作始终要基于（不断发展的）认知概念化、治疗师的治疗目标以及认知行为疗法的基本特点来进行，这也是本书多次讲到的原则。

治疗师：汤姆，我们现在已经到了疗程的一个阶段，要开始确定你的潜在信念是
　　　　什么了。如果你还记得我们在治疗的早期就已经大致讨论过这些潜在信
　　　　念，那这种"我不可爱"的信念就是我们所说的潜在信念。你知道它是
　　　　怎么来的吗？

汤　姆：好像是从我小时候开始有的。我小时候没有被爱过。

治疗师：假如你的父母曾经爱过你，你现在会有不同的感受吗？

汤　姆：啊，当然。

治疗师：这似乎表明你所持有的"我不可爱"的信念是被你习得的。是这个道
　　　　理吗？

汤　姆：是的。是的，我能理解这一点。

治疗师：所以你习得了"我不可爱"的信念。人们过去认为地球是平的，但现在
　　　　根据证据，我们有了一个更现实的信念，即地球是圆的。你不必成为
　　　　自己人生经历的受害者。[此处，治疗师直接引用了乔治·凯利的名言
　　　　（Kelly，1955）来帮助来访者接受"改变是可能的"这一观点，并培养
　　　　来访者的乐观心态] 你也可以学习更现实的信念，我们的工作将聚焦在
　　　　一些能帮助你做到这一点的方法上。

汤　姆：听起来很好，但似乎都很难。

治疗师：当你不沮丧的时候，这种"我不可爱"的信念可能不会对你产生太大的
　　　　影响，你也没有那么坚信它。然而，当特定的生活事件（这里治疗师指
　　　　的是认知概念化图表中的"促发因素"部分），例如被拒绝，激活了你的
　　　　"我不可爱"的信念，你就会变得抑郁。

汤　姆：我想是的。

治疗师：此外，一旦你变得抑郁，任何与这个信念相矛盾的证据都会被忽略，或
　　　　者被质疑和低估。支持这个信念的证据被紧紧揪住了，当你顺着它们进
　　　　入自己的头脑时，它们会向你证明你是多么不可爱。在某种意义上，你
　　　　留下了负面的证据，过滤掉与你的信念相矛盾的证据。你现在在做的事
　　　　情，符合这类情况吗？

汤　姆：是的，似乎是这样的。

治疗师已经在以上对话中向来访者表明，无益的潜在信念是习得的。它们可能源于早年的生活经历，但不一定真实。它们是通过错误的信息加工而得到维持的。在了解了无益的潜在信念后，来访者能够通过测试发现支持它们的证据是不足的，因此有可能建立新的信念。

矫正潜在信念

在介绍矫正潜在信念的个体干预措施之前，我们将提出一些一般性的指导方针。相对而言，自动思维通常是暂时性的，而潜在信念则是更难改变的。矫正潜在信念的治疗工作从处理自动思维的过程发展而来，二者都涉及如下几个关键要素。

第一，务必鼓励来访者发现更多的适应性替代思维，以取代消极自动思维。自动思维是习得的。因此，它们既可以被去除，也可以被更多的适应性思维取代，从而引发行为上的改变。强调这一点将有助于来访者在治疗中培养希望，延续乐观态度。这适用于对潜在信念的工作，在矫正这些更深层次的信念之前，向来访者传达这一理念是很重要的。

第二，最好使用来访者自己的话来总结和反馈。这一点在处理潜在信念时同样重要，因为不同的措辞向个体传达的含义可能也有所不同。如果治疗师改述来访者的信念，其对来访者的意义可能就会发生改变，或在某些情况下可能完全偏离来访者原本的意思。咨访双方的文化差异越大，措辞用语的意义在解释过程中偏离的可能性就越大。当核心信念被确认后，治疗师应该使用来访者自己的个人化用语来命名或标记这些信念。帕德斯基（Padesky，1994）提到，这样做会从来访者身上引发更多与图式相关的情感，所引发的改变也会更深刻、更持久。他建议治疗师进行如下提问："用你自己的话可以怎么描述它呢？""你能给我举一个它在你生活中起作用的例子吗？""你脑海中有任何与这种信念有关的意象或记忆吗？"

　　第三，我们说过，治疗师和来访者不用事无巨细地回顾所有的消极自动思维，而是要检视那些核心的（与认知概念化一致的）或重要的（如与高情绪唤起相关的）想法。处理潜在信念的方法也类似，因为改变一个潜在信念通常需要更多的工作和努力，所以这种聚焦十分重要。在使用某些干预措施时，这一点会变得尤为明显。例如，韦斯曼（Weissman，1980）编制的功能失调态度量表可能会显示来访者有一些功能不良的信念，这些信念来自七个主要类别：认可、爱、成就、完美主义、权利、全能和自主。量表会揭示出个体的哪个无益信念是最强烈的。治疗师可以在认知概念化的帮助下与来访者确认处理那个无益信念，并用来访者自己的话更有针对性地进行干预和矫正。

　　第四，想要让来访者不再坚信一个无益的潜在信念是困难的，除非能找到一个更有帮助的替代信念。这与处理自动思维有点不一样，因为自动思维通常更短暂，没有那么僵化和笼统，所以也更容易被削弱或去除。许多作者可能会使用各种词语来指代有益信念，例如积极的、适应性的、功能性的、理性的、现实的，或聚焦问题、聚焦解决方案、聚焦任务和聚焦目标的，等等。同样，无益信念被称作消极的、不适应的、功能不良的、非理性的、不切实际的，或干扰问题、干扰解决、干扰任务和干扰目标的，等等。许多人既持有有益的潜在信念，也持有无益的潜在信念，而且大多数时候都是基于有益的信念来行事，直到促发因素激活了他们的无益信念，然后又体现在其行动上。第3章中关于认知概念化的部分讨论了促发因素引发的无益潜在信念，并概述了汤姆的困境。对于那些本已具备有益信念的人（通常是有精神健康问题的人，如抑郁障碍）来说，治疗师需要让这些信念浮现出来，予以发展并巩固。最好用来访者自己的话来命名或标记具体的有益信念。而另一些人，可能没有明显的、替代性的有益信念（通常是有人格障碍的人），他们需要更多的时间来发展有益信念。我们可以在识别出无益信念之后，先发展来访者的有益信念，然后才去尝试矫正其无益信念。

　　第五，治疗师要帮助来访者在0～100%的量尺上对自动思维的相信程度做评定，这部分在第4章也已经讲过了。如果治疗师先做了苏格拉底式提问，然后再请来访者做重评，其对自动思维原有的相信程度就会减弱。通过鼓励来访者对无益想法和信念的相信程度反复重评，无论是自动思维还是潜在信念，都会被削弱。这种评定还有助于增强有益想法和信念。因此，给想法和信念评分不仅是一种监测工具，也是一种改变机制。这种持续的反馈有助于巩固改变的进程，以及建立对未来的希望。

常用的干预方法

一旦找到了一个或更多明显的无益潜在信念，而且治疗师确信来访者现在已经准备好开始处理它们，此时便要开始发展替代性的、更有益的信念了（如前所述，潜在信念并不一定必须得到处理）。短程认知行为治疗师可从如下几个因素中判断出来访者已经准备好，而且也有必要去发展有益信念了。首先，来访者要具备合适的能力来识别和质疑自己的消极自动思维，并产生更多可用的替代思维。对短程疗法而言，来访者能在治疗早期做到这一点，是治疗能够进行下去的先决条件之一（见第 3 章）。其次，来访者可能很好地执行了这项工作，但仍然不能有所改善或似乎"停滞了"。消极的自动思维一个接着一个，说明潜在信念被高度激活了。最后，来访者将一些潜在信念以自动思维的方式表达出来，同时治疗师也认为来访者已经准备好进行更深层次的工作了。

准备就绪后，治疗师可以鼓励来访者找出一个无益的潜在信念（使用前一部分中介绍的一种或多种方法），教来访者处理这种信念的原则，然后帮助来访者继续生成另一个替代性的、更有益的潜在信念。治疗师最好先在自己的头脑中想到一些可能的方案，引导来访者通过苏格拉底式对话找出最有帮助的替代信念。第 4 章讨论过这种提问形式并对其做了举例说明。如果咨访双方能够一起找出某个替代信念，那么这个信念对于来访者更可能是现实、可信的替代信念。

关于如何构建有益的替代信念，治疗师有不同的看法。贝克（Beck，1995）认为"一般而言，来访者更容易接受那些比较正面和积极的信念，而不是极度正面和积极的信念"，而帕德斯基（Padesky，1994）认为"因为图式是绝对的，所以在治疗中使用的替代信念也应该是绝对的"。在实践中，如果治疗师不确定的话，可以让来访者在两个选项中选择。如汤姆的例子，他的潜在信念是"我不可爱"，相应的替代信念可能是"我通常是可爱的"（一个相对积极的信念）和"我是可爱的"（一个绝对积极的陈述）。治疗师与来访者可能基于很多因素共同决定最合适的说法，这些因素包括：来访者的个性、个人风格和生活经历，而信念的实用性以及来访者能够相信的程度也起到了决定性作用。

治疗师：汤姆，我们确认了你的潜在信念是"我不可爱"，你似乎对此深信不疑。

汤　姆：是的。

治疗师：你能想到一个更有益的潜在信念来替代吗？

汤　姆：我估计，可以用"我是可爱的"。

治疗师：汤姆，你听起来不太确定。

汤　姆：我不确定自己是不是真的相信这一点。

治疗师：有其他你能相信的替代信念吗？

汤　姆：嗯，我想我可以相信"在某些时候，对某些人来说，我是可爱的"。

治疗师：对你来说这个听起来更现实，是吗？

汤　姆：是的。这让我想起一句话："你可以在某些时候取悦某些人，但你不可能在所有时间取悦所有人。"

　　一旦找到了有益的替代信念，咨访双方将努力矫正无益的潜在信念。该过程会让来访者从新的、有益的、替代性的信念框架来看世界，而不再基于旧的无益信念框架。为了让这种情况在治疗外更多地发生，治疗师应鼓励来访者在治疗笔记本（在第 4 章中讨论过）中并列写下旧的和新的信念。一个人能意识到有益的信念，与真心相信这个新信念，还是很不一样的。在治疗笔记本上记下新的信念对来访者来说是一个好的开始，但这并不足以带来改变。因此，为了来访者的改变，我们通常需要使用一种或多种技术，下面将概述这些技术。

方法 1：苏格拉底式对话

　　将提问作为主要的治疗技术（Beck et al., 1979）已经成为认知行为疗法的标志。在本书中，这项技术也被称为苏格拉底式对话。因此，你应该不会惊讶，我们介绍的第一个技术就是通过提问来引导来访者矫正信念的。该技术虽然可单独用于矫正信念，但也常与其他技术整合使用，而且是整个治疗中的常用工具。当矫正某个特定的无益信念时，治疗师将引导来访者检查该信念是如何在特定情况下运作的，而不是以一种模糊的、笼统的方式处理这个信念。通过这种方式，治疗师可以引导来访者收集证据，以反驳特定情景下的无益信念。之后，这种干预方式可推广到更多的情景中去，而且这种去验证原有信念的认识本身也会泛化成为一种有益的潜在信念被保留下来。

从笼统到具体的方法之一是，用苏格拉底式提问帮助来访者将他的态度和规则转化为有条件的假设（Beck，1995）。例如，"不可爱是可怕的"和"我应该可爱"这样的态度在这样的表达形式下很难被矫正，因为它们太笼统了，没有具体的指代对象。"如果我不可爱，那么我就没有价值"这样的条件假设更容易被矫正，因为可以找到一些让来访者认为自己有价值的具体例子，从而削弱"我不可爱"这种信念。

汤　　姆：是的，我坚信"我应该是可爱的"（规则），而"不可爱是可怕的"（态度）。

治疗师：不可爱对你来说意味着什么？

汤　　姆：嗯，意味着我一无是处。

治疗师：所以你认为"如果我不可爱，我就一无是处"（条件假设）。你对于这个说法，此刻的相信程度如何呢？

方法 2：评量信念

核心信念是"过度概括的、僵化的、指令性的，而且难以改变的"（Beck et al.，1990b），中间信念性质相似但程度较低。在第 4 章和本章之前的部分，我们已介绍过如何使用量表来评量来访者对其无益自动思维或潜在信念的相信程度。这种评量也表明：我们的思维或信念并不只存在"全"或"无"两极状态；对于某一想法的相信程度，在"不相信"和"完全相信"之间，其实还有着更宽的范围。同样，让来访者意识到自己既不是"可爱"的，也不是"不可爱"的（全或无思维），而是常介于二者之间的状态，对来访者会很有帮助。既然存在这样一个范围，那么改变也就有可能了，因为情况不再是非此即彼了。

评量信念是一种重要的技术，它可以让来访者的思维模式变得更灵活，特别是对那些思维极端化的来访者十分有效。首先，我们需要确认无益信念和有益信念。把有益信念写在白板的一边，然后画一条线通往另一边，线的一端是 0，另一端是 100%，如图 5–4 所示。

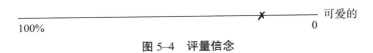

图 5–4　评量信念

治疗师请来访者在自己现在所处的位置上画一个标记。最初的标记会接近于 0 的一端。通过苏格拉底式的提问过程，以及本章所提到的其他技巧，治疗师通常可使来访者向更有益的信念一端移动。一旦来访者在本节治疗中完成了一个合理的信念转变，就请他在治疗笔记本上记下这个过程和转变，并以此来讨论和安排家庭作业。作业通常是请来访者运用技术处理先前识别出的其他无用的潜在信念，另外也可运用行为实验来支持和巩固新发展的信念（见下文"固定角色疗法"）。

评量信念也称为连续体法（Padesky，1994；Padesky and Greenberger，1995；Pretzer，1983），有多种使用方式。举例而言，我们可以画一个从 100% 可爱到 100% 不可爱的量表，但这种做法在实用性上其实不如图 5–4 所示的方法。帕德斯基（Padesky，1994）广泛运用了评量信念的方法，并介绍了很多变式。其中之一是标准连续体法，因个人建构理论家乔治·凯利（Kelly，1955）而为人所知，凯利将其称为抽象量表。治疗师会询问来访者，哪些品质构成图 5–4 中积极正面的那一端。例如，汤姆给出的构成"可爱"的一些标准是可靠、值得信赖、善于交际、有很多朋友。针对每个标准，在"可爱"这一主量表下面列出表示两种极端评价的量表（见图 5–5），并采用类似于矫正主要信念的方法来矫正它们。

请注意，上述量表将对立的两个极端联系在一起，这么做有助于无益信念向着有益信念转化。在临床实践中，不管咨访双方目前是否在治疗中使用这种技术，治疗师都会不断地在头脑中使用量表来跟踪来访者对某一信念的立场。我们注意到凯利使用量表的方式与上文讲到的相似，他所建立的固定角色疗法，我们会在下一部分中讲到。

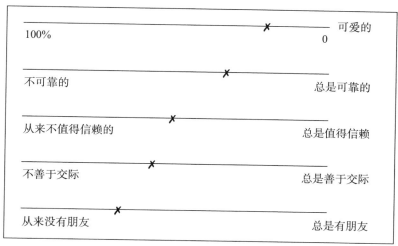

图 5-5　评量信念：标准连续体法

方法 3：固定角色疗法

一些非认知行为疗法取向的治疗师认识到，如果鼓励一位来访者按照不符合其无益信念的方式来行动，不仅可能导致信念的改变，反过来还会进一步导致行为的变化。这种方法被称为固定角色疗法（Bonarius，1970；Epting，1984；Karst and Trexler，1970；Kelly，1955；Skene，1973）。这种方法与认知行为疗法的模型都主张，人们的想法、情绪和行为是整合一体的，其中一项的改变会导致另一项的改变。这一原则已作为一种强力技术在认知行为疗法中得到了应用。一旦确定了替代性的有益信念并与来访者达成共识，治疗师就会引导来访者（再次通过苏格拉底式提问）来确认一些新的行为方式。如果来访者真心相信所获得的、新的有益信念，他就会按此行动。一旦确定了一系列与新信念一致的新的行为方式，治疗师就要请来访者考虑是否能在实践中采取这些行动，治疗师同时也会评估来访者是否能在此时采取行动。一旦双方达成一致，这些行为方式就会被记录在来访者的治疗笔记本中，同时作为两次会谈间的家庭作业，来访者要扮演一个角色，这个角色具有这种有益的新信念，并依此信念行动。重要的是，角色扮演的范围不要过于广泛，也不要试图在来访者情绪特别激动的情况下应用它。该角色需要详细界定，而且治疗任务也会聚焦在这个角色上。来访者在现阶段即便还不能完全相信这个新信念，他们也会被要求按照符合新信念的方式行事。贝克称这种技术为"似是而行"（Beck，1995）。

治疗师：汤姆，你说过"如果我不可爱，那我就一无是处"。你现在有多相信这句话呢？

汤　姆：嗯，我想是越来越不相信了，但（相信程度）仍然是 60% 左右。

治疗师：假如你的相信程度更低了，那会是什么情况呢？

汤　姆：那就太好了，但是我不知道该怎么做。

治疗师：假如你不再相信"我不可爱"，而是相信"有些时候有些人会觉得我可爱"，你能想象今天、明天或一周内你会做些什么不同的事情吗？

汤　姆：我想我可以帮凯丝做家务或园艺。

治疗师：还有别的吗？

汤　姆：我可以和凯丝一起去看望她的母亲。她会非常开心的。

治疗师：这会带来什么改变吗？

汤　姆：这会改善我们的关系，我会感到自己更被喜欢，更可爱了。

治疗师：那么，你是说如果你按照自己的新信念——"有些时候有些人会觉得我可爱"来行动处事，其他人就会更积极地回应你了，反过来你也会觉得自己更可爱了？

汤　姆：对，没错。对，我明白这一点了。

治疗师：如果你能明白这样行动的道理了，你觉得自己可以在何时去行动呢？

　　治疗师和汤姆就其可以尝试新角色的日期和时间达成一致，而这种新角色是符合新的有益信念的，于是汤姆将这些记在了笔记本中。治疗师解释了固定角色疗法的基本原理，并鼓励汤姆以一种与新信念相一致的方式行事，尽管在这个阶段他可能并不完全相信这一点。

方法 4：角色扮演

认知疗法乐于使用和改编来自其他治疗流派的技术，只要在用法上符合认知模型即可。一些角色扮演技术源于完形治疗（Fagan and Shepherd，1970；Feder and Ronall，1980；Perls，1969a，1969b，1973；Polster and Polster，1973），可以有效且强力地矫正无益信念（Beck，1995；Ellis，1982；McMullin，1986，2000；Trower et al.，1988；Young，1990）。通常在治疗中，治疗师在进行苏格拉底式对话干预之后，才会考虑使用角色扮演技术。

角色扮演在认知行为疗法中的一个主要用途是辩驳。麦克马林（McMullin，1986）曾提出："所有使用辩驳的认知重构技术，都有着一个相同的理论基础，即当来访者和非理性的思维辩论，并反复这样做时，非理性思维会变得越来越弱。"（大家可能还记得，"理性"和"非理性"思维分别相当于我们所描述的"有益"和"无益"思维。）在角色扮演中使用辩驳也有许多变通的方式，我们将介绍主要的形式。在治疗师的帮助下，来访者列出一个支持无益信念的想法列表，同时，来访者也会与治疗师合作列出一个包含辩驳性想法的列表。来访者先扮演支持无益思维的角色，这些无益思维都是来访者目前有的想法。针对这些想法，治疗师使用先前提出的辩驳性想法（或有益思维）依次反驳每一项。扬（Young，1990）将其称为对立观点技术，顾名思义，这是一种点对点的辩驳技术。治疗师以这种方式示范过辩驳一方的角色后，会和来访者互换角色进行扮演。现在，治疗师成了负面信念的代言人。这个过程可能听起来有些做作，但在实践中，如果治疗师足够自信，该技术在治疗中是容易展开的。该技术也常被称为"反驳负面信念代言人"（Dryden，1995）和"理性－情绪角色扮演"（Beck，1995）。

在刚刚描述的技术中，来访者先扮演接受无益信念的角色（治疗师依次示范对这些信念的辩驳），然后再扮演辩驳一方的角色（如先前治疗师的示范）。在空椅子技术中，来访者将交替扮演这两种对立的角色，先陈述无益信念，然后坐到空椅子上扮演辩驳一方的角色，与先前的无益信念对话。

方法 5：行为方法

改变行为也经常会造成无益信念的改变（Emmelkamp et al., 1978），当治疗聚焦于行为时，很多情况可能也会随之改善（Roth and Fonagy, 1996）。我们先前提过，精心设计的行为实验会对无益自动思维起到强有力的挑战作用。行为实验也可以用来检验信念的有效性（e.g.Butler and Rouf, 2004）。一个众所周知的例子是在治疗中通过过度换气引发焦虑症状，以检验来访者的信念，即认为症状是"心脏问题"造成的，而不是由惊恐发作产生的（Clark, 1989）。使用行为实验的目的是引发一些与特定思维或信念相矛盾的反应，或引发不支持特定思维或信念的反应（Bennett-Levy et al., 2004）。在实践中，治疗师和来访者着眼于可能的结果，为实验成功创造最佳条件，同时留意任何可能阻止实验进行的实际困难或消极自动思维。最重要的是，应让来访者意识到这只是一个实验。不管结果如何，能进行实验本身就是成功。以这种方式进行实验十分重要，因为这能使来访者不将某些结果当成失败。

通过运用上文提到的标准连续体法，我们确认了汤姆的潜在信念，即"自己是不值得信赖的"，这支持了其核心信念，即他不可爱。为了推进会谈中所做的工作，汤姆同意在两次会谈间检验"自己是不值得信赖"的信念。他将在接下来的一周里做三项任务，他相信如果完成这些任务则表明自己能够被信赖。第一项任务是，如果回家晚，他会给凯丝打电话；第二项任务是，他会用吸尘器打扫客厅和门厅来履行自己帮忙做家务的承诺；第三项任务是，他会与公民咨询局预约债务方面的咨询。

治疗师运用行为技术时，也应谨记认知模型。这样干预措施就有了特定的目标，通常包括对无益思维或信念的可行的辩驳（Bennett-Levy et al., 2004）。在某些情况下，这些实验还可能有其他目的，例如当来访者无精打采和缺乏动力时让他们行动起来。固定角色疗法也可以被视为一种行为方法，因为来访者正在尝试包含更多积极信念的新行为。

方法 6：与别人比较

将自己与他人比较有许多目的，其中两个目的是有助于抽离和去中心化（Beck，1967，1975，1976；Beck et al.，1979）。抽离是指来访者客观看待想法的能力，而去中心化是"帮来访者从认为自己是所有事件的焦点的模式中解脱出来"的技术（Beck，1976）。

与上文讲到的矫正信念的其他技术一样，将自己与别人比较的技术可以单独使用，也可以与其他技术一起使用，比如常与苏格拉底式提问结合使用。通常治疗师可引导来访者与这样一些人对比：

- 来访者喜欢的人，但不持有来访者的无益信念；
- 持有来访者的无益信念（对他们自己不利）的人。

考虑来访者的熟人（如朋友、亲戚、孩子和同事）的情况的方法可成为改变无益信念的有力工具。根据特定的干预目的，治疗师将帮助来访者仔细选择另一个与其有相似或相反信念的人。例如，可以选择导师或榜样。来访者可以假设，若他采用了他认为其导师拥有的有益信念，会产生什么效果。这样做可引导来访者发现，别人并不持有他的信念却更有效能。通过比较，来访者可认识到，如果他可以矫正自己的信念，不但不会带来不利后果，反而可能获得好处。相反的方法是选择另一个持有无益信念并因此而受累的人。让来访者对别人的无益信念提出有意义、有见地、可信的反驳，往往比对抗其自身的无益信念更容易，来访者也就得以从无益信念中抽离出去了。一旦来访者能够替别人找到并理解那些更为有益的信念，往往也就更能将这些信念应用到自己身上了。

方法 7：信念改变表和认知概念化表

我们一直在强调来访者主动参与治疗的好处。例如使用治疗笔记本进行记录就有助于进步。笔记本能将会谈中的信息保留到会谈外，连接着来访者在会谈内外所做的治疗工作。信念改变表有类似的作用，这是一种简洁地记录信念矫正过程的方法（见附录 8），也是一个帮助来访者监测会谈外经历的工具，可以重塑来访者对这些经历的思考，所以有助于来访者成为自己的治疗师。这些表通常应该在会谈中由来访者和咨询师共同填写。信念改变表使来访者能够以结构化的方式保存并记住新信息。此表有几个版本，被人们用不同的名字命名，内容上也稍有不同。例如：再总结工作表（McMullin，2000）；积极信息日志（Padesky，1994）；核心信念工作表（Beck，1995）；核心信念记录（Padesky and Greenberger，1995）。

当咨访双方共同确认了某个明显的无益潜在信念，找到一个替代信念并通过上述一个或多个干预措施在某种程度上矫正了来访者的无益信念时，此时就可以将这些表格介绍给来访者了。

我们在第 3 章中（见表 3–2 和表 3–3）介绍过认知概念化表，也见附录 9。我们强调了概念化在短程认知行为疗法中的核心地位。如果条件适宜，在治疗早期使用白板向来访者展示概念化表将非常有帮助。当治疗师向来访者展示无益信念随着时间变化的发展和进展时，认知概念化表也会是一个有用的工具。它是一个强有力的、结合背景情况的表格，需要自行填写，对于那些倾向于认为他们当前的困难是由过去造成的人来说尤其有帮助。在进行概念化时结合使用信念改变表，可以将过去和现在联系起来：旧的无益信念不一定要带入未来。我们已经了解了这些信念，它们在当时看来似乎是可信的，但并不一定准确。现在来访者有机会去学习新的信念，这些信念既有益又有功效。认知概念化表指出，一个人早年成长中的易感因素可能造成了这些潜在（无益的）信念，而这些信念后来被某个关键事件促发。皮亚杰（Piaget，1954）等理论家提出，人们将逻辑错误纳入童年时期形成的主题和信念中，并一直将这些主题和信念视为现实。麦克马林（McMullin，1986）和扬（Young，1990）建议，治疗师应该与来访者一起探索，看看这些源于童年的无益信念是如何形成和发展的。

这样一来，信念改变表就是一种可以借助的技术了。治疗师首先请来访者回忆早年的生活情景，在那时他似乎就已经有了一些潜在信念。针对每一个潜在信念，从早年生活（从童年到青春期早期）中找出相应的各种不同情景，并将其记录在信念改变表中。鼓励来访者在过往的各时期中寻找支持新信念的证据，与支持旧信念的证据一起记录在图 5-6 所展示的信念改变表中。然后，用表中第三列反驳每一个旧信念。最后，帮助来访者将所有素材以简洁的形式组合在一起，在表格最下面的位置写下总结的话。

旧信念（无益）：

我不可爱 评分 （0~100%）：65%

新信念（有益）：

有些时候有些人会觉得我可爱 评分 （0~100%）： 40%

支持新信念的证据 评分 0 ~ 100%	支持旧信念的证据 评分 0 ~ 100%	反驳旧信念的证据 评分 0 ~ 100%
凯丝想要我的承诺，所以她一定是爱我的 65%	母亲抛弃了我 85%	她离开有很多原因，这不全是我的问题，即使她不爱我也不能证明我不可爱 70%
我有两个信任我的好朋友 60%	父亲没有对我表达任何爱 65%	他没有对任何人表现过爱！！他总是忙于工作，但这并不意味着他不爱我 75%
隔壁邻居经常拜访我 50%	几段失败的感情 55%	虽然这些感情已经结束，但我认为对方有时还是爱我的。我开始明白自己需要改变一些地方，但这并不意味着我不可爱 70%
	经常与凯丝吵架 50%	我能看到我和凯丝的争论就像其他恋人之间发生的一样。我说的和做的有些事情可能难以让人接受，但这并不意味着我不可爱 70%
（具体）	（具体）	（具体）

概括的有益总结：

从幼年开始，我就觉得自己不可爱，并认为自己不可爱是因为身边的人没有展现给我任何爱。但是我现在意识到别人的行为和他们自己更相关，而不是和我相关。我认识到自己有些方面是需要改变的，这种认识也有助于我接纳自己。

图 5-6 信念改变表示意图

实践要点

1. 运用认知概念化和治疗师的目标来指引治疗过程。

2. 在两次会谈之间，使用目标列表来检查工作，并计划下一步的工作。

3. 继续保持合作性治疗关系。

4. 继续给予积极的反馈和鼓励。

5. 将治疗的重点从负面自动思维转到中间及核心信念上（如有必要）。

6. 使用本章提供的方法和素材来辨识和矫正潜在的信念（如有必要）。

7. 教育来访者做自我接纳（如有必要）。

8. 将治疗工作的责任移交给来访者。

9. 鼓励来访者使用治疗笔记本里的素材，从而成为自己的治疗师。帮助来访者区分心理问题和现实问题，并运用问题解决技术处理后者。

10. 鼓励来访者在两次会谈之间继续完成治疗任务。

11. 帮助来访者做好遇到挫折以及结束治疗的准备——减少（预防）退步或复发。

第 **6** 章

治疗的结束阶段

我们在第 4 章和第 5 章对治疗的结构做了介绍，并依照以下三个方面总结在附录 4 中：

- 合作性治疗关系；
- 认知模型；
- 帮助来访者在治疗内外处理其问题。

在本章中，我们将继续使用该框架来介绍和说明结束阶段的目标是什么。治疗的结束阶段是很重要的，但不一定持续很久，因为该阶段已经积累了先前的治疗成就，也是我们自治疗开始后持续的工作方向。因此，结束阶段的重要性不受其用时长短的左右。治疗各阶段之间的时间分配根据来访者而有所不同。例如，一位来访者可能觉得掌握认知模型比较困难，因此其在治疗初期就需要更长的时间；而另一位来访者可能快速通过了起始阶段，但在治疗中期却需要花更长的时间把学到的内容应用在自己的问题上，因而延长了停留在治疗中期的时间。我们之前曾强调，这三个方面相互交叉重叠，所以对应的治疗目标也有重叠，因此治疗的起始阶段、中期阶段和结束阶段也不是彼此孤立的。短程认知行为治疗是一个发展的过程，治疗的重点随着时间的推移而变化，而认知概念化和治疗的基本特点又让其具备了前后的连贯性。短程认知行为治疗的过程如图 6-1 所示。

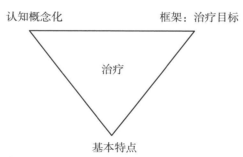

图 6-1　短程认知行为疗法的过程

在治疗的起始和中期阶段，来访者可能已经在会谈外开始了治疗工作 / 任务，治疗师需保持觉察，在来访者充分掌握当前的内容之前，切勿过快转向新的内容。在结束阶段，治疗的重点转向巩固先前的收获以及鼓励来访者独立工作。巩固收获以及加强来访者的独立性构成了治疗师的目标，也对应了本章开篇时提到的三个方面，详见以下专栏。接下来，我们来看看其中的每一个目标。

治疗师在结束阶段的目标

1. **合作性治疗关系**

   （a）帮来访者为结束治疗做好准备。

   （b）考虑依赖问题。

2. **认知模型**

   （a）来访者总结所学内容，并理解哪些技术与工具是合适的。

   （b）治疗师肯定来访者所做的努力的价值。

   （c）基于认知概念化来决定何时结束治疗。

   （d）探索结束治疗的阻碍。

3. **帮助来访者在治疗内外处理其问题**

   （a）来访者成为自己的治疗师。

   （b）减少退步和复发：为潜在的问题制订行动计划。

合作性治疗关系

帮来访者为结束治疗做好准备

在短程认知行为疗法中，治疗师会较早地着手帮助来访者做好结束治疗的准备。我们回顾一下第 2 章所介绍的认知行为疗法的基本特点，可能会有帮助。治疗师在每一次会谈中都要鼓励来访者主动参与，并且鼓励他们在两次会谈之间完成任务。这有助于治疗师规划治疗方案以及何时结束治疗。咨访双方在治疗的每一步中都共同合作，治疗师会在早期给出预估的会谈次数，让来访者为治疗的结束做好准备，并在整个疗程中的不同时间点提醒来访者剩余的会谈次数。顾名思义，短程认知行为疗法不会无限期地持续下去，也不会解决来访者可能遇到的每一个问题，而只会聚焦在来访者的重要目标上（见第 4 章）。通过有效地解决一些问题，来访者会学到一些可用于其他问题情景的新技能。来访者逐渐建立了运用这些技术的信心，也懂得了如何从主要的问题领域举一反三，将技能应用在次要的问题上，这在无形中增加了来访者内心的希望。对于一些来访者，在自动思维层面上的工作足以带来充分的改变，因此就可以结束治疗了。而对于另一些来访者，则需要咨访双方在第 5 章提到的潜在信念层面开展工作，新的信念将为来访者生活的不同方面带来变化。咨访双方的总结和反馈（见第 4 章和第 5 章）有利于确认已达成的目标以及还需要针对哪些目标进一步开展工作。同样，来访者也要将会谈的要点记在笔记本上。

考虑依赖问题

特罗尔及其同事（Trower et al., 1988）认为，来访者对结束治疗可能主要有两点顾虑：第一，他们担心无法独立地为自己进行认知行为治疗；第二，他们担心自己仍需要治疗师的情感支持。如果这些信念明显浮现出来，那治疗师就可以像针对其他无益信念一样对这些信念进行检验和质疑。

治疗师：你对结束咱们的会谈有一些顾虑吧？

汤　姆：对。我对此感到很焦虑。我不确定我能否应付得了。

治疗师：当我们谈到结束治疗时，你在想什么？

汤　姆：我只是觉得没有你的帮助我应付不了，要是状态不好了，我是处理不了的。

治疗师：这听起来，像是个没有帮助的信念和预测。让我们看看是否有证据证明这一点，并对其进行评估。

汤　姆：也许我是把它灾难化了，其实尽管状态起起伏伏，治疗还是进行得不错的，我觉得自己有进步。但如果我再感觉状态不好，那我就坚持不下去了。

治疗师：让我们看看当遭遇困难时，你在治疗中是如何应对的。（治疗师和来访者回顾一些例子，当无益的自动思维出现时，汤姆的回应方式是找到更多有益的替代性想法，使用功能失调思维记录表也使其发现，他已经能够帮助自己建立起更有益的行为模式，也能让自己心情更好）

汤　姆：我觉得我知道该怎么处理自己的问题，我也知道可能还会遇到一些困难的情况，但如果我把事情写在练习表里，并重新阅读我的治疗笔记，真的会对我有帮助，而且在事情变得困难时，我也许是能应对的。

认知模型

来访者总结所学内容，并理解哪些技术和工具是合适的

进入治疗的最后阶段时，在理想情况下，来访者应当充分掌握认知模型，能够在其框架内理解自己的问题，也可以将一些技术和工具应用于这些问题。来访者需要哪些技术与工具，哪些又是他们有能力运用的，这因人而异，且通常取决于以下方面：来访者问题的类型和严重程度；问题持续时间的长短；必要的工作层次（即在自动思维层面、中间信念层面还是核心信念层面）；人格因素；来访者的理解水平、智力、自知力等。对于某一位来访者，他其实没必要熟悉本书所介绍的全部内容，或者认为书中所有的技术都有帮助。对他们来说，最好是可以有信心地运用自己曾使用过的，也对自己的问题特别有帮助的若干项技术。当然，一些体现着认知模型基本原理（而不是各分支方面）的工具，如自动思维记录表，差不多是所有来访者都需要使用的。对于那些在书面记录自动思维上有困难的来访者，治疗师需要创造性地改编该记录表，从而帮助来访者使用。一般使用言简意赅的"紧缩型"应对话语就足够了（见第 7 章）。

本书多次提到了总结技术。例如，治疗师会使用来访者重要的原词原话，以

总结其所披露的事件。总结是巩固素材以及强化想法或信念的重要手段。我们也在前文提到，治疗师同样也鼓励来访者自己去做总结。例如，当治疗师介绍一种新的治疗理念时，会请来访者在会谈中总结治疗师所说的话，以确保治疗师所表达的内容清楚明确。通常，治疗师也会照例请来访者在其"治疗笔记本"中写总结，并在会谈结束时总结该节的内容。此外，许多治疗工具和技术都要求来访者总结所学内容。例如，自动思维记录表就可以引导来访者对一次情绪发作做总结，而第 5 章讲到的"与别人比较"技术也是如此。本章后面还将介绍一种技术：来访者可以在意象中，内隐地对有关自身问题的各要素进行总结。

一旦治疗师对来访者具有了信心（这种信心是有根据的、合理的），认为他们已经充分掌握了运用认知模型的知识，而且在没有治疗师提示的情况下，也能学以致用地解决自身的问题，那么治疗师就会安排一次会谈，请来访者考量与其治疗目标有关的许多潜在困难，并通过会谈来解决这些困难。

治疗师肯定来访者所做的努力的价值

我们知道，认知行为疗法也含有重要的行为元素，运用行为技术，与应用认知模型相辅相成（Beck et al.，1979）。如前所述，治疗师在认知行为疗法中一直在运用正强化的方法（Skinner，1953）：肯定来访者的收获，无论大小。这类收获也包括来访者从认知上改变了对自己的问题的理解。肯定并不意味着治疗师要过度反应，反应过度反而会让人觉得给予肯定的一方是屈尊降贵，并非真心实意。肯定是治疗师对来访者进步的真心认可。在治疗的结束阶段，治疗师将这些认可汇总起来，总结自己认为来访者获得了哪些进步，并对来访者的努力予以认可。要等来访者自己做完总结之后，治疗师再做总结，这样就避免了咨询师提前讲出来访者自己想讲的内容。

汤　姆：我终于觉得我的生活变好了。这一周我过得更快乐、更平静。

治疗师：听到这个消息我很高兴，汤姆。你认为是什么让你这周感到"更快乐、更平静"？

汤　姆：嗯，我把那些无用的想法记录了下来，当它们出现时，我成功地挑战了它们。当我感到和凯丝之间的不和开始增多时，我会更多地去行动以分散自己的注意力。我要么出去散步，要么做一些家务。

治疗师：你认为，这周之所以有这样的感受，是因为你做出了行为上的改变，而且你也调整了自己的无益思维吗？

汤　姆：对。我是这么看的。

治疗师：这些进步，对你有哪些启发呢？

汤　姆：嗯，我以前什么事都是不过脑子就做了，这让我陷入了很多麻烦，我被自己的想法和思维控制着。现在，我正在调整和改善这一点，我感觉好多了。

基于认知概念化决定何时结束治疗

我们在本章的开篇强调过，来访者从开始就需要意识到治疗的短程性质以及对特定目标的聚焦性，并且治疗师应在疗程中提醒来访者治疗什么时候可能会结束。来访者会明白治疗是一个有计划的过程。治疗师向来访者介绍认知模型的过程，将进一步使其认识到治疗是有目的和有计划的。来访者由此明白，当认知模型被自己充分（无须完美）掌握并能应用于咨访双方共同商定的问题和目标时，治疗就即将结束了。但是一些来访者却希望治疗继续下去，希望治疗师可以扩大治疗的覆盖范围，可以涵盖到新的问题。如果来访者提出了这样的需求，一种可能是治疗师低估了来访者问题的广度和深度，所以运用短程认知行为疗法是不适合的。在这种情况下，来访者接受长程的认知行为疗法也许更合适，收益也更大（但也可能会让来访者遇到难题，尤其是在他们自费治疗时）。而另一种可能是来访者对结束治疗有顾虑，这种情况可以使用认知模型来处理。

探索结束治疗的阻碍

本节最好与前文"考虑依赖问题"一节及上一节的内容一并阅读。当来访者表现出不愿结束治疗的态度，显露出悲伤或愤怒等情绪，或者觉得治疗结束得太过随意轻率时，治疗师最好与他们一起探讨这些情况。比较直接的方式是，治疗师跟来访者提及这些情况，看一看他们可能出现了哪些自动思维。治疗师可以重新考虑双方已合作完成的治疗部分，因为先前会谈时已处理过的那些无益的潜在信念，很可能与来访者针对结束治疗的反应具有一致性。对此，不管治疗师选择针对哪一层次的认知（自动思维、中间信念还是核心信念）来工作，方式方法与本书前文所述的基本相同。

帮助来访者在治疗内外处理其问题

来访者成为自己的治疗师

鼓励来访者将解决自身问题的过程加以内化，是短程认知行为疗法一个非常重要的方面，本书也已多次对此讨论。以此为来访者赋能，也是治疗的一个方面，治疗师应抓住时机尽早着手这项工作，而不是留到治疗的最后阶段才开始。这能支持来访者逐渐掌握"成为自己的治疗师"所需的技能，所以非常重要。如果来访者的问题有限，治疗时长也很短，那他可能也没有多少时间来掌握这类技能。针对这种情况，治疗师可能会推荐来访者采取自助式学习（Ruddell and Curwen，1997），形式包括自助小组，或者阅读自助类书籍，如《理智胜过情感：如何改变你的抑郁、焦虑、愤怒和内疚情绪》（*Mind Over Mood: Change How You Feel by Changing the Way You Think*；Greenberger and Padesky，1995）、《伯恩斯新情绪疗法Ⅱ》（*The Feeling Good Handbook*；Burns，1989）、《理解 CBT：开发你自己的工具箱来减轻压力，增加幸福感》（*Understanding CBT: Develop Your Own Toolkit to Reduce Stress and Increase Well-being*；Szymanska and Palmer，2012）或《CBT 针对焦虑的完全指南》（*The Complete CBT Guide for Anxiety*；Shafran et al.，2013）。在治疗的结束阶段，治疗师会将治疗的责任最大程度地交还给来访者，所以当治疗结束时，来访者已做好准备去独立处理今后可能遇到的困难。

减少退步与复发：为潜在的问题制订行动计划

我们在第 5 章中讨论过预防退步和复发。这个过程始于治疗的中期阶段，在结束阶段继续进行，而且也变得更为重要了。也正是因为治疗的起始阶段和中期阶段的工作为最后的阶段打好了基础，结束时的工作才可能展开并发挥效果。在治疗的早期阶段，来访者通过治疗师的引导，更主动、积极地参与治疗工作。在结束阶段，来访者可以在治疗师的帮助下制订出计划，假如连续的治疗会谈结束后，来访者仍会遇到困难，那么他就可以使用这个计划。根据来访者问题的性质和严重程度，治疗师在大约 3 个月、6 个月和 12 个月时安排随访或强化会谈往往是有益的。这是为了与来访者一起检查自我治疗工作的进展，并在必要时做出针对性的微调。对一些来访者而言，安排这种会谈是非常重要的，这表明治疗结束并不意味着一切的终结，而且也有机会让来访者明白：如有需要，帮助就在身边。如果在会谈开始前来访者觉得已不再需要强化会谈，那也可以取消约定。

在倒数第二次会谈结束时，来访者应开始针对可能出现的问题制订行动计划，这是一项家庭作业，为最后一次会谈而准备，咨访双方也将在最后一次会谈中对此进行讨论，如有必要，还将进一步制订这项计划。为了更好地制订出行动计划，治疗师会在倒数第二次会谈中请来访者完成一部分挫折情景准备表（附录 11 中提供了空白版本），图 6–2 中是一份填写完成的练习表。在来访者填写练习表的过程中，治疗师要尽可能地少做提示。练习表是在最后一次会谈之前，作为家庭作业，由来访者自己填写完成的。"我能做的"一栏旨在提醒来访者做一件或多件他以前在治疗中做过的事情，也是在治疗笔记本和练习表中有过记录的内容。不过，来访者也可能在这里填入对潜在问题的实际解决方案。行动计划的目的不只在于制订解决方案（尽管这些方案可能非常有帮助），而且也在告诉来访者并且向来访者强调：就像你解决了现在的问题一样，未来的困难也是可以解决的，同时，你也需要更积极主动，需要落实到行动上。

在最后一次会谈中，可将挫折情景准备表作为一个主要的议题加以充分讨论。治疗师最好也能引导来访者在意象中预演自己执行了这些行动：这是一种应对式意象（Meichenbaum，1977）。治疗师先通过标准程序（见第 7 章中的"放松技巧")将来访者引导到身心放松的状态，然后引导来访者讲述从问题开始到采取适当行动的整个过程，如挫折情景准备表中记录的。这里的重点是，来访者需要想象自己成功完成行动计划的整个过程，还要详述这个过程的细节，如同自己希望的情况真实发生了一样。

可能的挫折	我的无益反应	我能做的：有益的反应
第一个月内		
重新开始全职工作，之前因身体不适兼职工作	有压力时"爆发"了	• 采取措施防止工作堆积起来——尽早去见上司 • 采取措施冷静下来——运用快速放松法 • 查看治疗笔记本：复习针对完美主义/大我小我的内容
三个月内		
在圣诞节与亲家的人会面	• 给自己压力，无法享受聚会 • 对所有的人都没好脸色	• 我在想什么？检视对完美主义的无益的想法（使用思维练习表） • 善待自己——享受生活 • 也让别人帮忙准备这件事
六个月内		
年末计账（三月份）；工作压力大	我会跟自己说"我应付不来"	• 使用自助问题来检视无益思维 • 聚焦于我能做什么，而不是我不能做什么——我过去应对得很好 • 这些问题在几个月后就显得微不足道了
一年内		
假期中的孩子们	救命！各种事情要做，多得要命	• 使用问题解决练习表来帮助自己计划时间 • 放手！允许别人承担一些责任 • 回忆自己关于完美主义的有益新信念，复习支持它的证据

能做事情的清单

看看治疗笔记——找出类似的情况，记下你认为有帮助的地方。选择三件最有帮助的事情，并将之应用到这种情况中。使用认知概念化表、自动思维记录表、问题解决练习表、信念改变表；从情景中退后一步；使用放松技术；给好朋友打电话；进行新的约会；想想过了六个月之后事情还有多糟糕。

图 6-2 挫折情景准备表示意图

实践要点

1. 治疗的结束阶段聚焦于巩固效果和提高来访者的独立性。

2. 让来访者做好结束治疗的准备，考虑依赖性问题。

3. 聚焦于来访者如何理解在治疗中学到的东西，认可来访者的努力的价值。

4. 使用认知概念化来决定何时结束治疗，并处理结束治疗的阻碍。

5. 来访者掌握"成为自己的治疗师"所需的技能与知识，并为潜在的问题制订行动计划。

6. 考虑延长两次会谈的间隔时间。

7. 设立随访追踪或强化会谈。

第 **7** 章

其他策略和技术

在前几章中，我们已经介绍了一些可以在不同治疗阶段使用的策略和技术。不过我们并没有涵盖太多可能的干预方法，以免模糊了治疗的主干过程。本章将介绍一些策略、技术和干预方法，它们在短程认知行为疗法中都是非常有用和有效的（Szymanska and Palmer，2015）。有些技术（例如放松技术）可能无法直接处理来访者的认知过程。治疗师也需要注意，避免无意中让这些技术导致来访者产生新的安全行为。不过在进行短程、有时间或有次数限制的治疗时，我们还是建议采用务实的做法：只要这些技术有助于来访者解决当前的问题或困境，就应被视为可行的选择，而且也可能减少治疗中的过早脱落。

本章主要介绍以下三类技术：

- 认知 / 意象技术；
- 行为技术；
- 放松技术。

这些技术应作为认知概念化的一部分，而不是被孤立地使用。这些技术也适用于一系列的问题和障碍。然而，一些行为和意象技术可能会引发部分来访者的高焦虑体验。如果来访者具有下列情况，治疗师在使用这类技术时应小心谨慎：

- 压力 / 焦虑引发的哮喘发作；
- 压力 / 焦虑引发的癫痫发作；
- 心脏问题或其他相关躯体状况；
- 抑郁症伴有自杀意念；
- 怀孕；
- 严重的精神障碍。

如果仍需运用认知行为疗法对来访者进行治疗，那么更适合使用那些不会引发高焦虑的方法技术，如放松练习或应对式意象技术。在这些情况下，建议治疗师与来访者的医疗提供者沟通具体的干预方案。

抵御未来冲击的意象

这种意象技术由拉扎勒斯（Lazarus，1984）所开发，用来帮助来访者应对预期将发生的生活事件和变化。常见的例子有裁员、退休以及伴侣/父母的亡故。治疗师请来访者想象自己正在应对所害怕未来事件的各个方面。例如，杰妮受雇的公司明年就要搬家了，她很焦虑，不知该如何应对这种变化。她不想搬到英国的另一个城市去，但如果她坚持留在伦敦，恐怕就会失去工作。在尝试这项练习之前，杰妮和治疗师讨论了当不可避免的失业发生时，可能有什么方法来解决问题，考虑她可以使用的所有可能的应对策略。治疗师随后要求杰妮去想象面对着自己害怕的事件，并运用之前讨论过的应对策略进行处理。这个方法帮助杰妮减少了她对可能结果的悲观看法，并预见到自己将在那时去找另一份工作。事实上，在这个过程中，杰妮意识到其实自己马上就可以着手找工作了，虽然主动离职会让她失去遣散费。她发现这项练习有赋能的效果，并报告说"感觉自己又能控制局面了"。

此技术可以在治疗的最后阶段作为一种预防退步或复发的技术使用，以帮助来访者应对未来意料之外的困难。

厌恶疗法

该技术将诱发来访者产生不合意行为的刺激与令其不愉快的意象联系起来（Cautela，1967）。这有助于减少来访者出现不良行为的频率，甚至使其完全消除相应的负面反应。米尔纳和帕尔默（Milner and Palmer，1998）提供了两个使用这种技术的例子：一位参与戒烟项目的来访者在接到朋友递来的香烟时，马上想象焦油在肺部积聚的意象，或许她接受这支烟的可能性就降低了。一位参与体重控制课程的来访者，则可以想象自己不喜欢的人正在往她要吃的东西上呕吐。咨访双方共同商讨最适用的意象，而且最好是由来访者自己选出那个不愉快的意象，从而有助于减少不合意的行为。在会谈时，由治疗师训练来访者想象这个负面的意象，越是栩栩如生、身临其境就越好。因为存在习惯化效应，所以如果来访者长时间使用这个负面意象，其厌恶感可能也会消退。因此，建议来访者每次做想象练习的时间不要超过五分钟。另外，厌恶意象疗法虽然可能有效，但现在已经不是主流方法了。

阅读疗法

阅读疗法是短程认知行为疗法中一种关键的干预手段，指来访者根据治疗师的建议使用相关的自助手册、书籍、讲义、音频、播客、视频（DVD 或在线视频）以及 CD。这有助于来访者了解其问题的性质，以及怎么解决这些问题。那些运用认知行为疗法治疗焦虑和抑郁的自助材料的积极作用不可估量（Burns，1980，1989；Palmer and Cooper，2013；Wilding and Palmer，2010）。阅读这些自助材料可以作为两次会谈之间的治疗任务。治疗师也务必在下次会谈时，与来访者交流其在自助阅读时遇到的问题，探讨不理解的地方。阅读疗法的优点之一是便于治疗师根据来访者的情况和能力来灵活安排。米尔纳和帕尔默（Milner and Palmer，1998）建议，治疗师可以推荐有阅读困难的来访者使用音视频素材来代替书面材料。不过，治疗师还是需要建立并维持一个"图书馆"，其中的"馆藏"形式包括：自助书籍、健康相关的阅读材料，以及低价格的音频、播客、CD、视频和 DVD 等，让来访者买得起或者租得起。理想的情况是，治疗中心的网站免费提供这些素材供来访者下载或浏览。

紧缩型应对话语

一旦来访者发展出了有助益的应对话语，他们往往就更有动机去面对自己的问题。然而，来访者在处于压力下以及感到焦虑时，很难记起较长的应对话语。因此，这些有帮助的信念要言简意赅或"紧缩化"，即最好能变成既对来访者具有个人意义，又便于想起的一两个词。

例如，莎拉对给一位员工做反馈感到十分焦虑，她怕对方不太接受。她的假设是"如果我得不到别人的赞许认可，那我就没希望了"。她和治疗师发展出了一个有益的信念："虽然我喜欢别人的认可，但我也不是一定需要这些。没有赞许认可，也不意味着我就没有希望了。"当她对这个有益的信念感觉自在时，治疗师会问她怎么既能将这一信念紧缩化，又能将其谨记于心。鉴于这个过程可能是特异性的，所以我们建议治疗师让来访者自己想出一句铿锵有力的话语，而不是由治疗师过多地给出建议。比如，萨拉想出了一句让自己很有感觉的脏话："去你的！"治疗师务必要与来访者求证，紧缩后的这句话是如何在这种情况下对她起到帮助作用的。对莎拉来说，只靠这几个字就向自己传达了一个铿锵有力的信息：我不需要别人的赞许认可，也能活得好好的，假如这位员工对此不满意，那也是他自己的问题，而不是我的问题。作为两次会谈间的任务，萨拉用应对意象来想象在做反馈时对方不认同自己，同时也想象在心里大声说："去你的！"治疗师还会提醒来访者，注意别在现实生活中把这句话随意脱口而出。

慈悲聚焦的意象

自我批评会使人情绪不好，焦虑增加。为了帮助自我批评的人培养对自己的慈悲，研究人员针对慈悲意象的使用展开了许多研究（Gilbert and Irons，2004；Rockcliff et al.，2008）。自我抚慰和平静的意象练习可以降低交感神经系统的活动，增强副交感神经系统的活动（即放松反应）。有许多关于慈悲的意象练习会将慈悲的概念和心流相联系起来（Gilbert and Irons，2015）。下面是其中一个练习（改编自 Rockcliff et al.，2008）。

1. 请来访者用视觉想象外部给予他们的慈悲，例如来自另一个人（或者可能是非人类，例如动物）的慈悲。让他们想象自己是慈悲接受者的意象。
2. 治疗师每隔 60 秒就用一句话来提醒来访者这个过程，例如"让自己感觉自己是伟大慈悲的接受者"。

虽然这个练习对自我批评的来访者可能有用，但一些自我批评很严重的来访者或许需要反复练习这个技巧才行，因为他们可能并不愿意放下已经习惯的自我批评。原因也是各种各样，比如他们会觉得这是在拉低自己的标准，或者觉得自己压根就配不上慈悲，或者他们感到聚焦于慈悲的意象具有威胁性（Gilbert and Procter，2006；Palmer，2009a；Rockcliff et al.，2008）。

应对意象

这种技术让来访者想象自己正在应对一个预期中的困难情景。此技术可以应用于多种情景，例如：对重要他人做自信决断地表达；参加驾照路考；公开演讲；参加考试；等等。开始时，治疗师会与来访者讨论在某个特定情况下什么行为最合适（Milner and Palmer，1998）。一旦达成一致，来访者就可以在会谈中选择要么闭上眼睛，要么睁着眼睛，想象自己将如何从事件的开始直到结束应对困难情景。由来访者自己给出反馈，有助于治疗师确定哪些方法对他们有帮助。该技术旨在"应对"而不是"掌控"，因为许多来访者不相信自己能立即掌控（即便真的能做到）所遇到的问题，反而觉得学习如何应对逆境更现实一些。例如，某位来访者对于即将给同事们做工作宣讲备感焦虑，治疗师引导他想象出一个可接受的但不完美的表现。假如他担心自己无法回答有难度的问题，就可以想象这种情景发生了，仿佛就在眼前，同时也要找到一种应对这一情形的办法，比如可以跟同事们说："我现在不太确定这个问题的答案。但会后，我会联系您，回应这个问题。"

让来访者把这个任务作为家庭作业来反复进行练习。最初的想象训练如果是由治疗师带领来访者进行的，可以对这一过程录音。来访者可以在两次会谈之间通过听录音来完成家庭任务。

信念的成本－收益分析

在行为治疗中，对特定的无益行为或习惯进行成本－收益分析，可能有助于来访者评估是否值得继续既定的行为。在认知行为疗法中，重点更多地放在评估无益信念和有益信念带来的好处上。一旦无益信念被诱发，就将其记录在无益信念分析表（见附录 12）。咨访双方之后在相应的一栏写出无益信念的利与弊，并找出更有建设性的有益信念，写在有益信念分析（见附录 13）。重复进行该过程，同时聚焦在新的有益信念的利与弊上。这有助于来访者思考放弃无益信念和接受有益信念可能会带来的好处。此方法可应用于自动思维、思维偏差、中间信念以及核心信念。

治疗师要留出充足的时间让来访者填写无益信念分析表。有时，来访者会想出许多弊端，并在纸的反面继续书写，因此练习的第一部分的用时可能会超过 30 分钟。如果在会谈中没有足够的时间来完成有益信念分析表，那么可以将无益信念分析表继续作为两次会谈间的任务，请来访者使用无益信念分析表处理其他无益信念。在下一次会谈时，咨访双方就可以聚焦于完成有益信念分析表了。对治疗师来说，务必引导来访者将这两个练习表全都完成，从而确保来访者明白如何应用这一技术。

该技术因其简单性与实用性，非常适用于短程认知行为疗法。一旦来访者在治疗师的帮助下进行了实际的练习，他们就可以在两次会谈之间将其作为自助工具使用。

去灾难化的连续体评量

无论是对预期中的事件还是现实事件，当来访者明显高估该事件的负面结果时，他们的思考就已经出现了偏差，如夸大以及全或无思维。他们不会觉得事件结果可能是"困难，但不算世界末日"，而是容易使用如"世界末日""太可怕了""糟糕透了""怕死了"或"讨厌极了"这类措辞。他们也可能会用个性化的措辞来表达相似的意思，如"天哪"。去灾难化是一种向来访者证明虽然坏事可能发生，但极少会是世界末日（就算真有）的技术。治疗师请来访者考虑：若使用一把从 1 ～ 99.9 连续变化的"糟糕量尺"来衡量，情况会有多糟糕。建议治疗师在这个练习中使用一张大白纸或白板来绘制出相对的分数（见图 7–1）。使用白板，更便于修改。

下面这份咨询谈话的逐字稿呈现出，来访者害怕在婚礼上说不好作为伴郎应该说的贺词，治疗师对此做了去灾难化的工作。

约　翰：假如我在大学老友的婚礼上话说得不漂亮，那可就糟糕到家了。我对这件事太焦虑，以至于我都想找个借口不去参加了。

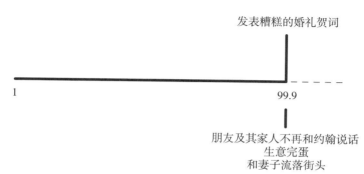

图7-1　约翰的"糟糕量尺"

治疗师：约翰，假如你对婚礼讲话没那么焦虑，你会对参加婚礼感觉好一点吗？

约　翰：当然会啊。

治疗师：假如我能向你证明，即便你的讲话水平一般般，甚至比平均水平还差一些，其实也并不会"糟糕到家"，你是否就没那么焦虑了？

约　翰：嗯，我估计是这样的，虽然还不清楚你会如何做。

治疗师：你愿意进一步探讨这个话题吗？

约　翰：可以啊，值得一试。

治疗师：当你对婚礼讲话感到特别焦虑时，请你使用一把1到99.9分的尺子，其中99.9分代表非常非常糟糕，那么婚礼上没讲好话这件事的糟糕程度是多少分呢？

约　翰：突破里氏震级。（开着玩笑说）得120分啦！

治疗师：（笑着说）咱这把尺子的刻度是从1到99.9，不能超过99.9。

约　翰：好吧。感觉太糟糕了，肯定是99.9分了。（治疗师在糟糕程度量尺上画线，用以代表不佳的婚礼发言）

治疗师：我想提醒你注意，从逻辑上讲，你给了这个焦虑时刻99.9分，就说明你覺得，无论再遇到什么事也都不会比这件事更糟糕了。

约　翰：嗯。我估计是吧。

治疗师：请再想想。还会有比这个更糟的事情发生吗？

约　翰：假如我在婚礼上没讲好话，我朋友和他家人估计再也不会跟我说话了。

治疗师：让我们假设这真的发生了。从 1 到 99.9 分，这种情况会有多糟？

约　翰：又突破了最高分！　150 分。

治疗师：啊，但是……约翰。咱们之前说过的……

约　翰：我知道你要说什么—— 不能超过 99.9 分。他们不和我说话肯定也是 99.9
　　　　分。（治疗师把这个分数加到了图中）

治疗师：很好。你好像已经掌握了这种方法。假设他们不再和你说话，还会发生
　　　　什么更糟糕的事呢？

约　翰：我忘了告诉你，他也是我生意上的合伙人。假如我们不说话了，生意也
　　　　就没法进行了，说实在的，可能也就玩儿完了！

治疗师：那会有多糟？

约　翰：99.9 分！（治疗师把这个分数加到了图里）

治疗师：假如你的生意完蛋了，可能的结果会是什么？

约　翰：我跟妻子可能会流落街头，这真的太可怕了，200 分！

治疗师：这把 1 到 99.9 分的尺子，最大值只能是 99.9 分。（治疗师把这个分数加
　　　　到了图里）

约　翰：嗯。

治疗师：有没有注意到，你给所评价的每一件事都打了最高分？根据你的评分方
　　　　式，你在婚礼上没有讲好贺词，就跟和妻子流落街头一样糟糕！你对此
　　　　有什么看法吗？

约　翰：我明白你的意思了。我的评分不符合实际的情况。需要重新评分。

治疗师：赞同。咱们再试一次。如果把跟妻子流落街头这一项评为 99.9 分，那么
　　　　生意完蛋你怎么打分？

约　翰：大概 85 分吧。（治疗师把这个新的分数加到了图里）

治疗师：你朋友和他家人不跟你说话了，怎么打呢？

约　翰：我估计，大概只有 60 分吧。

治疗师：婚礼上的发言没讲好呢？

约　翰：嗯，这样来看，也就 30 分左右。

治疗师：你认为这个练习的重点是什么？（治疗师在确认来访者有没有理解这里的关键点）

约　翰：当我对自己说，类似婚礼上话没讲好"糟糕到家了"时，我会让自己焦虑，其实是小题大做。事情可能相对不顺，但也谈不上"糟糕到家了"。当我想到生活中所有可能不顺利的事情时，这也就算个一时的小扫兴而已。

治疗师：赞同。事实上，现在你能从不同的角度看待问题了，那么在解决问题的方式上，你可能有哪些调整呢？

约　翰：在你的帮助下，也许咱们可以讨论一下在婚礼上讲什么话合适，咱们着手谈这些正事儿，而不是总担心搞砸了，回避讨论。

治疗师：嗯，这个认识很不错啊。

　　去灾难化的连续体评量（图 7–2）让来访者重新评估了情况到底有多糟糕，并正确看待问题。当来访者更聚焦于解决问题，而不是浪费宝贵的时间去焦虑或拖延时，就可能会从中受益。不过，我们也建议治疗师在处理来访者的个人重大议题（如丧亲或分手独居）时谨慎使用这个方法，避免来访者觉得治疗师不够体贴，从而可能对治疗联盟产生负面影响，造成脱落（即过早终止咨询）。

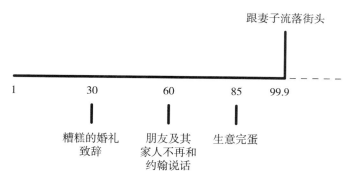

图 7–2　约翰重新校准后的"糟糕量尺"

荒岛技术

　　我们知道，并不是所有的来访者都能明白为什么矫正无益信念或规则、干扰任务的认知或干扰表现的想法会对自己有好处。帕尔默（Palmer，1993a，2009b）开发了荒岛技术，向来访者阐明：是一个人对无益信念和规则的坚持，而不一定是激活事件本身，导致了更严重的情绪干扰，并引发愤怒、内疚、焦虑或抑郁等情绪。这使得评估过程更加容易。在以下的对话中，帕尔默（Palmer，1993a）演示了如何在会谈中使用荒岛技术。

治疗师：现在我已经向你展示了认知疗法的 ABC 模型，你似乎仍然不太相信我们的想法、信念、规则和态度会影响我们对压力事件或情况的感受。如果你同意，我可以再花几分钟向你演示一下这个过程是如何工作的。

来访者：好，可以的。

治疗师：我们发现，如果先搁置来访者的问题，而是说明想法如何影响了感受，这通常是更可行、更有帮助的做法。比方说，你被留在一个荒岛上。你的类似住宿和食物等需求已得到了满足，但在岛上你没有朋友。请想象一下自己在岛上，你有这样的信念："我真的很想有个朋友在岛上陪我，不过这也是可有可无的吧。"你对自己身处的情景会有什么样的情绪感受？

来访者：我估计，我会在意没人说话交流吧。

治疗师：现在，假设你仍然在同一个岛上，但这次你的信念是："我必须，一定必须，绝对必须要在岛上有一个朋友。"这次你会有什么感受？

来访者：嗯。非常焦虑！

治疗师：让我们就这样待一会儿。想象一下，一架飞机飞过，你的一个朋友跳伞下来，慢慢地向荒岛降落。现在想象你仍然持有这样的信念："我必须，一定必须，绝对必须要在岛上有一个朋友。"你现在感受如何？

来访者：放松多了，很安心。

治疗师：一段时间后，让我们想象你仍然抱着这样的信念："我必须，一定必须，绝对必须要在岛上有一个朋友。"别忘了，你这位朋友也还在岛上呢。你能预见到任何可能发生的，会让你再次感到不安的事情吗？

来访者：估计我会担心那个朋友可能会被带走吧。

治疗师：所以，即使你的朋友在岛上，一段时间后你的焦虑可能也会回来，尤其是当你担心朋友会被带走时。

来访者：是的。

治疗师：我想问问，你可能会有什么样的行为呢？

来访者：我会黏着他吧，以防他会离开我。

治疗师：这对你们的关系有帮助吗？

来访者：我觉得够呛。假如有机会，可能他更想要离开吧！

治疗师：我们再稍微改变一下这个情景。你还是身处这个岛上，你的朋友也在这儿，这一次你抱着这样的信念："我真的很想有个朋友在岛上陪我，不过这也是可有可无的吧。"这次，你会感到焦虑吗？

来访者：不会，我感觉好多了。

治疗师：为什么呢？（治疗师在检查来访者是否理解了这个模型）

来访者：因为我没有坚持必须要有一个朋友来陪我。

治疗师：你能看到在每个例子中我描述了相似的情况吗？唯一的不同是你的信念，不同的信念引发不同强度的情绪，也可能引发不同的行为。"必须"的信念让你感到"相当焦虑"，而更灵活的"希望如何"的信念让你感觉只是"在意"。

来访者：对。

在我们使用荒岛技术的经验中，大多数来访者都能够借此体验和理解这一点，即与更灵活的规则相比，僵化的信念和规则会造成更多的情绪困扰。这项技术还聚焦于，一个人的痛苦在多大程度上是由信念影响的，而非情景本身。该技术让来访者暂时搁置他们的问题，并用一个没有情绪卷入的例子来帮助他们理解，这样来访者就可以抽身出来，细心观察认知对情绪的影响。

治疗师务必确定来访者已经明白、理解了认知模型，否则之后他们不会理解为什么治疗师会花时间检查和质疑其无益信念。通过让来访者解释例子中的内容来获得反馈是一种好的做法。一旦治疗师确定来访者已经理解了模型，下一步就是评估来访者的消极自动思维或无益信念。以下对话展示了这样的评估程序。在治疗师引出来访者的无益信念时，请读者仔细观察其操作中的"言简意赅"：

治疗师：你是否认为荒岛模型可以体现出僵化的规则和信念是怎样导致一个人的高压力体验的？

来访者：是的。

治疗师：现在，如果我们回到你给董事会做报告的问题上，你觉得自己的哪些想法又给已经困难的局面增加了压力？（治疗师引出僵化规则或无益信念）

来访者：我必须表现好。

治疗师：如果你表现不好，结果会怎样？（治疗师评估预期结果）

来访者：太糟糕了，那绝对糟糕到家了！（夸大和灾难化的例子）

治疗师：你依然能接纳自己吗？（治疗师检查核心信念或标签）

来访者：不，我是个一无是处的失败者！（贴标签的一个例子——治疗师记在心中，要在以后的会谈中做评估，以确认这是不是一个核心信念）

治疗师：一旦你这么想了……（治疗师在白板上写下 A 和 B 的内容）

A——做报告。

B ——我必须表现好，如果做不到，那会很糟糕，绝对糟糕到家了，我是个一无是处的失败者。

C——你感受如何？

来访者：非常焦虑。（治疗师在白板上填入 C）

C——非常焦虑。

治疗师：这对你的表现有帮助吗？（治疗师检查了行为后果，强调这种认知是无益的，也不是以任务为中心的）

来访者：没有，太焦虑时，我无法正常思考或说话。

治疗师：针对这些我称之为"干扰任务的认知"的想法（治疗师指着白板）进行检查，你觉得会有帮助吗？也许将这些干扰任务的认知或思维矫正为任务导向的认知，能帮助你减轻焦虑，保持聚焦在任务上，会让你表现得更好。

来访者：我觉得还挺不错的。

这里的关键在于，治疗师不要填鸭式地"塞给"来访者应该说的话，而要帮助来访者发现其在情绪困扰时产生的思维偏差。治疗师通过询问简短、扼要的评估性问题做到言简意赅，将重点放在来访者的思维上，避免由治疗师告诉来访者他们在想什么。该方法还有助于让那些难以觉察到消极自动思维的来访者较快地识别这些想法。治疗师一旦引出了来访者的思维偏差或无益信念，下一步就要取得来访者明确的认同与共识，从而可以更深入地检查这些认知。如果会谈中时间充裕，治疗师可教授来访者如何质疑这些认知的正确性。鉴于荒岛技术常在治疗的起始阶段使用，所以非常建议治疗师将每一个思维偏差都标记出来。

眼动脱敏再加工

眼动脱敏再加工疗法（EMDR）是由弗朗辛·夏皮罗（Francine Shapiro）于1989 年开发的，最初被称为眼球运动脱敏（EMD），此后逐渐发展，开始被业界接受。1989 年是 EMD 治疗创伤后应激障碍对照研究发表的第一年（Shapiro，1989a，b）。经过对许多案例研究的评估和对治疗程序的不断回顾，EMD 发展成为 EMDR（Shapiro，1991）。在早期，EMDR 本身并没有被认可为一种疗法，也没有通过对照研究得到独立的验证。例如，一篇题为《力量疗法、奇迹般的主张和失败的治疗》（*Power therapies，miraculous claims，and the cures that fail*，Rosen et al.，1998）的文章就提到，EMDR 和其他一些疗法在对照实验中表现不佳。但这种方法也在不断发展，EMDR 已经从诞生时的单次治疗技术发展成为一种整合性的心理疗法。现在有许多案例研究和对照实验证明了 EMDR 对创伤后应激障碍的疗效（Abbasnejad et al.，2007；Edmond et al.，2004；Rothbaum et al.，2005）。EMDR 还对其他一些症状有效，如幻肢疼痛（Schneider et al.，2008）、慢性疲劳综合征（Royle，2008）、慢性疼痛（Grant and Threlfo，2002）、广泛性焦虑障碍（Barker and Barker，2007；Gauvreau and Bouchard，2008）、特定恐惧症（De

Jongh and Ten Broeke，2007）以及哀伤和哀悼（Solomon and Rando，2007）。

1995 年，EMDR 国际协会（EMDRIA）成立，为培训和实务工作制定了标准。其主要目标是"在眼动脱敏再加工实践、研究和教育中建立、保持、促进卓越和诚信的最高标准"（欲了解更多信息，请访问 www.emdria.org）。英国国家健康与保健优选研究所建议使用眼动脱敏再加工治疗创伤后应激障碍（NICE，2005b）。该治疗指南基于一系列高质量的随机对照实验编写，而这些实验为 EMDR 治疗创伤性记忆的有效性提供了循证基础。

对外行人来说，EMDR 最出名的方法是使用眼球运动和手指摆动来进行治疗。然而，所有运用该方法的治疗师都明白针对整个系统进行治疗的重要性：眼球运动只是这种复杂方法的一个成分。正如脱敏这个词所表明的那样，治疗的目标不仅仅是减轻焦虑，更多的是一种"再加工疗法"。

EMDR 的理论模型指出，当个体经历了一个创伤事件后，他们可能会感到不知所措，大脑可能无法把创伤事件的记忆当成正常的记忆来处理。信息或记忆本质上被冻结了，所有原始的情绪、图像、信念和身体感觉都被保留下来，例如声音和气味。个体可能会发现他们一直在脑海中回忆这件事（闪回），或者他们可能会反复做关于这件事的梦或噩梦。EMDR 似乎直接影响了大脑运作的方式。它能让个体更清晰地回顾创伤事件，并且个体可以专注当下，摆脱伴随原始事件的情绪唤起。记忆依然存在，但不再那么令人沮丧。适应性信息处理模型是 EMDR 的基础，通过将信息从功能不良的地方转移到功能正常的地方以实现创伤的适应性处理，这在本质上有助于个体客观地认识创伤，促进左右脑更有效的沟通，减少或消除原本与创伤相关的情绪负担。通过类似快速眼球运动这样对于大脑双侧的刺激可以实现这一点。还有其他形式的双侧处理，例如：治疗师可以在来访者的双手或两侧膝盖上轻敲（经其同意后）引发触觉；或者使用手持脉冲设备，让个体用两只手都握住脉冲设备；或使用音频，让来访者双耳交替听到一个声音。对于儿童的治疗，EMDR 会使用更具创造性的双侧刺激模式。

在来访者加工信息的过程中，治疗师会温和地引导他们去注意脑海中出现了什么内容，而不去控制这些内容，直到这些内容的扰动影响变得越来越小。随着时间的推移，令人不安的记忆和相关的信念、意象、情绪及感觉会被"稀释"或修通，直到该记忆与来访者对自我的积极信念连接在一起为止，例如，"我不够好"转变成了"我还好"。

有人认为，EMDR模仿了大脑在做梦或快速眼动睡眠（REM）时的自然行为，使个体能够以不那么难受的方式来面对痛苦的内容。也有人提出，EMDR重新激活了大脑中被"关闭"的部分作为一种应对机制，并使认知重组得以发生。

许多接受EMDR培训的治疗师在第一次使用这种方法时经常犹豫不决。在治疗的早期阶段，治疗师务必与来访者建立安全、接纳、关怀和信任的治疗关系，这是处理任何创伤记忆的前提工作。在脱敏阶段，治疗师会引入与传统治疗风格不同的方法，谨记自己要少说，而让来访者自己在头脑中加工创伤内容，治疗师打断这一过程，是会拖延治疗的。治疗师也要学会，当来访者陷入困境或在EMDR治疗期间出现干扰或阻碍信息加工的情况时应如何进行干预。EMDR不会删除任何有用或必要的东西；不会完全抹除记忆，而且还会将来访者维持正常功能的所有记忆都保留下来。治疗师一旦掌握了基本原则，还可以在实践中更具创造性地运用该技术。

EMDR的治疗过程涉及八个阶段。在治疗的一次会谈中可能包含数个不同的治疗阶段；同时，要完成某一治疗阶段，不同的来访者可能需要的会谈次数也不同。如下所述的第一、第二个治疗阶段发生于咨询的早期，根据来访者创伤的复杂性及其个人生活状况的不同，这两个阶段需要的完成时间从一次到数次会谈不等。其余六个阶段可作为一套不断循环的疗程，针对某一项被选为治疗目标的创伤记忆来进行加工。这些阶段如下：

1. **了解个人发展史。**这涉及来访者生活的方方面面：他们的家庭、学业、医疗、心理和生理发展史。治疗师识别和创伤有关的问题，包括来访者的行为、情绪、恐惧和身体感觉。在来访者个人发展史的指导下，治疗师从来访者生活中更广的方面找出创伤及来访者目前问题的模式。治疗师和来访者将合作规划治疗计划，选择创伤处理的目标，并开始建立治疗关系。

2. **准备。**治疗师让来访者熟悉EMDR的治疗程序，解释原理，告诉来访者在会谈中应预期发生什么。教授自我关照技巧，开发和优化来访者资源，使来访者能控制其强烈的情绪。在来访者感觉准备好之前，治疗不会开始。在此阶段治疗师教给来访者的自我关照技术，有助于情绪的着陆处理，同时也建议来访者在两次会谈之间运用该技术。

3. **评估。**治疗师要和来访者一同决定，达成共识，要用 EMDR 处理哪些与创伤有关的具体记忆（目标）。这里的目标是一段创伤性记忆，与某种意象相关联，其表征了记忆本身及与之相关的情绪和身体感觉。这些目标是指向记忆网络的通路，必须激活它们才能让 EMDR 进行加工工作。在这一阶段及在整个治疗的其他时间点上，治疗师都会使用主观不适感量表（Wolpe，1991）对于来访者感知的情绪强度进行 0 ~ 10 分的评分。来访者要识别出与事件有关的一个消极信念，然后再确认一个自己更希望怎样看待自己的积极信念。可用认知正确性量表在 1 ~ 7 分的范围内评定来访者的积极信念，其中 1 分代表完全错误，7 分代表完全正确（Shapiro，1995，2001）。

4. **脱敏。**治疗师运用双侧刺激再加工来访者痛苦的目标记忆、情绪和身体感觉，旨在让来访者在不陷入剧烈负性情绪的状态下回顾创伤性事件，使创伤不再锁定在与最初创伤相关的情绪中。治疗师继续进行双侧刺激，直到来访者报告没有情绪负担，并且报告主观不适感分数为 0 或 1。接下来就可以进入治疗的植入阶段了。

5. **植入。**在这个阶段，新的积极认知得到加强。来访者保留了最初的创伤意象，并重新评估积极信念的认知正确性。经过加工处理后，积极信念通常在这个阶段会发生变化。所以此阶段将一直继续下去，直到来访者的积极信念在认知正确性量表上的评分能够达到 7 分。

6. **身体扫描。**为了保证 EMDR 治疗的成功，来访者要在没有身体紧张感的情况下思考或谈论最初的目标（记忆）。所以任何残留的身体紧张，也会用双侧刺激来处理。无论来访者报告什么，是积极的还是消极的，都能进一步作为双侧刺激的加工目标，即处理任何不适感或增强积极的感受。

7. **结束。**在这个阶段，咨访双方讨论到目前为止的加工过程以及出现了哪些洞察和领悟。治疗师提醒来访者，加工过程在会谈之外会继续进行，并要求来访者记录会谈之间其生活中有趣或不寻常的变化。来访者在先前准备阶段所学习的自我关照技术，在此阶段可能就特别有帮助了。通常来访者的问题不能在一次加工过程中得到完全解决，来访者仍然会感到不适，并报告高于 1 分的 SUDS 分数。所以工作并未完结，还需要进一步的加工。在结束这样的会谈时，治疗师可使用所学的某种或多种专业技术来调节来访者的不适感，从而在下一次会谈时继续予以处理。

8. **重新评估。**这是最后一个阶段，实际上也是下一个阶段的开始。治疗师讨论与上次会谈处理的目标记忆相关的任何问题，可能包括领悟、梦、思维、身体感觉或记忆，同时用 0 ~ 10 分的 SUDS 量表重新评估最初的目标。之后，治疗师和来访者再决定 EMDR 的下一个加工目标是什么，并完成下一轮的阶段 3 至阶段 8。

当前，EMDR 已获得了业界广泛的接受，无论使用者的理论取向如何（Tobin，2004）。EMDR 不是孤立使用的，而是整合在治疗师原本理论取向的框架内使用，可以和心理动力疗法、行为疗法、认知疗法、体验疗法、催眠、系统取向治疗以及完形治疗等共同运用。标准化、结构化的 EMDR 方案确保了跨取向的治疗一致性，也使治疗效果得以最大化。

有关 EMDR 的全面指南，请参见夏皮罗的著作（Shapiro，2001）。

信件疗法

有时候，来访者无法在某一次会谈中表达他们对某个人的感受。他们可能羞于与治疗师分享他们的信念，尤其是当可能会给相关人员贴上标签时。所以治疗师可以在两次会谈间安排一个任务，让来访者写一封信给那个人，但是注意让他们不要发送出去。多数情况下，用这种方法都能让来访者表达出自己的想法和感受。该方法对于处理复杂性哀伤或童年虐待特别有帮助。治疗师和来访者可以在下一次会谈中讨论这封信的内容，并且可以检查相关的无益信念。偶尔也会出现来访者不希望与治疗师分享这封信的情况。如果遇到了这种情况，治疗师可以询问来访者做这个练习的收获有哪些。治疗师务必强调，如果来访者决定将这封信件邮寄或用电子邮件发送给收信对象，有可能会发生难以预见的后果。

写信也可以用来提升自我慈悲。治疗师可以鼓励来访者给自己写信，让他们从对自己慈悲的一面出发，就生活中的挑战给自己写信（Gilbert and Irons, 2015），例如，生活中出现困难可能是因为自己没有预见到目前的情况。

正念认知疗法

支持基于正念的心理疗法的研究证据越来越多，该治疗取向方兴未艾，其在业界的接受度也继续提升中。正念融合了古代东方的冥想与现代的西方技术。

乔·卡巴金是该取向的先行者之一，他在马萨诸塞大学医学中心为患有严重躯体问题的来访者提供正念减压干预，这类严重的躯体问题包括：慢性疼痛（Kabat-Zinn et al., 1986）、癌症、心脏病、高血压、艾滋病、肠易激综合征、头痛、睡眠障碍、焦虑和惊恐障碍（Kabat-Zinn, 1990, 1994, 2003, 2005）。卡巴金及其同事于 20 多年前发表了一篇论文，概述了这种疗法对焦虑症的疗效（Kabat-Zinn et al., 1992）。另一项在美国其他城市的正念减压诊所进行的研究表明，来访者的精神障碍、焦虑和医学相关的症状都有所缓解（Roth and Creaser, 1997）。另一项在职场开展的正念研究项目（Williams, 2006）显示，来访者的医学相关症状减少了 31%，日常困扰减少了 17%，心理痛苦减少了 31%，这些症状在三个月后随访时展现出更大的改善。西格尔等人（Segal, Williams and Teasdale, 2002, 2012）进一步发展出针对抑郁症的正念疗法，他们研究并开发了基于八次会谈的正念认知疗法（MBCT），数据表明对于那些至少经历了三次抑郁复发的来访者，MBCT 能有效地减少恶化与复发。英国国家健康与保健优选研究所目前也向罹患抑郁障碍的成年人推荐 MBCT 疗法（NICE, 2009a）。MBCT 疗法融合了正念减压技术和认知行为疗法的元素，通常以团体的形式来教授来访者。而威廉姆斯等人（Williams et al., 2007）则编写了一本自助手册，便于读者根据自己的时间安排完成 MBCT 的课程学习。西格尔等人（Segal et al., 2002）发现，如果那些希望教授八次正念课程的治疗师，在向来访者教授课程之前，能先将正念运用于自己的生活中，那么其教学分享也就更真实。那些全心全意身体力行的正念治疗师可以更好地发现和传授正念的精华。

临床试验证明了 MBCT 的疗效（Teasdale et al., 2000；Ma and Teasdale, 2004）。最近的一项试验发现，MBCT 在减少复发方面比单独使用抗抑郁药更有效（Kuyken et al., 2008）。从本质上讲，MBCT 疗法在于学习如何有目的地、每时每刻都不加评判地集中注意力。

在 MBCT 的八次课程中，每一次都会进行冥想练习，参与者在两次会谈之间的 6 天中也应每天练习，每次 45 分钟。这种投入是非常巨大的，想参与团体的来访者需要从一开始就意识到这一点。参与者还需要处于抑郁缓解期，即当前未抑郁发作。不过临床试验已表明，MBCT 是可以将抑郁症状的程度从严重降至轻微的（Barnhofer et al., 2009；Kenny and Williams, 2007）。

一个人在情绪开始变得低落时，对此过程往往没有觉察。往昔的记忆、相关念头以及感受开始涌来，感觉这些好像正在发生一样。此时，个体的反应是试图用无益的策略来主动"整理"自己的情绪（好像情绪是一种亟待解决的问题），个体也会尝试用批判性思维来解决这些问题。而当这些都不起作用时，个体就会更加用力地去解决、去控制，从而造成了苦恼、自责、反刍思考以及对未来的担忧，个体往往也会沿着那些已知行不通的老路走下去。MBCT 课程教会参与者认识到这种情况正在发生，并在更早的阶段"防患于未然"。MBCT 教人们用冥想来体验如何放下对负面情绪的反刍思考，教人们关注当下，而非停留在过去或忙着奔向未来。MBCT 鼓励人们"容纳事物本来的样子，如其所是"——全然地体验事物本身，而不带喜恶。正念可以让人们从由批判性思维主导的模式转入另一种模式之中——人可以有意地、不带评判地以聚焦于当下的方式体验这个世界，从而与之形成一种新的关系，也获得了不同的视角。正念邀请人们培养一种意愿：对积极和消极的反刍思维和情绪都保持开放态度，与之同在而不是回避。这可以让人们从更广阔的角度来考虑问题。正念的好处之一是，人们会将想法视为想法，也能对自己的行为具备时刻的觉察，从而可以选择怎样照顾自己，并将慈悲与温存带入进来。

通用的正念技术还能为个体带来很多好处。每天练习几分钟就对身体和心理有益，如增强免疫系统，调节心跳，缓解压力，提升注意力，有助于专心致志。

正念并不算新鲜的事物，它来自古代传统，是一种现代的应用。MBCT 是 CBT 大家庭中相对"年轻"的一种方法，而且目前也未被作为治疗的必要成分。MBCT（及其他一些方法）被称作 CBT 的第三次浪潮，以区别于第一（行为疗法）和第二次浪潮（包括本书所示的聚焦于认知的疗法）。MBCT 作为一种临床工具，与 EMDR 10 年前的地位相似：研究数量不多，但正在发展。

动机意象

帕尔默和尼南（Palmer and Neenan，1998）开发了一种时间投射意象的变体（Ellis et al.，1998；Lazarus，1984），有助于激励和鼓励不情愿的来访者正视和处理他们的问题（Milner and Palmer，1998；Palmer and Neenan，1998；Palmer and Cooper，2013）。

最初，治疗师请来访者在回避其问题的情况下，想象自己的未来——这个"不改变意象"应包含不做改变导致的所有可能的弊端。然后要求他们将这个意象与另一种情况下（处理自己的问题）的未来进行对比，"做改变意象"中应包含做出改变所有可能的好处。我们用下面的例子予以展示（改编自 Palmer and Neenan，1998）。

来访者：我真的没法去想——回去工作。压力太大了。我不看好自己能去做尝试。

治疗师：也许我们可以花一点时间来考虑，如果你不克服恐惧回去工作，你的余生会是什么样子，这可能会有所帮助。可以吗？

来访者：可以。

治疗师：想象一下，当你今天离开这里后，你回家告诉你的妻子你已经受够了工作。你开始和她讨论你的未来。你能在脑海中看到这一切在发生吗？（治疗师需要获取反馈，以确保来访者能够构建一个意象）

来访者：很简单！

治疗师：告诉我，你预见到了什么？

来访者：首先，她不会开心的。她认为她外出工作而我一个人待在家里是不对的。

治疗师：还有别的困难吗？

来访者：我没有自己的钱可以花，或者给家人花。

治疗师：你喜欢把钱花在什么样的事情上？

来访者：给孩子和妻子买东西，CD、啤酒、香烟、衣服，当然还有我的车。我将负不起道路税，更不用说油费了！

治疗师：那装修房子或购买新家具呢？

来访者：没戏！

治疗师：现在开始想象这幅你正在构建的意象。如果你闭上眼睛，你会发现这个练习更容易。想象一下你妻子不开心。事实上，她开始每天对你抱怨。没有好东西给孩子们，没有圣诞礼物给他们，没有 CD，烟酒要断了，没有好衣服，你只能穿着旧牛仔裤，当然，更没有汽车了。你能想象自己只能搭乘公共交通工具吗？自己在寒冷潮湿的天气里等车？（治疗师帮助来访者预见回避恐惧的弊端）

来访者：是的。

治疗师：现在想象这种情况会在你的余生中持续下去。你日复一日地待在家里，可以说身无分文。你可以预见到这样的画面吗？

来访者：可以，特别清晰的画面！

治疗师：（幽默地说）我在想，你太太是否还会和你在一起？

来访者：听了她最近说的话，我觉得够呛。

治疗师：我想知道你在信心上会有怎样的变化？

来访者：什么信心？！

治疗师：当你的余生一直持续着这种情形，当你看到这样的人生展现在自己面前时，你有怎样的想法和感受？

来访者：糟透了。想到这样的情形，是多么令人沮丧啊。我的余生就像这样。在这种情况下，我觉得也不会有朋友来探望我了。

治疗师：所以，你是真心不愿意未来可能是这个样子的？（治疗师强调不做出改变的弊端）

来访者：不可能愿意。

治疗师：现在，去想象一个不同的情形可能是个好主意。想象一下你今天离开这里，回家告诉你的妻子你决定回去工作。想象一下你能够面对工作中的恐惧。想想财务上的收益。你还能再买 CD——为家人和你自己买东西。回到工作中，一旦你用认知行为疗法克服了恐惧，你的自信就会一天天加强。当你 60 岁时，你不必乘公共汽车出行，因为你仍然有自己的汽车。孩子们也会长大，你子孙满堂，其乐融融。你现在感觉如何？（治疗师强化了行动起来处理问题的好处）

来访者：好多了。

治疗师：你认为这个练习的目的是什么？（治疗师寻求反馈）

来访者：让我知道如果不行动起来，我的生活会变得比现在更糟糕。那太可怕了。

治疗师：好吧。你有什么选择？

来访者：不多！我要么待在家里变得更糟，要么回去工作。

治疗师：这就是我能帮忙的。我的工作之一是帮助你聚焦于检查无益的消极信念，还有帮你看看，对于目前的问题，你能不能换一种不同的、更有干劲儿的态度。

　　当来访者没有准备好面对其恐惧或动机不足时，这种意象技术可以发挥作用。研究证据表明，针对处于治疗前思考期（即不愿意承认自己的问题）的来访者，该技术也是有效果的。来访者仍然可以选择改变或不改变，或者在某些情况下选择部分改变。重要的是，先讨论不改变的意象，然后讨论改变的意象，否则来访者可能会动机不足，还可能略感低落。但对有自杀意念或严重抑郁症的来访者这种方法可能是禁用的（Palmer and Dryden，1995）。这种技术也被称为"双意象法"或"不改变与改变的意象对比"（Palmer and Neenan，1998）。

积极意象

　　为了增强放松的状态，治疗师运用该技术让来访者想象一个自己认为积极或愉快的场景，可以是实际存在的，也可以是虚构的。重要的是，咨询师要与来访者讨论来访者认为场景中哪些事物是令其愉快的。当开始实施这项技术时，治疗师可以请来访者聚焦于想象场景中的各个方面，以增强画面的生动性。鼓励来访者有规律地使用这种技术，有助于抑制或减少焦虑，缓解躯体紧张程度。积极意象作为一项很好用的认知分心技术，对疼痛管理尤其有帮助，同时也有助于处理轻度抑郁或空虚感。

理性情绪意象

这项技术出自理性情绪行为疗法，有多种版本，不过我们要讲的是易被整合进认知行为疗法的那个早期版本（Ellis，1979）。在莫尔茨比（Maultsby，1975）的版本中，治疗师指导来访者想象一个令人恐惧的情景，同时让其非常坚决地对自己（指来访者）反复说出咨访双方提前商定好的应对话语，可根据情况大声说出或默念。这有助于来访者减少焦虑，为他们应对困难情景做好准备，或用来帮助他们改变原先的旧行为。对于后一种情况，来访者的目标可能是减少负罪感或羞耻感。来访者务必先要在会谈中练习运用该技术，以确保目标情绪的强度有所下降，不再那么剧烈。请来访者在练习前、练习中和练习后对其情绪强度评分，会有助于治疗师评估其所选择的应对方式是否合适。如果评分在整个练习中保持不变，那么可能需要调整应对话语。

升级技术

如果来访者对于未来可能发生的事感到焦虑，例如担心到了截止日期自己也完不成工作，而且其潜在信念也很难识别时，治疗师可以运用该技术（Lazarus，1984）。治疗师指导来访者去想象一个让人恐惧的情景在逐渐展开。这往往就足以让来访者理解其焦虑的潜在原因了。在某些情况下，可以让来访者想象可能最为糟糕结果的画面来"升级"场景，然后咨访双方考虑如何应对这种情景。随后治疗师会要求来访者结合新的应对策略重新开始练习。来访者常可以意识到，自己最害怕的情况是不太可能发生的，而且就算真的发生了，自己也是能活下去的（Palmer，2010）。

时间投射意象

时间投射意象技术引导来访者在时间上向前或向后巡游，重温过去的事件或预见目前的负面事件在未来某个时刻得到了解决（Lazarus，1989，1998；Palmer and Cooper，2013）。例如，来访者可能会因裁员而感到沮丧。治疗师请他想象未来六个月后的自己，并讲讲他自己那时在做什么。该技术可反复练习，去想象未来一年、两年甚至 5 年后的情况。一般而言，失业在未来也就没那么重要了，所以该技术向来访者表明，在目前的这种情形下他也能生活下去。这时候大多数来访者都可以想象自己在未来的某个时刻获得了另一份工作。同样，失去伴侣后，大多数来访者会预见自己开始新的关系，尽管这可能需要一两年的时间。在这些例子中，如果来访者看不到积极的未来，那么治疗师可以让其想象得到了一份的新工作，或者认识了新的人，从事自己喜欢的消遣活动，等等。该技术通常有助于改善来访者的情绪并注入一种希望。"时光巡游"也可以让来访者重温过去的事件，从不同的角度重新思考。

思考中断法

在治疗的初始阶段，来访者可能会遇到困难，无法停下或控制自己不去想让自己感到非常焦虑的想法或意象。如果其他一些方法（如反复听录音带）不奏效，那么可能就有必要使用思考中断法了。治疗师在会谈中请来访者去想强迫性的想法或意象（Salkovskis and Kirk，1989），一旦来访者卷入了这些认知，治疗师就会发出很大的噪音，例如拍手或大喊"停"，并指导来访者也做同样的行为。如果这个过程有助于停下无益思维，该练习就会反复进行，并逐渐降低喊出的音量，直到来访者能够在不出声的情况下也可以停下这些无益的思考。针对该技术的练习在会谈中会进行多次，然后这个练习也会作为来访者两次会谈之间的治疗任务。

一个好用的技巧是，来访者在手腕上戴上一条橡皮筋，当无益思维出现时就用橡皮筋弹自己。疼痛会将来访者对负向思维流或不安意象的注意转移出去。其他思考中断的方法还包括让来访者想象一个道路禁行的标志牌、红色的交通信号灯或一个放松的场景（Lazarus，1989）。

言简意赅

在短程疗法中，"时间是关键因素，简洁是口号"（Lazarus and Fay，1990）。霍伊特（Hoyt，1989）建议治疗师应该把握好每一刻。如果做短程治疗的治疗师重视这些看法，那么做到"言简意赅"就很重要了；换句话说，用最少的话来传递信息、教授观点、形成认知概念化、检验和质疑信念，等等。为促进这种技术，建议治疗师将自己的会谈录音，并在督导中回听录音，决定怎样提高自己的效率（参见"荒岛技术"中的例子）。

行为干预

行为合同

该技术让来访者与重要他人（如家庭成员或同事）达成正式的协议或合同，以做出双方都希望的具体且正向的行为改变，如不抱怨、戒烟或保持饮食计划（Marks，1986）。重要的是，目标行为不复杂，易重复，同时双方也都认为改变是正向的。对于合同双方来说，最好是用明确具体的措辞写出形成共识的行为。治疗师需强调，合同双方应作为一个团队来合作，并提醒各方改变的好处。

行为或习惯的成本 – 收益分析

类似于信念的成本–收益分析，通过这种方法，治疗师帮助来访者评估保持特定行为或习惯的利弊，这种行为或习惯是来访者当前希望改变的。来访者在当前行为分析表（附录 14）中注明要改变的当前行为，并将保持这种行为或习惯的利与弊填写在相应的栏目中，然后在期望行为分析表（附录 15）中，记录下新的期望行为，并在相应栏目中也写出利与弊。这种两段式方法有助于来访者聚焦在改变的好处上。有经验的治疗师也会运用此方法帮助有自杀意念的来访者做出不自杀的决定。

线索暴露

让来访者暴露在"诱惑"或线索中，以便学习各种方法来应对由此产生的冲动。米尔纳和帕尔默（Milner and Palmer，1998）提供了一个暴食者的例子：他们可能坐在一盘自己最喜欢的食物前，例如饼干，并努力抵制吃饼干的冲动。最终，这种冲动将逐渐消逝。只要有可能，应该先在会谈中使用这项技术，使治疗师能够帮助来访者制定对诱惑的应对策略。对来访者来说，在会谈中用 0 ～ 10 分来评估自己的冲动强度是很有帮助的。在上面的例子中，应对策略可包括在认知上转移注意力、应用厌恶性意象、应对话语和放松技巧。需要特别注意停药后的来访者，以防他们在独处时无法抵御诱惑，从而退步和复发。

习惯消除

习惯消除技术旨在减少或停止不良习惯，如尿床、揪头发、咬指甲、口吃、抽动等。例如，治疗师会让扯头发或捻头发的来访者在有拉头发的冲动时握紧拳头或抓住一个物体。治疗师和来访者经常需要发挥创造力，发明一种合适的干预方法来削弱旧习惯。有时也可能需要外部设备，例如，如果要消除儿童的尿床行为，生物反馈监测设备可能是必须使用的。

示范

治疗师要在来访者开始做一项达成共识的任务或练习之前，先循序渐进、以可做到的小步骤来演示或"示范"期望的行为。建议治疗师基于可接受的标准而不是"完美"的方式来演示某项技术，示范给来访者（Milner and Palmer，1998；

Palmer and Dryden，1995）。会谈中，来访者可以练习诸如自信决断表达或沟通技巧等行为，治疗师给出建设性和支持性的反馈。来访者随后可以将这一技术应用到实际生活中作为会谈间的任务，并在接下来的会谈中报告进度。咨访双方也可以进行模拟问题情景的角色扮演，而且在团体设置中也可以进行这样的工作（Curwen et al.，2015）。

PRACTICE：问题解决与寻找方案模型

帕尔默（Palmer，2007a，b，2011；Palmer and Cooper，2013）开发了一个问题解决与寻找方案模型，使用各步骤的英文首字母缩写可便于记忆：PRACTICE。该技术改编自瓦西克（Wasik，1984）的七个步骤和其他问题解决的方法（0.8D' Zurilla and Nezu，1999）。PRACTICE 模型聚焦于来访者的优势强项，并聚焦于问题解决去寻找方案和执行的办法（Jackson and McKergow，2007；O' Connell and Palmer，2007）。PRACTICE 的顺序如表 7–1 所示，相应的提问列在右侧一栏中（Palmer，2008a）。

表 7–1　　　　　　　　　　　PRACTICE 各步骤

步骤	可能的提问、陈述与行动
1. 问题识别	• 你想讨论的问题、议题、关注点或话题是什么？ • 你想改变什么？ • 是否存在例外，那时你的问题不再是问题？ • 我们如何知道情况是否有所改善？ • 在 0 ~ 10 的范围内，如果"0 分"代表毫无进展，而"10 分"代表已经解决，那么"现在，也就是今天"你离解决掉问题还有多远？ • 你是否出现了认知歪曲，或者说对问题或议题还有没有其他角度的看法？ • 请想象明早一觉醒来，这个问题（或议题或担忧）不再存在：你发现，都发生了哪些变化了呢？
2. 制定现实、相关的目标	• 你想实现什么？ • 让我们制定具体的 SMART 目标。

续前表

步骤	可能的提问、陈述与行动
3. 想出多种备选方案	• 你有什么选择？ • 让我们把备选方案写下来。
4. 考虑后果	• 然后会如何？ • 每种备选方案效果如何？ • 让我们来为每个方案确定一个"效果"等级，其中"0 分"代表一点也没有用，"10 分"代表非常有用。
5. 聚焦最可行的方案	• 现在我们已经考虑了可能的解决方案，什么是最可行或最实际的解决方案？
6. 执行所选方案	• 将所选方案分解成可做到的小步骤来实现它。 • 现在就来做吧！
7. 评估	• 效果如何？ • 将效果在 0 ~ 10 的"成功"等级上来评量。 • 我们学到了什么？ • 我们现在能完成治疗吗？还是你想解决或讨论另一个话题或关心的事？

使用 PRACTICE 模型时，如果引出了来访者的无益信念或干扰表现的想法（PIT），那么就可以先在会谈中检查和矫正该思维，然后再回到 PRACTICE 所处理的问题上。

PRACTICE 的练习表（见附录 16）可由咨访双方在会谈中合作地使用和完成。练习表可为会谈提供一个参考结构。我们鼓励来访者在治疗之外也使用这种自助练习表，以提高问题解决技能。

反应代价或惩罚和奖励

这种干预方法是一种训练自控的方法，即来访者同意，如果自己不采取特定的行为，就要接受惩罚或被没收押金（Marks，1986）。例如，一位希望戒烟的来访者同意，如果自己再吸烟的话，就向最不喜欢的政党（不包括极端政党）捐赠一笔钱。这种技术也适用于咨访双方已经协商好了两次会谈之间的任务，而来访者还需要额外鼓励以减少或增加特定行为的频率的情况。惩罚类型通常是由来访者决定的，虽然最初他可能需要从治疗师那里得到一些思路。惩罚与奖励配合使用时会更有效，当期望的行为发生时来访者会给自己奖励，例如观看最喜欢的电视节目。

反应阻止

和患有强迫症的来访者工作时可以使用反应阻止技术（Salkovskis and Kirk，1989）。针对强迫障碍，行为干预是治疗的重要成分。利用这种技术，来访者将暴露在可诱发仪式化行为的线索或想法中，并需要努力克制做仪式化行为的冲动。一段时间后，焦虑被习惯化，类似于恐惧症来访者接受逐级暴露疗法后的效果。来访者通过家庭作业形式的日记来监测进度。在治疗的早期阶段，治疗师请来访者将执行仪式化行为之前的时间延长，并减少仪式化行为的次数。例如，如果来访者有 40 次触摸某物体的冲动，那么治疗师在最初时只是鼓励来访者触摸物体 30 次。对于大多数来访者来说，如果要求他们完全停止触摸某物体，可能会非常困难，并且治疗中脱落的可能性会增加。

自我监测和记录

来访者的自我监测和进度记录通常非常有益，也是认知行为疗法的重要成分。家庭作业日记和日志（见附录）十分有用，因为它们能让治疗师与来访者探讨：在完成会谈之间的任务时，可能取得了哪些进步，以及又遇到了哪些困难。

刺激控制

刺激控制即改变环境，让来访者不容易接触到相应的刺激物。例如，针对希望戒烟的来访者，可以从其住处拿走香烟、烟灰缸和火柴，也让来访者暂时不去拜访吸烟的朋友。一位希望集中精力复习考试的学生可以排除学习中的干扰，例如电脑（尤其是电脑游戏）、电话、平板电脑、电视等。此外，学生还可以调试好灯光照明，布置好书桌或写字台，以确保自己的环境有利于投入学习。

放松技巧

多模式放松法

这项技术是由帕尔默（Palmer，1993b，2017）开发的，可用于个体治疗或团体治疗，为来访者提供一系列不同模式的干预，如意象上或认知上的干预，从而让他们发现最佳的、可以导入放松状态的技术。一些来访者更喜欢诵祷这类转移注意力的技术，而另一些来访者则更喜欢意象练习。来访者在尝试后，就可以确定适合自己的最佳方法了，或者也可以使用监测皮肤电反应的仪器来确定哪种特定模式的干预是有效的。鉴于团体成员的健康状况可能未知，所以肌肉收缩技术不包括在内，因其可能会导致血压升高。另外，深呼吸也不包括在内，因其可能引发焦虑个体的惊恐发作（Palmer，1992）。

我们鼓励来访者选择他们自己的意象或图片，避免治疗师在无意中使用了可能引发高焦虑或惊恐发作的、不合适的导入素材。例如，让来访者想象在森林里行走看起来似乎完全无害和安全。然而，如果来访者在森林中经历了不愉快或可怕的事件，那么这个意象不太可能将其导入放松状态。

建议把练习过程录音，这样一来，来访者也能在会谈外使用多模式的放松方法。如果来访者患有失眠或睡眠紊乱，治疗师可改写素材脚本的结尾，帮助来访者入眠。如果该方法用在个体治疗中，那么治疗师可以先询问来访者希望在脚本中加入什么意象。

此技术的练习会持续 8 到 10 分钟，能使忙碌的来访者方便地将之融入自己的日常生活中。如果需要的话，可以延长练习时间。治疗师通常请来访者坐在椅子上进行练习，这样也便于他们把技能迁移到其他场合中使用，例如在工作场所，或是当其坐在甚至站在火车中时。通过练习，大多数来访者不需要闭上眼睛就可以放松。通过常规练习，来访者一般可以将该方法作为一种快速放松技术，在遭遇压力事件时会特别有帮助。事实上，这也是条件化放松训练的一个目标，即让来访者学会对自己设定的线索做出放松反应。一些来访者发现，放慢呼吸并在呼气时在脑海中说出"一"或"放松"，自己就可以迅速放松了，而另一些来访者可能需要将注意力聚焦在放松的意象上。因此，来访者往往需要做这类尝试，然后根据个人需求调整方法。

与任何技术一样，重要的是要向来访者解释放松是如何发挥效果的：它阻断了应激反应，激活副交感神经系统，帮助身体放松，协助消化，降低心率和血压，并储存能量。

多模式放松法的指导语，如下所示，改编自帕尔默（Palmer，1993）。其中"停顿"长度约为 1 ~ 3 秒；"长时间停顿"大约是 5 ~ 15 秒。练习的整体时长，要根据分配给放松练习的时间而定。

请你尽可能舒服地坐在椅子上

（停顿）

如果你愿意，就闭上眼睛

（停顿）

当你做这个练习时，如果感到了任何奇怪的感觉，例如刺痛、头晕或其他感觉，都是很正常的。如果你睁开眼睛，这些感觉就会消失。如果你继续进行放松练习，通常这些感觉也会消失

（停顿）

如果你愿意，可以先听听屋外的噪音

（长时间停顿）

现在听听房间里的任何声音

（停顿）

你可能觉察到了自己的呼吸

（停顿）

这些噪音可能会在整个治疗中来来去去，如果你愿意的话，你可以让它们在脑海中漂浮着，并选择忽略它们

（停顿）

现在保持眼皮紧闭，不要移动头部，我希望你向上看，闭上眼睛，只是向上看

（长时间停顿：如果来访者或团体参与者佩戴隐形眼镜，那么他们可以在练习前摘下隐形眼镜，或者不向上看）

觉察疲劳的感觉

（停顿）

和你的眼部肌肉中

（停顿）

放松的感觉

（停顿）

现在让你的眼睛垂下来

（停顿）

觉察你的眼部肌肉的疲劳和放松

（停顿）

让这种感觉从你的脸延伸到下巴，放松下巴

（长时间停顿）

现在放松你的舌头

（停顿）

让放松的感觉慢慢从你的脸延伸到头顶

（停顿）

到后脑勺

（长时间停顿）

然后慢慢向下经过颈部肌肉

（停顿）

到你的肩膀上

（长时间停顿）

现在集中精力放松你的肩膀，让它们垂下来

（停顿）

现在让你肩膀上的放松感慢慢地沿着你的右臂，经过肌肉，经过肘部，经过你的手腕，到你的手，一直到你的指尖

（长时间停顿）

现在让你肩膀上的放松感慢慢地沿着你的左臂，经过肌肉，经过肘部，经过你的手腕，到你的手，一直到你的指尖

（长时间停顿）

现在让你肩膀上的那种放松感慢慢地从你的胸口传到你的腹部

（停顿）

现在把注意力集中在你的呼吸上

（停顿）

注意，每次你呼气的时候，你都会感觉到越来

（停顿）

越放松

（长时间停顿）

让那种放松的感觉从你的肩膀一直传到你的后背

（长时间停顿）

从右腿往下，经过肌肉，经过膝盖，经过脚踝

（停顿）

到你的脚，一直到你的脚趾

（长时间停顿）

现在让放松的感觉沿着你的左腿传递下去

（停顿）

经过肌肉，经过膝盖，经过脚踝和脚，一直到脚趾

（长时间停顿）

现在，我将给你一些时间

（停顿）

让你集中注意力在任何你想进一步放松的身体部位上

（15 秒停顿）

我想要你再次把注意力集中在呼吸上

（停顿）

注意你的呼气

（停顿）

每次呼气，你都会觉得越来越放松

（长时间停顿）

我想要你在心里说一个选择的数字，如果你想不出一个数字，也许数字"一"就可以

（停顿）

每当你呼气时，把它说出来

（长时间停顿）

这将有助于你赶走任何不想要的想法

（停顿）

每次你呼气的时候，只要说出你脑海中的数字

（30秒停顿。如果需要延长，此处最多停顿20分钟，同时治疗师或团体治疗师需要定期提醒参与者重复念诵"一"或他们选择的任何数字）

我希望你现在停止说数字，开始想象你最喜欢的放松地点

（停顿）

我希望你集中注意力

（停顿）

在你最喜欢的放松地点

（长时间停顿）

试着使用你的心智之眼来观看

（长时间停顿）

看不同的颜色

（停顿）

也许现在可以把注意力集中在一种颜色上

（停顿）

如果有的话，也许是你最喜欢的颜色之一

（长时间停顿）

现在把注意力集中在你最喜欢的放松地点中的任何声音、噪音或寂静上

（长时间停顿）

现在把注意力集中在你最喜欢的放松地点的任何气味或芳香上

（长时间停顿）

现在，想象一下在你最喜欢的放松地点触摸着什么东西

（长时间停顿）

只是想象一下会有怎样的感觉

（长时间停顿）

我希望你现在再次把注意力集中在呼吸上

（停顿）

再次注意，每次你呼气

（停顿）

你感觉越来

（停顿）

越放松

（长时间停顿）

将来无论何时，只要你愿意，你就能想起你最喜欢的放松地点或呼吸练习，这将帮助你迅速放松

（长时间停顿）

再过几分钟，我将会从一数到三

（停顿）

你可以依照自己的节奏，睁开眼睛

（停顿）

（备选做法：对于睡眠有困难的来访者，治疗师在指导语录音中可以说"如果你愿意的话，就可以入睡了"）

     一

     （停顿）

     二

     （停顿）

     三

     （停顿）

     请你依照自己的节奏，睁开眼睛（备选做法）

与其他放松技术类似，多模式放松法特别适用于患有焦虑、有或无先兆的偏头痛、结肠炎、原发性高血压、高血压、过度唤醒（如创伤后应激障碍）、失眠、肠易激综合征、混合型紧张－血管性头痛、身体紧张、心身障碍、紧张性头痛和A 型行为的来访者。如果来访者在进行一项戒烟治疗，此技术也有助于控制他们常见的易怒行为（Palmer and Dryden，1995）。最初，来访者要将该方法作为家庭作业，需要每天都练习，以确保有所收获。为了监测进度，建议来访者在进行放松练习后完成放松日记（附录 17；Palmer，1993）。来访者可以在下一次会谈时将日记带过来，与治疗师分享自己的进展以及遇到的困难。

渐进式放松

这是一种早期的放松形式，研究文献中会经常提及，本章也将加以介绍。如果其他放松法不见效，那么可以尝试这种技术。雅各布森（Jacobson，1938）开发了"渐进式放松"法，他教授来访者先让不同肌肉群紧张约 6 秒钟，然后再让肌肉放松更长的时间。该技术在当时是一项重大进展。然而，整个过程需要很多培训，非常耗时。后来，沃尔普和拉扎勒斯（Wolpe and Lazarus，1966）改进并缩短了这一程序。放松练习分为四个部分：放松手臂；放松面部颈部区域、肩部和上背部；放松胸部、腹部和下背部；放松臀部、大腿和小腿，然后全身放松。由于该技术的练习是重复性的，也鉴于本书篇幅所限，下面仅描述手臂的渐进放松。

     尽可能舒适地安顿下来。让自己尽可能地放松……现在，当你放松时，握紧你的右拳，将拳头握得越来越紧，并且在你这样做的时候，感受你体验到的张力。握紧拳头，感受右拳、手、前臂的张力……现在放松。让你右手的手指变松，对比前后体验到的感受……现在放松，试着全身变得更放松……再一次，非常紧地握住你的右拳……握住它，再一次注意到紧张感……现在放开，放松；你的手指伸直，你又一次注意到了不同之处……（继续其余步骤）

持续这一过程完全放松整个手臂，大约需要五分钟。身体的不同部位可用相似的方式放松。一些来访者可以更快地导入放松状态，并且可以省略许多指令。这项技术对身体紧张的来访者特别有用。适用于患有焦虑（特定或广泛性）、哮喘、痉挛性抽动、抑郁、食管痉挛、高血压、失眠、疼痛（慢性）、恐惧症、痉挛性痛经、紧张性头痛和耳鸣的来访者（McGuigan，1993）。由于这种技术可能会暂时导致血压升高，所以应该特别关注患有心脏疾病或青光眼的来访者。

放松反应

本森（Benson，1976）发展了放松反应，这是冥想的西方化版本。他剔除了所有的文化影响，用数字"一"取代了祷文诵读。该技术的一个优点是重复数字"一"有助于来访者忽略消极的或令其分心的想法，这些想法通常在他们试图放松时出现。帕尔默和德莱顿给出了修订版本（Palmer and Dryden，1995），如下所示。

1. 找一个舒适的位置，静静地安坐。

2. 闭上眼睛。

3. 放松你的肌肉，从脸开始，一直到脚趾。

4. 现在集中注意力在呼吸上。通过鼻子自然呼吸。当你呼气的时候，在你的脑海中说出数字"一"。

5. 如果消极的或令你分心的想法出现了，让它们掠过你的脑海，回到重复说数字"一"上。不要强迫自己放松。请按照你自己的节奏，水到渠成吧。

6. 接下来的 10 ~ 20 分钟继续这个练习。

7. 完成后，保持闭目待上几分钟，静静地安坐。

　　卡林顿（Carrington，1993）提出了适合用现代形式的冥想来处理的适应症，包括："软性"毒品、酒精或烟草滥用；慢性疲劳状态；慢性低程度抑郁；自信决断表达困难；亚急性反应性抑郁；自责；嗜睡；易怒；病理性丧亲反应和分离焦虑；将重点从来访者对治疗师的依赖转移到对自我的依赖（在终止治疗时尤为有用）。卡林顿（Carrington，1993）警告说，一些来访者可能无法忍受持续 20 分钟的放松过程，在这种情况下需要减少冥想练习的时间。

实践要点

　　1. 选择适合来访者认知概念化的技术；避免无目的、随机地使用技术。

　　2. 向来访者明确解释该技术将如何帮助他们解决特定问题。

　　3. 获得来访者反馈，以确保他们理解干预的目的。

　　4. 当进行放松或意象练习时，将此过程录音，这样来访者之后就可以将听录音作为家庭作业了。

　　5. 尽可能言简意赅。

第 **8** 章

催眠技术：认知行为疗法的辅助手段

一个特别工作组应英国心理学会专业事务委员会的要求编写了《催眠的本质》（*The Nature of Hypnosis*）这一报告，其中指出："催眠是一项可进行科学研究的课题，也是一种行之有效的治疗媒介。"（British Psychological Society，2001）令人惊讶的是，催眠有着悠久的历史。"催眠"一词最早由詹姆斯·布雷德（James Braid）在 19 世纪 40 年代提出，旨在反对与动物催眠有关的不科学的观念。最初，他将其描述为"神经催眠术"，以强调该方法是以大脑活动为基础的。两个世纪后，研究人员、心理学家、治疗师和公众对催眠的兴趣不断增强，尤其是 20 世纪 80 年代以来，认知行为催眠疗法开始流行（Robertson，2015）。有关催眠研究的最新进展出现在神经科学领域，即研究一个人被"催眠"时到底发生了什么（Kihlstrom，2013；Vanhaudenhuyse et al.，2014）。

有时来访者要求采用催眠疗法而不是认知行为疗法。许多认知行为治疗师可能会转介来访者到其他地方，或者试图说服来访者认识到行为疗法或其他形式的认知行为疗法同样有效（Ellis，1986）。但是后一种方法可能会造成来访者的脱落，服务对象没有得到他们想要的东西会因此提前终止治疗。如果发生这种情况，来访者就不会从认知行为疗法中受益，这也是为什么我们会在这本书中讨论催眠疗法。

当来访者坚信催眠会帮助他们处理当前的难题，减轻焦虑、压力、抑郁或克服躯体问题时，除非存在不适用的禁忌症，否则催眠都会是特别有用的干预措施（Alladin and Alibhai，2007；Holdevici and Craciun，2013；Kirsch et al.，1999；Lazarus，1973，1999；Lynn et al.，2000；Palmer，1993b，2008b）。尽管催眠像大多数技术一样存在一些局限性，但它还是被推荐为一种可以在认知行为和理性情绪行为治疗框架内使用的技术（Ellis et al.，1998）。

如果某种技术是有效的，不属于禁忌，而且可较好地强化信念影响情绪这一观点，那么短程认知行为疗法将在必要时灵活地采用从多种不同疗法中学习的技术，以增强治疗效果。因此，治疗师可能会非常希望考虑将催眠作为认知行为疗法的辅助手段，和那些对使用该技术有强烈需求的来访者工作，否则这些来访者会终止治疗。本章提供了催眠脚本示例，并提供了有关传统催眠不同阶段的信息。

在认知行为疗法中，我们采取开放的、合作的方式，每种干预方案的理论和实践过程都要向来访者解释，所以我们在催眠脚本中采用了聚焦于相关特定问题的直接暗示，而不是间接暗示。

典型催眠脚本介绍

在本节中，我们将介绍典型的催眠脚本，为了方便起见，已根据常规的催眠阶段对脚本进行分段。

准备工作和初步导入

在准备阶段，治疗师更确保让来访者放松。治疗师可能需要回答来访者关于催眠的任何问题。比较典型的问题有如下几种（Palmer，1993b）：

- 什么是催眠？
- 我如何知道我被催眠了？
- 你会控制我的思维吗？
- 你会做什么？
- 如果我脱离了催眠状态会怎样？
- 我会告诉你我所有的秘密吗？

大多数来访者都会对催眠的性质有自己的想法，有人甚至会将催眠类比为他们所见过的舞台表演。治疗师对催眠是什么以及它是如何工作的提供更具治疗意义的解释是很重要的。我们指出，它可以被认为是一种放松的形式，此时头脑容易接受有益的建设性的应对建议。此外，催眠只会在来访者希望发生时才会发生，他们将控制一切，如果他们想醒来，他们也能够做到。如果他们不愿意，他们就不会透露任何秘密。

与正式催眠不同，我们谈到的催眠技术将在认知行为的框架内进行，所以第一次会谈仍应用于评估来访者的问题，尤其应着重找出关键性思维偏差和治疗的行为目标。大约可以分配十分钟的时间用于放松练习，常见的有多模式放松法，以确保来访者能够放松并发现自己更喜欢使用哪种特定的放松模式。例如，一些来访者更愿意使用意象技术来放松，另一些来访者则更喜欢使用呼吸技术。催眠会在第二次会谈中使用。

在一开始的导入阶段，可以告诉来访者催眠时有发麻的感觉是很正常的——他们的手和四肢感到温暖或沉重。应建议来访者躺在沙发上或坐在带头枕的舒适椅子上，房间内温度应合适，因为有些来访者在催眠（或放松）时会感到寒冷。治疗室最好位于建筑物的安静位置，如果无法做到这一点，那么可以使用麦克风和耳机设备来实现。此外，让来访者摘下眼镜或隐形眼镜也会让他更舒服一些。

催眠脚本的初步导入部分旨在鼓励来访者进入放松的催眠样状态。尽管神经科学研究已经得出了一些有趣的发现，但催眠样状态是不是一种真实状态仍需要讨论（Kihlstrom，2013）。不过，这一疑虑并不影响我们使用催眠技术，因为来访者对催眠有用的期望可能是有效催眠中最重要的成分（Lazarus，1973）。与其他更传统的方法不同，在我们的脚本中，治疗师不会"让"来访者闭上眼睛，因为这可能会增加阻抗，在某些情况下会适得其反。

加深

催眠的加深阶段旨在增加放松的深度。后文的催眠脚本中使用了计数和呼吸技术，这种方法在大多数情况下都可以使用，但如果来访者呼吸困难（如吸烟者）则可能不适用。当来访者不适用此方法，或来访者可以轻松地在脑海中想象场景时，意象放松法可能更合适。如果选择了用意象深化催眠，则需要事先从来访者脑海中诱发一个特别合适的放松场景。让来访者想象向下走的意象，如想象下山、坐电梯、走下一段楼梯、走过海滩或乡村小巷都是比较理想的。在此阶段，建议避免会引发焦虑的意象，这不利于放松过程。例如，不要引导害怕自动扶梯的来访者想象使用自动扶梯。如果来访者想克服特定的恐惧症，则可以在催眠的认知重构过程中，将重点放在合适的应对意象上。

下面介绍典型的意象加深方法（Palmer，1993b）。对于治疗师来说，温和地强调触发词"向下"和"现在"是有帮助的，这似乎会让来访者进入更深层次的放松。

可选的意象加深方法

我请你现在想象你站在之前你向我描述的那个山顶上

（停顿）

你只需要看风景，注意田间植物的颜色

（停顿）

当你从山上往下看时，你会看到山脚下草地里的奶牛

（停顿）

你可以感受到脸上有阳光的温暖

（停顿）

过一会儿

（停顿）

但还不是现在

（停顿）

你将向山脚的方向向下走三步，每次走一步

（停顿）

走完第三步的时候，你就到达山脚下的草地了

（停顿）

你每向下走一步，都会感觉比现在放松一些

（停顿）

过一会儿，你将迈出向下的第一步，但还不是现在，当你开始这样做的时候，你会感到非常放松

（停顿）

现在你可以迈出向下的第一步了

（停顿）

现在，你比几秒钟前、几分钟前、几小时前、几天前，甚至几周前都感到更加放松

（停顿）

现在你已经走到下山路程的三分之一了，请注意你的视野出现了怎样的变化

（停顿）

花些时间环顾一下你已经非常熟悉的景色。当你环顾四周时，注意感受你有多放松

（停顿）

你能看到自己现在离山脚更近了吗？你看草地的视野也变好了

（停顿）

过一会儿，我要请你迈出向下的第二步，当你迈出第二步时，你会比现在更加放松

（停顿）

现在就迈出下山的第二步

（停顿）

现在，你感觉比几秒钟前、几分钟前，甚至几个小时前都更加放松

（停顿）

当你接近山脚时，你的视野又改变了，草地看起来更近了，如果你回头看向山，可以观察山顶现在看起来有多远

（停顿）

看看田野里的植物和奶牛，闻一闻树篱中花朵的香气

（停顿）

你现在感觉非常放松，好像是真的在最喜欢的乡村小路上漫步

（停顿）

过一会儿，但还不是现在，你就会迈出向下的最后一步，当你到达草地时，你会感到非常放松

（停顿）

现在迈出向下的最后一步

（停顿）

现在，你感觉非常非常轻松，比几秒钟前、几分钟前，甚至几小时前都放松得多

（在这个时候，继续使用认知重构脚本）

认知重构

这是催眠过程的关键部分，治疗师可以调整先前评估出的来访者思维偏差以及无用的信念和行为，并插入有力的应对策略来直接对抗（Palmer，1997b，2008b）。脚本可以根据来访者可能会出现的任何状况，例如偏头痛等，进行一定程度的更改。反复强调催眠在治疗时间以外的积极作用也很有用（Palmer，1993b，2008b）。这可能带有有益的催眠后效，也是催眠的重要成分。

应对意象可以帮助来访者应对困难的情况，例如应对演讲或应对恐惧症（Palmer and Dryden，1995；Palmer，2008b）。理性情绪意象可以用来证明来访者可以承受困难的处境和事件。向前的时间投射意象可以用来强调来访者能够承受当前的不利情况，让他们认识到事情很少会无限期地"糟糕"下去（Lazarus，1984，1998；Palmer and Dryden，1995）。但是，针对特定问题选择适当的意象技术很重要。

在我们的脚本中，"停顿"有助于强调认知重建并增强其效果（Palmer，1993b，2008b）。

症状消除

如果来访者在处理特定的心身问题或身体症状时遇到困难，就进入症状消除阶段。如果省略此阶段，那么就在这时插入结束的脚本。症状清除针对来访者可能感觉痛苦的特定症状，例如过敏、焦虑、哮喘、不好的习惯（如暴饮暴食或吸烟）、与压力有关的头痛、失眠、偏头痛、疼痛、惊恐发作、恐惧症、抽搐、皮

肤病、语言障碍等（Palmer，1993b）。脚本中的文字说明可能有助于缓解偏头痛和紧张性头痛。哈特兰（Hartland，1971）的杰出著作《医疗和牙科催眠及其临床应用》（*Medieal and Dental Hypnosis and its Clinical Applications*）或更新版（Heap and Aravind，2001）提供了一系列症状消除脚本可以作为参考。

在接待出现压力症状或有身体疼痛的来访者时，重要的是确保来访者没有潜在的器质性疾病，如果存在这种可能，则需要将其转介给合适的医生。

结束

结束阶段是催眠程序的最后一部分。如果来访者在催眠脚本完成之前就睁开了眼睛，那么就要求他们闭上眼睛并执行结束阶段。

事后解说

了解来访者对体验的想法和感受，并回答他们在会谈时可能存在的任何疑问将有助于提升咨询效果。尤其是当来访者希望在以后的会谈中再次接受催眠时，询问他是否希望修改脚本的某个部分会很有意义。

完整的催眠脚本

以下脚本均来自帕尔默（Palmer，1993b）。

初步导入

尝试让自己尽可能舒服地坐在椅子上
（停顿）
如果你想的话，可以闭上你的眼睛
（停顿）

如果你愿意的话，听一听房间外的噪声

（停顿）

那么现在来听一听房间里的噪声

（停顿）

这些噪声可能会在整个会谈过程中来来去去，你可以选择让它们从你的脑海中掠过，也可以选择忽略它们

（停顿）

你可能会注意到这些噪声和我的声音在会谈期间将变得越来越柔和，这是很正常的现象，表明你正处于催眠状态

（停顿）

让你的整个身体逐渐柔软松弛

（停顿）

现在闭上眼睛，头不要动，我希望你试着向上看，闭上眼睛向上看

（停顿）

注意疲劳、困倦的感觉

（停顿）

还有放松的感觉

（停顿）

将关注点放在你的眼部肌肉上

（停顿）

当你的眼睛感到非常非常非常疲倦时，让你的眼睛自然垂下

（停顿）

注意眼睛疲劳、困倦和放松的感觉

（停顿）

接着把这种感受从你的脸庞转移到你的下巴上

（停顿）

现在放松你的下巴

（停顿）

如果你的牙齿是咬紧的，试着松开它们

（停顿）

现在放松你的舌头，如果它碰到你的上颚，那就让它自然落下

（停顿）

让放松的感觉慢慢从你的脸部转移到额头

（停顿）

在你的头顶

（停顿）

在你的脑后

（长时间停顿）

然后慢慢向下穿过颈部肌肉

（停顿）

向下一直到你的肩膀

（长时间停顿）

现在专注于放松你的肩膀，让它们沉下来

（停顿）

现在，让肩膀放松的感觉逐渐沿着右臂向下移动，经过上臂肌肉、肘部、手腕、手掌直到右手指尖

（长时间停顿）

现在，让肩膀放松的感觉逐渐沿着左臂向下移动，经过上臂肌肉、肘部、手腕、手掌直到左手指尖

（长时间停顿）

让肩膀放松的感觉慢慢地向下移动到胸腔，再向下转移到腹部

（停顿）

注意每次呼气时，你会感到越来越放松

（停顿）

让那种放松和疲倦的感觉从肩膀向下移动到背部，向下经过背部肌肉

（长时间停顿）

让放松的感觉逐渐沿着右腿向下移动，经过腿部肌肉、膝盖直到脚踝

（停顿）

再到右脚，最后向下到脚趾

（长时间停顿）

现在让放松和疲倦的感觉顺着左腿向下移动

（停顿）

经过腿部肌肉、膝盖直到脚踝

（停顿）

再到左脚，最后向下到脚趾

（长时间停顿）

我现在给你一点时间

（停顿）

这样你可以专注于身体上任何想要进一步放松的部位

（如果有必要，可以有 15 秒或更长时间的停顿）

加深

现在我要你把注意力转移到呼吸上

（停顿）

注意每次呼气时，你会感到越来越放松

（停顿）

每次呼吸，你都会感到很放松，非常非常放松

（停顿）

慢慢地通过鼻子吸气，然后通过嘴巴慢慢把气呼出去

（停顿）

每次呼吸

（停顿）

都会有新鲜的空气

（停顿）

你变得越来越放松

（停顿）

随着你变得越来越放松，你也逐渐地越飘越远

（停顿）

在每次呼吸时，你都变得越来越困

（停顿）

放松的程度也在逐渐加深

（停顿）

注意你在放松时呼吸速度会越来越慢

（停顿）

随着你进入越来越深、越来越稳定的放松状态中

（停顿）

你向下进入了深度放松的状态

（停顿）

每次呼气时你的整个身体都会变得越来越放松

（停顿）

我要慢慢地数到五，我在数的过程中，你会比你现在要放松得多

（停顿）

一

（停顿）

现在，与几分钟前相比，你变得越来越放松，与几秒钟前相比，你变得越来越放松

（停顿）

二

（停顿）

注意你的心情非常放松，你甚至很难一直专注于我的声音

（停顿）

三

（停顿）

现在每次我说一个数字，在每次你呼气时，你都会感到非常深层次的放松，在你听我的声音的时候，一种排山倒海般的疲倦和放松感包围着你

（停顿）

四

（停顿）

你现在感觉比几秒钟前、几分钟前更放松了。在我过一会儿说"五"的时候，你会感到非常放松

（停顿）

五

（停顿）

现在，你比以前感到更加放松，比几秒钟前、几分钟前、几个小时前更加放松

（停顿）

认知重构

现在你非常放松，你是如此放松，以至于能非常清楚地觉察到我在对你说什么

（停顿）

你可以非常清楚地觉察到，你对我可能提供给你的任何一个积极的、有益于你的暗示都持开放态度

（停顿）

你感到非常放松，当我对你的健康提出积极暗示时，你会接受这些暗示，并且随着时间的推移，即使你不和我在一起了，你也会感觉越来越好

（停顿）

我的暗示会从你脑海中掠过，而你能够记住所有会影响你感受的相关暗示

（停顿）

还有影响你想法的暗示

（停顿）

影响你行为的暗示

（停顿）

当你在本次会谈中越来越放松时，你会发现你获得了新的能量，可以帮助你应对最近可能遇到的任何问题

（停顿）

新的能量来减轻疲劳

（停顿）

新的能量来帮助你专注于目标

（停顿）

你的身体和心灵都充满了新的力量来应对内外部的压力

（停顿）

渐渐地，你将再次沉醉在生活中，期待着新的一天的到来

（停顿）

随着每一天的流逝，你将比过去一段时间更加放松、平静

（停顿）

你再也没有那么紧张，也更少担心无关紧要的事情

（停顿）

在这种状态下，你的信心会增长，你过去的恐惧将成为遥远的记忆

（停顿）

每一周、每一天、每一小时、每一分钟、每一秒，你的独立性都在增强

（停顿）

当你学习应对生活事件时，任何焦虑、抑郁、内疚或压力的感受都会消失（注意根据来访者提出的问题确定相关的情绪或身体状态）

（停顿）

你将能够更轻松地应对困境

（停顿）

你将不再听到自己说"我受不了"，而是客观地对自己说"的确是不愉快的，但我可以忍受"

（停顿）

当你认识到你可以忍受各种情况时，你拖延的时间就会减少，并且能够更轻松地开始和继续执行任务

（停顿）

你会问自己事情是否真的很糟糕。它们可能的确很糟糕，但是真的很可怕吗

（停顿）

你发现你可以忍受各种情况，而且其实在绝大多数情况下事情也没那么糟糕，当你意识到这一点，你就可以更容易地直面自己的恐惧

（停顿）

如果你在某项任务上失败，那么你不会认为自己一败涂地或自己是愚蠢的

（停顿）

这仅仅意味着你没有达到目标

（停顿）

仅此而已

（停顿）

你将更多地学会根据自己本来的样子接纳自己，而不只是根据自己的成就

（停顿）

你的内部规则和要求，包括许多不必要的、僵化的"必须"和"应该"

（停顿）

将会变成你的偏好和"可能"，随后你的焦虑感会减轻（根据来访者提出的问题来定位相关情绪）

（停顿）

随着时间的推移，你将感觉越来越好，你的生活也将得到改善

（停顿）

你的担心将成为过去

（停顿）

你将能够把它们抛在身后

（停顿）

症状消除的一个例子

每一天、每一周、每一个月

（停顿）

当你变得更加放松

（停顿）

而且不再那么紧张

（停顿）

你肩膀的紧张感

（停顿）

颈部的紧张感都会逐渐消失

（停顿）

你会以让你觉得放松的姿势站着或坐着

（停顿）

而且当你这样做时，你会感到很舒服，任何痛苦都会成为遥远的回忆

（停顿）

如果你现在将注意力集中在你的脸上

（停顿）

在你的头部

（停顿）

在你的颈部，感受你是如何更深层次地放松的

（停顿）

渐渐地，你的头部和面部开始感到温暖

（停顿）

随着你越来越能感受到这种温暖，你开始比几分钟前更加放松

（停顿）

一天一天

（停顿）

当你的身体和精神都感觉不那么紧张时，这种放松状态有助于防止头痛的发生

（停顿）

因为疼痛通常与压力和紧张有关

（停顿）

在这种越来越放松的状态下，一天天过去了

（停顿）

紧张感少了，疼痛就会减轻

（停顿）

如果你再次感到头痛

（停顿）

那么你可以坐下来，放松你的肩膀

（停顿）

放松颈部肌肉

（停顿）

放松脸部和头部

（停顿）

痛苦会逐渐消失

（停顿）

结束

过一会儿，但还不是现在，我将数到三，当我这样做时，你睁开眼睛醒来，你会感到放松，精神焕发

（停顿）

对于催眠过程中发生的事情你可以选择记住还是忘记，你能完全掌控自己的身心

（停顿）

这次就在（在这里插入日期、时间、位置）*醒来*

（停顿）

当我数到三时，你会醒来（注意这时治疗师应越来越大声地说出后面的数字）

（停顿）

一

（停顿）

二

（停顿）

三

（停顿）

当你准备好了的时候，慢慢睁开你的眼睛

对催眠的评价

阿尔伯特·埃利斯发现，来访者达到的恍惚状态的深度对催眠效果没有太大影响。因此，恍惚状态不是必需的，而且如果来访者无法专注于认知重构阶段，这种状态在某些情况下会适得其反。建议来访者将催眠过程录下来并定期在家中

收听录音。埃利斯鼓励来访者每天听录音，持续听一到两个月，这样理性情绪行为疗法的信息能够被有效吸收（Ellis，1986，1993）。埃利斯通常只在一次会谈中使用催眠，他尽可能不使用催眠技术，但在必要时会将其用作治疗的辅助手段。

适应症和禁忌症

催眠适用于心身疾病和与压力有关的疾病，例如愤怒、焦虑、哮喘、过敏、行为问题（例如吸烟、抽动、暴饮暴食和体重控制）、脸红、有或无先兆的偏头痛、抑郁、内疚、痛苦、高血压、失眠、肠易激综合征、疼痛、恐惧症、身体紧张、羞耻、皮肤病（例如湿疹）、压力、言语障碍（例如结巴）和紧张性头痛（Hartland，1971；Kirsch, et al.，1995，1999；Palmer，1993b；Palmer and Dryden，1995；Tefikowa et al.，2013）。催眠也可用于提高运动表现和工作相关表现（Palmer，2008b）。

从20世纪初以来催眠就被应用在治疗中，比如用于"炮弹休克"或"创伤性神经症"的治疗（Edgell，1926；Pfister，1917）。这些症状现在通常被称为创伤后应激障碍（PTSD）。但是，研究表明，催眠可能不会成为干预PTSD的备选方案，因为单独进行认知重构或与暴露疗法相结合更加有效（Penava，1995）。有趣的是，支持疗法是最无效的干预手段，而短程心理动力疗法与催眠效果相当。在这一领域需要进行更多的研究，因为如果催眠技术整合了想象暴露和认知重构的方法，那么该技术可能会更有效。在其他地方也讨论过类似的方法，但指导性较弱（Moore，1993）。

帕尔默和德莱顿（Palmer and Dryden，1995）告诫，不要在来访者受药物或酒精影响时使用催眠。一般而言，对患有严重精神病的患者不得采用催眠方法，尽管这一观点已经受到了挑战（Gafner and Young，1998；Spiegel，1983）。帕尔默和德莱顿还建议，对患有哮喘、癫痫或嗜睡症的来访者使用催眠时应格外小心，因为催眠（或其他形式的放松）在极少数情况下可能会加重病情。

结论

催眠作为认知行为疗法的一种治疗辅助手段，在治疗一系列临床和医学疾病时对于很多个体都是有益的。但是，从认知行为的角度来看，它也存在许多缺点（Palmer，1997b）：

- 在催眠的实际应用中，不包括直接让来访者验证其无益信念的有效性；
- 催眠不一定能帮助来访者重新构建自己的信念；
- 催眠会鼓励奇幻思维（magical thinking）；
- 催眠可能会强化"改变应该很容易"这样的观念；
- 催眠可能会阻碍来访者在会谈之外的练习。

虽然催眠可能有上述的不足，但鉴于短程认知行为疗法需要考虑如何让次数有限的会谈提高效率，以达到最优的疗效，因此催眠可能对一定比例的来访者有益。

实践要点

1. 当来访者要求催眠时，是将其作为短程认知行为疗法的辅助手段还是将其作为认知干预本身，治疗师需要判断哪一种选择更有益于来访者。

2. 为来访者做好催眠准备工作，并为如何进行认知和行为水平上的干预提供理论依据，即帮助来访者接受有用的应对策略。

3. 在使用催眠之前，请确保已评估来访者的思维偏差和无益信念。

4. 协商有益的替代方案，以应对思维偏差和无益信念。

5. 讨论在脚本中引入聚焦于解决来访者问题的应对意象或时间投射意象可能带来的益处。

6. 鼓励来访者使用数码设备录制会谈过程或为其提供一份录音。

第 **9** 章

短程团体治疗

将认知行为治疗应用于团体

在过去的几年中，认知行为疗法的进展包括开发计算机辅助程序、编写自助材料，以及将基于个体的治疗应用于团体。

团体治疗并不是什么新鲜事。在第二次世界大战期间，马克斯韦尔·琼斯（Maxwell Jones）在治疗人员缺乏，即大多数受影响的人无法进行个体治疗的情况下，成功地对士兵进行了"战争神经症"的团体治疗（Jones，1953）。在20世纪60年代，应用行为疗法的实验性团体治疗得到了发展，尤其是在使人逐级暴露于恐惧中的系统脱敏疗法上取得了成功（Lazarus，1961；Rachman，1966a, b）。霍伦和肖首先对抑郁症的团体认知行为疗法进行了研究（Hollon and Shaw，1979）。他们发现，相比于个体治疗，尽管团体形式可以治疗的人数更多，但团体治疗的脱落率也更高。

越来越多的文献和研究都在探讨如何在团体中兼具疗效和效率地展开治疗。有许多研究结果表明，团体认知行为治疗对于各种临床问题，如社交焦虑（Stangier et al.，2003）、惊恐障碍伴场所恐惧症（Lidren et al.，1994；Telch et al.，1993）、抑郁症（Burlingame et al.，2004；DeRubeis and Crits-Christoph，1998；Morrison，2001）、精神分裂症（Bechdolf et al.，2005）、双相情感障碍（Palmer et al.，1995；Patelis-Siotis et al.，2001）、神经性贪食症（Chen et al.，2003；Hartman et al.，1992）、强迫症（Fals-Stewart et al.，1993；O'Connor et al.，2005；Whittal and McLean，2002）等，与个体认知行为治疗是一样有效的。

如今，业界越来越需要兼具疗效和效率的治疗方法，而治疗师需要投入的时间也越来越多，这意味着与个体疗法相比，团体治疗对效率的提高可以高达50%（Morrison，2001）。研究者还考虑了受公共资助的和英国国民保健制度内心理治疗资源的成本－收益和效率（Department of Health，2001；Haaga，2000；Lovell and Richards，2000；Newman，2000；Scogin et al.，2003）。当前，有资质的治疗师短缺，许多需要心理辅导和治疗的来访者要么等待时间太长，要么根本无法获得他们所需要的帮助（Bebbington et al.，2000）。然而，在莱亚德报告发布

（Layand，2006）之后，英国政府最近的一项举措，即 IAPT 项目试图纠正这一问题，在分步护理干预中将重点放在了团体上。

如何提高效率和疗效是选取治疗方案背后的重要理由，这与本书其他章节讨论的标准是一致的，许多心理服务提供者在搜寻高质量心理服务的方法时，将团体治疗视为备选方案之一。有研究者（Morrison，2001；Scott and Stradling，1990）撰写了相关文章，讨论团体形式对整体的医疗系统财政开销的节约。

希望以最佳方式开展团体认知行为治疗的治疗师还需要了解团体历程，稍后我们将在本章对此进行简要探讨。团体形式的认知行为治疗与个体认知行为治疗明显是不同的。认知行为疗法的目标导向性，要与治疗师对团体历程方面的知识与理解相结合。

组建认知行为治疗团体前的注意事项

治疗师数量 / 治疗师技能

理想情况下，可以由两名或更多的治疗师带一个团体，团体带领者是经验丰富的临床从业者，具有认知行为治疗的技能、团体管理技能，能够担任老师、教练、向导、观察员和参与者的角色，有能力提出挑战。团体内有许多方面是需要注意的，有人建议"理想比例是每三名来访者配备一名治疗师，但经验丰富的治疗师可以管理多达八或九名来访者"（Free，2007）。若团体中仅有一名治疗师，他要积极主动地进行指导，要使整个团体跟上所安排的议题，提供治疗结构并时刻注意整个团体中发生的各种历程，这一系列的工作可能会令人精疲力竭。由于心理治疗会处理情绪问题，而这意味着可能会出现症状加剧的情况，尤其是对于中度抑郁的来访者。自杀的想法（即自杀意念）也可能会有所增加。此时，团体中的第二位咨询师可以处理这类问题或其他可能出现的问题，如鼓励团体中比较沉默的成员发声，而让团体带领者继续进行议题。我们建议，一名团体带领者配有一位异性的协同者，尽管这种搭配不一定很好实现。"同时拥有男性和女性带领者的团体，能代表现实中的社会。一名带领者可能也能胜任带领团体、关注团体成员的工作，但是男性和女性治疗师会从不同的角度示范行为。"（Alladin，1988）由男性女性共同带领团体，双方都可以为团体演示新的技能，也可以避免对男性或女性角色的刻板印象。

在一起工作的治疗师可能对他们所面临的困难有不同的处理方式，并且对于特定案例的最佳干预方法也有不同的想法。如果共同带领者互相支持并在团体内部出现任何困难时（困难是难免的）互相帮助，对团体会更加有利。如果在特定会谈期间，治疗师之间发生了任何问题，则应格外加以注意，应将这些问题留到在每次会谈结束后仅限两位治疗师之间进行的小结部分做讨论，同时也应纳入督导过程。治疗方式的多样性将使来访者了解到，通常有不止一种合适的应对方式。理想情况下，团体带领者和协同带领者应在团体开始之前讨论他们的角色，确定谁是每次会谈的主要带领者（每次会谈可以改变）以及谁是协同带领者。主要带领者负责安排议题、结构和呈现材料。协助的治疗师就可以聚焦于关注团体历程方面的所有因素（做笔记以供会议结束后讨论），并给予团体成员个别的关注或处理任何困难。两位治疗师都应具备团体管理技能，从而保证团体的互动不会被某一位成员所支配，导致只在某一个或某几个人的问题上消耗掉大部分的时间。还有许多其他潜在的问题领域也需要治疗师运用团体管理技能来处理，治疗师也需要区别团队认知行为治疗与个体认知行为治疗：例如，有的来访者会将非常个人化的素材带到团体，并试图邀请治疗师和其他团体成员进行讨论；有的人太好争论，不放过每一个话题；有的人一直在向别人提建议；有的人总是迟到（或从来没有参加过）；当然还有人始终沉默不语。亚隆（Yalom，1995）描述了团体中来访者常见的问题行为，如独占者、沉默者、觉得无聊的来访者、拒斥帮助的抱怨者、精神病患者、性格上难相处的来访者，以及边缘型人格的来访者。治疗师务必倾听来访者的意见，总结他们所讲的内容，保持共情，参照治疗开始时商定的基本规则，将会谈的主题继续进行下去。这或许不总是一帆风顺，但如果某一成员持续地出现困难，则可能有必要与此人在团体外讨论基本规则。有学者（Bielin et al.，2006: 104–9）讨论了团体中的各类问题行为及其管理策略。

团体的类型

当治疗师着手带领团体时，需要明确团体的类型。认知行为治疗团体通常具有心理教育性质，将治疗视为一种有教育意义的体验，来访者可以借此机会了解自己的状况，发现自己可以运用哪些技能 / 技巧来提升自己。因此，团体治疗是在为来访者自主的个人成长赋能，所以在运转良好的团体中，团体历程是能够通过个体治疗无法实现的方式来增进和正常化以上目标的。

认知行为治疗团体分为两大类。第一类聚焦在特定的问题领域，例如焦虑（White，2000）、抑郁（Lewinsohn et al.，1982，1984；Scott and Stradling，1990）、社交恐惧症（Heimberg and Becker，2002）、物质滥用（Monti et al.，2002）、伴有或不伴场所恐惧的惊恐障碍（Lindren et al.，1994；Sharp et al.，2004）、双相抑郁（Palmer et al.，1995；Patelis-Siotis et al.，2001）、进食障碍如神经性贪食（Chen et al.，2003；Leung et al.，2000）和精神分裂症（Chadwick et al.，2000；Kingsep et al.，2003）。

针对特定人格障碍，相应的研究和团体治疗方案都非常匮乏。但是对于边缘型人格障碍，莱恩汉的辩证行为疗法（DBT）模型引领了前进的方向（Linehan et al.，1993）。

第二类认知行为治疗团体没有那么聚焦，团体成员有不同的问题，治疗是为他们提供广泛的认知行为技能，成员们尝试运用这些技巧解决自己生活中的问题。例如，团体成员的主要问题可能各自不同，但他们也都在几个共同的方面遭遇了困难，例如总是寻求保证、难以自信决断表达、回避、社交退缩、愤怒，等等。这类团体可能会聚焦在各种治疗成分上，这些成分出自那些针对特定问题而开发的治疗方案（如第一类团体的专病方案），旨在不断强化情感、认知和行为的交互作用。治疗师对这类团体需要特别留心，以确保工作的素材是连贯有联系的，这也是麦克·弗里（Free，2007）所采用的方法。针对个体治疗，全书都提到了个案概念化的重要性，而在团体治疗中通常不需要保证每个成员同时完成个案概念化。因此，主要的关注点是思维、情感和行为的交互作用——认知模型。但是，个案概念化仍可以在初次会谈时呈现给个人。

在这两种类型的团体中，成员会体验到大家都有自己的问题，互不相同，每个人之间也具有差异性，这有力地证明：不同的结果可以出自相同的出发点——改变是可能的。

团体带领者需要和协同带领者讨论确定团体的大小和参与人数，要考虑到可用房间的大小、协同带领者的人数、来访者问题的严重性以及会谈的持续时间和频率。然后，通过入组访谈仔细地选择来访者，访谈主题涵盖了先前在第 3 章中讨论过的所有评估要素。认知行为治疗团体通常是封闭的（即团体开始后不再有新成员加入），主要因为每一次会谈都将基于上一次会谈所学技能而展开。

对于会谈的持续时间和频率，可以考虑许多不同的配置。以下列出的是比较常见的配置。

- 在指定的周数内，每周一小时。横跨这么长的时段，可能导致脱落率更高，但治疗的节奏也可以较为松弛，是那些困扰或痛苦程度更高的来访者的理想选择。
- 在指定的周数内，每周两小时。来访者需要中间有短暂的休息以保持一定的注意力水平。该方案适合动机更强的来访者。
- 每周两次，每次一小时。该方案对住院患者的团体治疗更有用。

入组选择

团体的类型和来访者的筛选是相辅相成的。一旦确定了团体的类型，下一个考虑因素就是如何选择来访者。在开始之前，所有成员都要经过仔细筛选，以确保能够适合认知行为团体。针对特定障碍的认知行为团体也需要依据 DSM-5 的标准进行诊断（APA，2013）。

我们在第 3 章中讨论了如何判断个体是否适合进行短程认知行为疗法，并提出了一些方案来帮助治疗师选择治疗的潜在对象。除此之外，我们还介绍了沙夫兰和塞加尔（Safran and Segal，1990a）编制的"短程认知疗法适配性评定量表"，该量表是公认的针对个体认知行为治疗的筛选工具。同样的工具可以用来评估团体认知行为治疗的适用性，使用前面提到的十个维度进行评估/筛选访谈（根据团体的背景，来访者可能已经接受了临床的评估，确定了他们目前面临的问题，但是可能没有对团体适用性进行筛查）。在这次访谈中，人际风格因素的评估很重要，这会影响团体的顺利进行。例如，如果治疗师观察到来访者出现了某些行为，如公开表达自杀意念、反复寻求保证、不愿自我披露、说个不停却不肯倾听、曾发生过关系破裂（来访者负主要责任）、情感淡漠或缺乏幽默感，这些都有可能表明来访者不太能从参加团体中受益。但治疗师也需要权衡，并找到平衡点，因为这些表现可能就是一些来访者的问题的体现。例如，罹患焦虑症的人可能就会寻求保证！

在团体开始之前，治疗师务必与来访者面对面地进行入组访谈。从这次会谈中获得的信息能让治疗师决定在团体治疗中纳入或排除谁。这种治疗前的会谈也能让来访者习惯认知行为疗法的模型，提前为团体治疗做好准备。下文专栏中给出了入组访谈涉及的主要内容。

如果来访者出于"现实方面的困难、人际参与、人际学习、领悟力、智力、心理及人际关系等原因"而无法参加团体的主要活动，则应将他们排除在团体治疗之外（Yalom and Leszcz，2005: 234）。这更像是一个将不适合的人排除在外的过程，然后"继续接受其余的人"，也表明从实用角度出发，排除标准比纳入标准更重要。

需要考虑的资源

房间的选择

必须保证房间足够大，足以容纳所有的人员，房间要有良好的照明和通风，特别是无噪声、无干扰。治疗师必须有足够的空间，可以围绕着团体舒适地走来走去，而又不会影响到团体成员。房间内要有一块白板、一台笔记本电脑以及投影仪。团体成员配备纸笔，用于书写笔记。椅子可以放置成圆形、马蹄形或围在桌子边上。屏幕、白板和活动挂图的位置要方便成员看到，避免将椅子摆成一排排的形式，旨在促进团体互动。

入组访谈涉及的项目

- 确定来访者的治疗准备。
- 确定来访者对治疗的期待。
- 提供团体治疗的原理（与个体治疗的不同）。
- 让来访者熟悉团体的带领者（至少是其中的一位）。
- 消除关于团体治疗的任何迷思、成见和恐惧。
- 开始确定个人目标。
- 讨论对团体的承诺、定期以及准时参加会谈的重要性。
- 介绍量表与问卷。
- 介绍两次会谈之间任务的重要性。
- 讨论保密性。
- 介绍个人责任。
- 了解来访者的人际风格，以及是否适用团体认知行为治疗模型。
- 考虑年龄、文化、语言、性别、智力及肢体残障等方面对团体历程的影响。
- 提供有关团体会谈结构的信息。

茶歇

从团体社交的角度来看，在每次会谈开始之前，为参与团体治疗的来访者提供茶、咖啡和其他茶点是一种很好的额外福利，来访者正好可以在完成他们的问

卷 / 量表后以及在休息时间补充水分。如果无法提供茶点的服务也应提前告知来访者，以便他们可以自行带上饮品。

准备讲义

每次会谈开始之前都应预留足够的时间，也应考虑周全，准备好所需的讲义（包括所需的任何问卷）。以正确的顺序复印好资料很重要，如果顺序错了，可能会干扰会谈之间任务的完成，从而影响进度，或使团体带领者从重要工作中脱离出来，慌忙解决没有安排好的材料！打印好材料，在个体治疗中可能也算一项重要的工作，但在团体治疗中这个环节绝对是非常关键的。

团体历程

在个体认知行为治疗中，治疗关系贯穿着整个疗程，而在团体认知行为治疗中，团体历程则占主导地位。当然，治疗师也是这个团体的一部分！

长期以来，许多人从不同角度研究了团体历程。亚隆从临床心理学的角度广泛研究了此类历程，其发现总结在他的著作《团体心理治疗：理论与实践》（*The Theory and Practice of Group Psychotherapy*）中，该书首版于 1970 年出版，2005 年出版了修订后的第 5 版。

团体历程有很多定义，通常是指团体中发生的事情，特别是来访者之间和团体内部关系模式的发展和演变（Beck and Lewis，2000；Yalom and Leszcz，2005）。伯林盖姆等人（Burlingame et al.，2004）提出了一个团体历程的定义，其中包括团体发展、治疗师风格（包括领导力特征）、团体的时间安排、团体结构和人际反馈。亚隆和莱兹克兹（Yalom and Leszcz，2005: 150）将其形容为"此时此地"的互动。很少有人关注认知行为治疗中的团体历程，这一直是治疗师困惑的领域，也是一个新的研究领域。但是，比林及其同事（Bieling et al.，2006: 22–44）基于认知行为疗法的框架研究了团体历程。他们认为从认知行为疗法的角度而言，以下这些因素对于团体历程非常重要。

- 团体成员症状的相互影响。
- 团体成员人格风格的相互影响。
- 一位团体成员的改善 / 恶化对其他团体成员的影响。
- 团体成员之间的互动方式。
- 治疗师与团体成员之间的治疗关系（例如是否彼此喜欢或信任）。
- 团体成员之间的治疗关系（例如是否彼此喜欢或信任）。
- 协同治疗师之间的治疗关系（如果有协同治疗师的话）。
- 团体成员退出或缺席对团体的影响。
- 个体变量对团体的影响：

  - 来访者的期望；
  - 来访者对治疗的满意度；
  - 可预测疗效的个体变量；
  - 团体治疗对来访者的适用性。

- 改变的团体机制：

  - 互相鼓舞；
  - 包容；
  - 团体学习；
  - 不再只关注自己；
  - 团体凝聚力；
  - 团体中的情绪加工。

还有一种改变的机制是正常化。

团体发展

所有团体都随着时间的推移而发展，通过多个阶段的变化可以了解总体进展。科里（Corey，2000）从团体治疗的角度提出了团体疗法以及团体理性情绪行为治疗的阶段，共分为六个阶段：准备阶段、初始阶段、过渡阶段、工作阶段、结束阶段和治疗后议题阶段，这些可以与本书提到的起始阶段、中期阶段和结束阶段相对应。我们将简要概述这六个阶段，而治疗起始、中期和结束阶段的说法也广泛适用于团体治疗。针对这些阶段，治疗师应灵活处理，而且每个阶段也并未设定时限。实际上，一个团体也可能会随时进入或退出某一个阶段（Burlingame et al.，2004）。

团体的准备阶段始于与来访者的第一次会谈，治疗师会进行团体治疗适用性的初始评估，并创建团体情景。就像个体认知行为疗法一样，这次会谈应围绕认知行为治疗进行讨论，了解来访者的期望，识别特定的治疗目标。但是，在团体认知行为治疗中治疗师会提供有关团体治疗工作的信息，包括保密的重要性、治疗师对来访者准时定期参与治疗以及投入团体活动的期待（这些也已包含在基本规则中）。与来访者的第一次会谈是建立治疗联盟的起点，鼓励来访者做出改变并灌注希望。灌注希望以及让来访者相信特定疗法的疗效，都有助于他们留在治疗之中（Yalom and Leszcz，2005）。

在治疗的初始阶段，应确立团体规范。成员们期待团体带领者提供指导和会谈结构。带领者应建立信任与开放的氛围，促进成员们相互尊重，基于团体的基本规则与目标为认知行为治疗做好铺垫（Corey，2000），并处理好成员参与性的问题。尽管团体成员可能会探索自己在团体内的不同角色，但他们的行为表现与其人际关系模式是一致的。团体认同也是在这个阶段形成的，治疗师通过技术的运用来使团体的重点从带领者身上转移到团体的凝聚力上（Lewis and Beck，1983）。

治疗的过渡阶段建立在信任和开放的基础之上。当成员们逐渐感到安心稳定，不再那么敏感了，也开始关注治疗及认知行为技术能否帮助自己时，常会有冲突出现。尤其是当成员们开始关注自己的想法、感受和行为时，他们可能会担心自己症状加重。成员也会表达对团体带领者、治疗或其他成员的顾虑，甚至会通过考验带领者和其他成员来观察这个环境究竟有多安全。在这一阶段，全体人员可能都会感到不舒服，但这也是一个必经的阶段，有助于解决有些人不愿参与进来的问题，还可以鼓励大家更多地探索对团体的顾虑。带领者应该维系团体成员间的良好沟通，鼓励他们以尊重和专业的态度解决纠纷，带领者的工作是提供平衡和支持。这一阶段是非常重要的，可以为团体进入到下一个阶段做准备。在下一个阶段，团体会更多地聚焦于解决成员们一开始入组时提出的问题与困境。

工作阶段包括在团体内外学习新技能，在这一阶段成员们要商讨每次会谈之间的任务，完成并达到设立的目标。在该阶段，成员们的信任和安全感逐步提升，并始终聚焦在"此时此地"。治疗师会鼓励成员们探索自己的难题，并给予成员们积极的和建设性的反馈。在这个阶段，成员们也需要勇于尝试不同的思维方式、感受和行为。大家对于结束团体进行讨论也是必要的，如此一来，成员们可以认识到自己有责任在团体外的日常生活中实践新学到的认知行为技巧，从而为团体治疗的结束做好准备。在该阶段，成员们的收获也是最具建设性的。

在结束阶段，团体带领者帮助团体讨论治疗收尾的相关议题，帮助成员们做告别的表达（通常来说，这也是很有帮助的一个团体练习），帮助成员们梳理学到了什么，以及如何将这些技能运用到现在和将来的实际生活中。团体带领者有必要强化成员们在整个团体治疗过程中做出的改变，以及确认还有哪些目标是他们需要继续努力达成的（当来访者开始做自己的治疗师时）。该阶段可进行团体的评估，治疗师与成员们讨论后续随访事宜。

在治疗后议题阶段，治疗师会邀请成员们做一次随访性会谈，考察进展情况，发现还存在的阻碍并解决问题。该阶段的工作可能还包括向来访者推荐其他的资源，如计算机化的认知行为治疗工具或服务、进一步的阅读以及补充性的认知行为治疗工作坊。能够提供团体干预的心理服务机构，也可以邀请来访者参加更合适他们的团体。例如，对于一位共患抑郁和焦虑的来访者，可以请他相继参加抑郁团体和焦虑团体。这可能有益于巩固来访者在第一个团体中形成的技能与领悟，也有助于其他团体成员建立希望，得到鼓舞。

督导

无论是团体治疗还是个体治疗，督导都是必需的。在团体治疗的过程中，对团体带领者而言，有充满挑战的时刻，有茫然无措的时刻，也有沉迷其中的时刻。无论是有经验的团体带领者还是受训者，都可以通过团体督导的过程学习到很多，例如如何基于认知行为疗法的必要成分来开展治疗工作。督导师可以传授技术与知识，也可以提供持续性的训练；讨论团体治疗前、治疗期间和治疗后出现的顾虑、担忧或困难。最好选择有团体认知行为治疗经验的督导师做督导，可使认知行为疗法和团体治疗彼此结合，相辅相成（例如，理解团体发展和 CBT 中的团体历程，如治疗师风格、领导力特点、团体的时间安排与结构）。

认知行为治疗团体的典型组织及结构

当两名或更多的治疗师一起工作时，务必拿出时间研究能保证 CBT 团体顺利进行的所有要素。周详的计划是最为重要的，这可以使治疗师和来访者在合适的时间组成团体，按计划好的日程及时长进行会谈。治疗师要统计好名册，准备好讲义，想好使用哪些问卷（取决于所依据的团体方案）；在每次会谈开始时先要分配好时间，以便讨论讲义素材和成员们提到的自身困难；在每次会谈结束时要进行简要的总结，包括会谈过程中或技术上的议题。

基本规则

尽管治疗师在入组访谈时可能已经向团体成员介绍了基本规则，但为了强调其基础性和重要性，仍应将此作为首次会谈的重点。

治疗师：我们发现在团体开始之前，提出一些基本规则有助于团体顺利进行，可以让大家利用好时间，清楚彼此之间的期望，并营造一种相互支持的氛围，让咱们所有的人都有平等的机会参加讨论和活动。这有助于大家在团体中学习认知行为技巧，并尽快应用到自己的日常生活中。

以下是团体治疗的基本规则：

- 保密性；

- 准时和规律的出勤；

- 完成每次会谈之间的任务；

- 所有人都有均等的时间；

- 给予反馈、提问；

- 相互支持。

治疗师应展示以上基本规则并邀请团体成员们说说自己的看法，提出建议。每一条规则都会被单独讨论，并请成员们提出问题及互相反馈。

保密性和对团体的参与度是必须讨论的基本要素。对于保密性，最好进行公开的讨论。如果来访者在团体会谈中讨论自己的经历，就有可能会了解到其他成员的信息，尤其是大家在团体中接力分享自己的所学所感时。所以对于团体成员来说，务必都要认同不在团体以外提及或说起别人的私人信息，如家庭住址、联系电话、婚姻状况、年龄或其他私人问题。治疗师也应特别强调考勤和及时完成每次会谈间任务的重要性，说明原因和道理。必须指出，团体规则是心理教育性的，其展示方式将更像是在成人教育中教授新的技能。成员们有机会在会谈中练习这些技能并将其应用到自己身上，而当他们回家后针对新技能做进一步的练习时，练习的机会自然也会越来越多。而在家中练习的次数越多，成员们从团体认知行为治疗中受益的可能性就越大。治疗师务必要向团体成员们传达，他们自己有责任学习新技能并将这些技能应用于日常生活之中。还必须强调的是，每位成员都将有机会分享看法及提问。认知行为疗法的过程会提供理想的环境，让那些太爱分享的成员约束自我，同时让那些难以表达的来访者可以在支持性的环境中表达自我。治疗师会鼓励团体成员们进行互动和彼此支持，这一点将随着团体的发展而发展。

团体会谈的典型结构

第一次会谈很重要，因为它为之后的会谈奠定了基础。请记住，这可能是成员们第一次与治疗师公开讨论自己的问题，或者是他们第一次作为心理治疗团体的成员来讲述自己的问题。参加团体的来访者，尤其是初次参加的人，是很容易感到紧张的。对比之后的会谈，治疗师可能需要在首次会谈中表现得更主动一些，面对来访者的犹豫，给予更多的接纳和鼓励。

典型的团体会谈结构与前文讲过的个体会谈结构没有什么不同，不过也可根据参与人数的变化对顺序做一些微调。具体会谈结构如下：

- 检查来访者的心境；
- 简要回顾这一周的情况；
- 回顾作业；
- 简要概述上次会谈的内容，给予反馈，将两次的内容进行衔接；
- 寻求共识、讨论新议题；
- 布置作业；
- 在会谈结束时寻求反馈，总结要点。

我们将简要概述一次比较典型的会谈过程。团体带领者会将一些特定的治疗理念传达给团体，这些理念也会融入并贯彻整个会谈过程。例如，焦虑管理团体可能会聚焦于安全行为。成员们在每次团体会谈开始之前填写问卷，旨在检查心境以及回顾这一周以来的情况，团体带领者也要在会谈前简短回顾这些问卷。同样，问卷还可以评估成员们这一周以来是否出现了行为改变或遇到了困难情景。治疗师在会谈中还会请来访者简述自己一周以来的情况。在简要回顾作业时，最好能有一位成员先自愿分享，然后再给每位成员发言的机会。这对治疗师来说是一个特别好的机会，可以将来访者的现实问题融入准备好的会谈素材之中做探讨。但如果没有控制好，这种回顾可能会消耗大量的时间。所以治疗师务必教授成员们言简意赅地发言，让每人的发言都保持在几分钟之内。成员们通过这种信息交流，可以了解彼此的生活，从而增强团体凝聚力。

在"简要概述上次会谈的内容，给予反馈，将两次的内容进行衔接"这一部分，治疗师可以简单总结上一次会谈的内容，讨论成员们还未解决的误解或困惑。治疗师对上次的会谈内容进行提问，可以发现成员们有没有误解治疗的相关理念。如果有团体成员难以理解某一理念，那他们可能会跟不上团体的进度，甚至完全退出团体，因为认知行为团体的性质就是每一次会谈都是基于上一次进行的。及时总结能使成员关于认知行为疗法的知识和技能得以继续发展，治疗师可以将团体成员的实例与本次会谈要介绍的新材料联系起来。

完成上述几项工作后，治疗师就可以考虑在会谈中讨论新议题了。上述几项工作对于所有的团体会谈都是通用的，可以通过活动挂图或幻灯片向成员们展示。团体带领者先概述本次会谈所聚焦的主要治疗理念，然后根据本次会谈中的新概念和成员们对之前素材的学习，与团体成员共同决定新的议题内容（针对某一次会谈），新议题也会写出来展示给所有的成员。这样有助于会谈结构和时间管理，如果成员们的讨论超时，治疗师就可以引领大家回到议题中。成员们可能也有自己的议题想要在会谈中集中讨论，不过这需要与治疗师所依据的治疗方案中有关该次会谈的素材相结合。治疗师对团体治疗的过程越有经验，团体过程也就越顺利、越轻松。有时候，成员们会纠结于某一特定概念，而治疗师务必做出决策，是坚持讨论这一概念／理念，还是要为了整个团队着想，继续下一话题（相关成员可以在会谈之外再花时间讨论）。虽然会谈保持灵活性有助于创造成员学习的机会，但考虑到治疗方案计划使用的会谈素材和进度，会谈依照计划的议题进行也至关重要。团体和个体认知行为治疗的主要区别在于，不同的议题内容都会受到许多人的影响，所以团体治疗可能需要更长的时间。

在会谈结束前留出足够的时间讨论和布置作业，这对于推进治疗以及建立来访者的责任感至关重要。治疗师会根据会谈的内容及团体方案来量身定制家庭作业，并尽可能使用来访者自己的例子。治疗师也要做简要的总结，涵盖特定的治疗理念／概念，并结合来访者自己的例子，这对于巩固新领悟和新知识至关重要。在会谈即将结束时，治疗师要向团体成员寻求反馈，保证他们理解了会谈的素材以及相关的会谈要点。

对于很多问题与病况，团体认知行为治疗的有效性已获得了研究证明。考虑到效率及成本－收益比例的因素，越来越多的组织机构已经要求治疗师参与到团体干预的带领工作中。治疗师需要接受足够的培训，积累一定程度的经验和能力，才能带领团体。IAPT 项目的推行，让业界认识到了心理教育性质的团体在分步护理干预中的作用（e.g. Pimm，2008；Clark and Turpin，2008）。关于认知行为团体治疗的文献目前还不多，希望这一领域在不久的将来会有进一步的发展。我们也希望本章内容对读者了解该领域有所帮助，推荐感兴趣的读者参阅前文提到的文献（e.g. Bieling et al.，2006；Free，2007；White，2000;White and Freeman，2000）。

实践要点

1. 团体认知行为治疗与个体治疗有所不同，可能需要治疗师更有效地利用好时间。

2. 统筹考虑本章介绍的带领认知行为治疗团体所需考虑的因素，以及你所在组织机构的条件，认真考虑团体工作是否可行和合适。

3. 确定团体是聚焦于特定的问题领域（如焦虑或抑郁），还是一般性的团体。将治疗方案作为团体工作的指南。

4. 确定团体的持续时间和会谈频率。

5. 通过评估和入组访谈来选择成员。请参照入组访谈中的项目。

6. 学习团体历程的知识，提升相关意识。

7. 熟悉团体发展的各个阶段以及每个阶段不断变化的重点。

8. 周详计划团体治疗，充分安排好首次会谈的结构。

9. 使用"基本规则"一节中介绍的内容和附录 4 来制定基本规则和会谈结构。

10. 确保所有物料准备到位，保障团体的平稳运行。

第 **10** 章

治疗方案

我们在对认知行为疗法的概述中，提到过短程认知行为疗法已全面应用于抑郁症的治疗中。下文给出了短程认知行为疗法应用于抑郁症和其他特定类型问题的一些推荐方案。无论治疗焦点是什么，治疗师都务必与来访者一起合作形成对个案的概念化，并在治疗中对其重新进行审视和更新。该过程通常包括列出与问题相关的认知行为模型，具体的模型可参见在各个治疗方案开头列出的参考文献。自本书第一版出版至今，英国卫生部也已发表了《为抑郁症和焦虑症患者提供有效认知行为疗法所需的胜任力》一文（Roth and Pilling，2007）。这是 IAPT 项目的核心资源，该项目旨在依托英国国家医疗制度提供循证心理治疗服务，读者也可在网上获取该文献（见参考文献）。文中包含一张胜任力图，详细讲解了通用的治疗胜任力、CBT 基本胜任力、CBT 特定胜任力、针对特定问题的胜任力，能向遇到特定问题的人提供认知行为治疗所需的通用以及 CBT 特定元胜任力。针对同一个问题（例如惊恐障碍），胜任力和治疗方案可以说是缺一不可，因为治疗师需要特定的胜任力才能提供 / 实现方案中设定的各种治疗要素。在一些针对特定问题的胜任力中，有多种干预形式，我们在后文给出的治疗方案可能涉及了不止一种干预形式。本书所推荐的这些方案，是不能孤立使用的，而要与本书概述的认知行为疗法的过程和技术相结合加以运用。与特定方案有关的问卷请见附录 3。

应该注意的是，在认知行为疗法早期发展阶段，暴露技术一直都是解决焦虑类障碍的方法，而现在行为实验得到了更多的重视。这二者也都包含在我们的方案中，但治疗师需要向来访者解释其中的原理：暴露技术是以习惯化理论为基础的，而行为实验则着重于检验无益信念的正确性。

英国国家健康与保健优选研究所发布了一系列免费的临床指南，概述了特定障碍的治疗方法。不过这些指南并不全是认知行为取向的，也提供了一些关于其他干预措施的见解，所以认知行为治疗师在需要转介的情况下也要意识到有这些干预措施可以作为备选方案。我们在以下治疗方案中纳入了相关的指南。

治疗师在使用治疗技术和一些方法时，保持开放的心态是非常重要的，因为对于特定的障碍而言，没有哪一种方案是对所有的来访者都完美适用的。真正成功的治疗其实是来访者的"自我治疗"，我们作为从业者需要促进或干预这个过程。治疗师可以主动鼓励来访者采用一种认知的、意象的或行为的技术，但只有来访者本人才能决定是否做出相应的行动。认知行为治疗相关的一些自助材料，如文章、书籍、音视频等，能提升治疗方案的效果，因为来访者可以在会谈以外的时间使用这些素材，更有助于他们理解所罹患的障碍或运用特定的技术（例如 Shafran et al.，2013；Szymanska and Palmer，2012；Palmer and Wilding，2011），以及从真实的案例中学到更多。

当来访者存在自杀意念或行为时（或者可能还没有被发现），往往会引发治疗师特别的关注与行动，所以本章有一节是关于自杀的。来访者存在自杀意念往往会给受训中的治疗师造成巨大的焦虑感。

惊恐障碍

- 每周会见来访者。
- 协助来访者发掘他的消极思维，并形成一个假设，接着对这一假设进行检验；识别惊恐障碍生理上、认知上和行为上的恶性循环。
- 治疗的主要目标是调整来访者对身体感受灾难化的解释，识别高警觉的状态，基于"惊恐障碍的认知模型"觉察并阻断安全行为和回避行为。
- 运用行为实验来重现和缓解症状，例如在会谈中请来访者有意地做过度换气练习。
- 通过心理教育、有引导的探索和思维挑战，得出替代性的、非灾难化的解释。
- 通过讨论（苏格拉底式对话）和行为实验，检验灾难化和非灾难化解释的正确性；视认知为假设，而不是事实。
- 在治疗中重现惊恐的感觉并检验惊恐发作的后果。
- 协助来访者阻断安全行为。
- 帮助来访者认识到过度换气的生理后果；教授腹式呼吸技巧，并同时在放松的情景和焦虑情景中使用。

- 考虑运用放松训练，但要小心不要让其成为一种安全行为（Bernstein and Borkovec，1973；Goldfried and Davison，1976；Jacobson，1938；Öst，1987；Palmer，1993b）。脚本参见第 7 章。
- 更多参考信息：Barlow and Craske（1989，2007）；Beck（1987）；Beck et al.（1985）；Bennett-Levy et al.（2004）；Clark（1986）；Clark and Salkovskis（in press）；Craske and Barlow（2007）；Hackman（1998）；NICE（2004a）；Salkovskis（1988）；Salkovskis and Clark（1991）；Salkovskis et al.（1991）；Wells（1997）。

社交恐惧症

- 告诉来访者焦虑和惊恐的影响有哪些。
- 教授应用性放松，如果症状主要是生理方面的，将暴露疗法与放松训练相结合使用。
- 教授如何控制过度换气。
- 向来访者介绍社交恐惧症的认知行为疗法模型——引导来访者探索负面评价背后的恐惧。建立个性化的社交恐惧症模型，将来访者的消极自动思维、安全行为、焦虑症状以及自我关注（导致对负面评价的预期）都联系起来。
- 来访者对社交或表现情景的初步预期，会高估负面结果的概率，使用假设检验来检验和反驳这些信念。
- 认知重建：反复识别和挑战这些会引发来访者社交恐惧的特定思维。
- 识别常见的思维偏差，检验并质疑它们。
- 设计行为实验，检验无益信念的正确性。
- 建立不同层级的焦虑情景，使用主观不适感量表（SUDS）评分——使用 10 个左右题目。鼓励来访者暴露在可能遭遇负面评价的情景中，从而证明最高程度的恐惧并不成立。治疗师的准备是非常重要的。来访者在多样的情景中进行暴露往往更有效。如果症状主要是行为方面的，那么仅使用行为治疗即可。

- 教授进行自信、决断地表达的技巧。
- 在每次会谈中设计符合认知模型的家庭任务 / 作业。
- 更多参考信息：Beck et al.（1985）；Bennett-Levy（2004）；Clark（2005）；Heimberg and Becker（2002）；Hope et al.（2006）；Liebowitz et al.（1985）；Lucock and Salkovskis（1988）；Mattick and Peters（1988）；Mattick et al.（1989）；Öst et al.（1981）；Wells（1997，1998）。

广泛性焦虑障碍

- 在治疗开始时和来访者讨论治疗的目标，将治疗师和来访者的目标进行匹配：目标既要切合实际，又要具体，要聚焦在减轻焦虑而不是消除焦虑上。
- 阐述治疗的基本原理和障碍的相关信息，包括焦虑管理、认知行为疗法、行为实验、分级暴露、诱因的线索引发作用以及过度警觉和回避在焦虑维持中的作用。觉察"认为担忧发挥了积极作用的"（偏差）信念以及认为担忧会造成灾难化后果的信念。自我监测是全然觉察到焦虑并在早期阶段就阻断其发展的关键所在。
- 传达信息："长久的思维和行为模式是可以改变的"，但也要指出，改变多年习惯的思维和行为不会一蹴而就。
- 向来访者赋能，请他们为自己行为的改变负责并认识到自己需要练习所学的技巧。
- 教授来访者基于现实来评估危险的真实性。
- 给出不再做"寻求保证"行为的原因 / 道理。
- 监测治疗外的"寻求保证"行为。

- 强调定期完成作业的重要性。
- 使用来访者的问题模式来帮助他们理解自己的症状，也让认知行为治疗的框架更清晰。
- 教授来访者渐进式放松和应用性放松，讨论放松的重要性。
- 帮助来访者认识到，紧张既是焦虑的后果，也可以是引发进一步焦虑的线索。
- 帮助来访者识别和解决不切实际的想法和担心：区分即刻的恐惧和对未来的焦虑；识别高估风险和灾难化倾向；关注无法忍受不确定性的焦虑。
- 介绍怎样将注意力从对未来的担忧上转移到对现实情景的观察上。
- 形成一些应对策略用于应对威胁性的情景。
- 关注回避行为，给出其背后的原因 / 原理。
- 运用行为实验来检验诱发焦虑的信念的正确性。
- 聚焦于逐级暴露（搭配反应阻止）——运用想象暴露来做预演。
- 介绍问题解决技术。
- 更多参考信息：Andrews et al.（1992）；Bennett-Levy et al.（2004）；Bernstein et al.（2000）；Borkovec and Sharpless（2004）；Brown et al.（2001）；Butler and Booth（1991）；Butler et al.（1991）；Dugas（2004）；Dugas and Koerner（2005）；Dugas et al.（2007）；Durham and Allan（1993）；Hunt and Singh（1991）；NICE（2004a）；Wells（1997）；Zinbarg et al.（2006）。

抑郁

- 鼓励来访者接纳自己的抑郁情绪，让来访者熟悉自己的症状，包括抑郁的认知三角（对自我、他人和未来的消极认知）。
- 评估当前的困难。
- 共同商议一个问题清单，确保里面的问题都是详细清晰的。

- 定义目标，在对一个抑郁程度较严重的来访者进行治疗的早期阶段，合适的做法是更多地聚焦于行为干预，而不是认知干预。
- 在初次会谈时评估来访者的绝望感和自杀想法，确定这些想法的严重程度。
- 询问和收集自杀相关信息：是否做了自杀计划，计划得有多详细，是什么阻止了他们实施自杀。自杀干预方面的更多信息可见本章最后一节。
- 监测来访者的心境。
- 解释认知模型。
- 在合作的基础上形成认知概念化。
- 教授来访者安排带来愉悦感和成就感的活动时间表，并给每个活动按 0 ~ 10 评分。
- 识别自动思维。使用练习表（如附录 2 和附录 18 的表格）。
- 采用行为实验识别和反驳思维偏差。使用附录 2 的表格。
- 教授一些认知重建的技巧，告诉来访者优先解决让他们倍感压力的那类问题。
- 形成应对策略。
- 为遭遇退步做好准备。
- 确保治疗中包含了预防退步或复发的环节。
- 更多参考信息：Abramson et al.（1978）；Beck（1967，1976）；Beck et al.（1979）；Fennell and Teasdale（1987）；Lewinsohn et al.（1982）；Martell et al.（2001）；NICE（2004b；2009，2016）；Rehm（1982）；Scott（1998）。除了活动计划方法，还可参考同样适合抑郁的行为激活技术（e.g. Martell et al., 2010）。

强迫症

- 向来访者解释治疗原理，包括逐级暴露、反应阻止和习惯化、行为实验，同时给出实例。

- 确保来访者可以认识到主动参与治疗对自己的重要性，探讨家人或其他重要他人是否参与治疗，以及他们是不是在一定程度上维持了来访者的行为模式和回避行为。

- 如果来访者存在仪式化行为和侵入性思维，那么请他列出引发不适的刺激线索、诱发原因、仪式化行为的冲动以及对这类刺激的反应。

- 辨识并讨论假如没做强迫行为会有哪些可怕的后果；聚焦在对于伤害真的发生时的情景的切合现实的评价上。

- 讨论预想性焦虑的作用，强调预期某种事件的发生比实际遭遇该事件更容易引发焦虑。在会谈时解释这一点。

- 检验和质疑无益信念，尤其是对确定感、控制感和责任感的需求。

- 关注来访者在逐级暴露中是否使用了分心策略，帮助来访者在暴露过程中降低高焦虑体验。在实境暴露不适用时（例如，来访者没有仪式化行为，或者其恐惧主要与伤害别人有关，或仅仅是心理意象），使用想象暴露。可尝试运用各种感官成分来促进想象的真切感。

- 辨识是否存在闯入性思维，或对此的中和反应。

- 给强迫思维分级评分，请来访者尽量克制自己中和这些思维的冲动。

- 使用录音设备反复播放最不能引发来访者焦虑的一些语句，让来访者暴露在这种情景下，并对不适感和焦虑进行评分（见第7章）。

- 布置类似的家庭作业。

- 对于每种思维的习惯化，变化录音的音调与音量或在之前的回避情景中听录音也许会更有帮助。

- 其他习惯化技术可能也有帮助：反复书写侵入性思维，同时阻断内隐的中和反应。

- 家庭作业，如来访者自行实施的反应阻止是治疗不可缺少的一部分。

- 更多参考信息：APA（2007）；Bennett-Levy et al.（2004）；Foa（1979）；Foa et al.（1983a, b, 1985）；Kozak and Foa（1997）；NICE（2005a）；Salkovskis（1985）；Salkovskis and Warwick（1985）；Salkovskis and

Westbrook（1987）；Salkovskis et al.（1998）；Steketee（1993）；Wells（1997）。

创伤后应激障碍

- 鼓励来访者讲述创伤的整个故事，觉察其中的总体走向、强烈的感官或身体动作成分以及明显的缺失部分；识别主要的闯入性记忆。确认从创伤性事件发生以来让来访者最痛苦的是什么。
- 询问应对策略，常涉及认知或情绪上的回避、安全行为、过度警觉或物质滥用。和来访者讨论这些策略是如何让问题持续存在，并与来访者一同工作，停止这类行为。
- 探讨这些策略是否有用，假如有用，又能持续多久。
- 教授富有建设性的应对策略来处理闯入性记忆。
- 管理这些记忆（面对它们）。帮助来访者觉察自己着陆于此时此刻，从而让其在一个安全的空间里重现这些记忆。
- 帮助来访者解锁正面的记忆。
- 帮助来访者看到一个与创伤分离的自我（不再与创伤有关的自我），不再只将自己看作受害者或幸存者，而是看作一个有完整经历（包括了创伤事件之前和之后）的完整的人。
- 鼓励来访者保持活力，规划出时间做一些开心愉快的事情。
- 教授一些问题解决的技巧。
- 回到创伤事件发生前的自我和生活方式。
- 降低由创伤引发的无助感。
- 处理与创伤记忆有关的情绪问题，如内疚、羞耻、愤怒、恐惧和悲伤，正常化这些反应。
- 重写创伤的脚本，重建新的意义，取代创伤时所产生的无益想法。

- 帮助来访者与他人重新联结，建立人生目标，鼓励他们和伴侣／家人谈论创伤。
- 建立新的目标并拆解成可操作的小步骤，循序渐进。
- 聚焦创伤前和创伤后的思维偏差，帮助来访者识别自己的思维偏差。
- 引出创伤相关的核心信念；检验、质疑并发展出更有益的信念。
- 聚焦情绪性信息的加工过程，例如教授来访者暂停一下，想一想某一情绪意味着什么，而不是直接就对此做出行为反应。
- 帮助来访者辨识诱发闯入性记忆的感官线索，并通过聚焦在当下的感觉体验上来阻断诱发刺激与闯入性认知之间的联系；学会将现实与创伤性事件区分开来。
- 帮助来访者命名自己的情绪状态，并理解这些状态。
- 使用合适的意象技术来协助加工创伤事件。
- 让来访者暴露在相关的回避情景中，如有可能可以再访创伤事件的发生地。
- 鼓励来访者将创伤前的体验／经验重新继续下去。
- 如有必要，可以教授来访者一些放松的技巧。
- 介绍如何预防退步或复发。
- 更多参考信息：Andrews et al.（1994）；Barlow（1988）；Bennett- Levy et al.（2004）；Clark and Ehlers（2004）；Ehlers and Clark（2000）；Ehlers et al.（2005）；Foa and Kozak（1986）；Foa et al.（1989）；NICE（2005b）；Ochberg（1996）；Scott and Palmer（2000）；Scott and Stradling（1992，1998）；Scott（2013）。

特定恐惧症

- 识别来访者恐惧的特定对象，可能是某个事物（例如狗）或场景（例如高处）；确定症状、严重程度和对日常生活的影响。

- 血液或外伤恐惧症的独特之处在于，当来访者暴露于诱发刺激时，可能会晕厥。

- 治疗的主要目的有三个：（1）当暴露在恐惧对象或场景中时降低焦虑水平；（2）减少预期的焦虑；（3）减少对恐惧对象或场景的回避和安全行为。

- 短程治疗主要是行为上的：鼓励来访者面对害怕的对象或场景，即暴露治疗。

- 暴露应该对来访者具有挑战性，但不至于无法承受。

- 暴露的时长要足以等到焦虑程度的下降。

- 使用量表测量焦虑水平，并监测进展，参见第4章。

- 在可能的情况下，实境暴露比想象暴露更好。

- 跟来访者合作性地设计暴露的步骤，建立恐惧对象或场景的层级。

- 从恐惧水平最低的对象或场景开始暴露，然后逐级进行，直到恐惧水平最高的一级（例如，从小蜘蛛逐渐到巨大的毛绒蜘蛛）。

- 治疗师可能有必要示范合意的行为或做角色扮演。

- 系统脱敏疗法使用了逐级的想象暴露，同时结合放松技术，以将焦虑水平降到最低。

- 治疗中的认知成分包括：应对性的自我对话、重新命名和重评恐惧对象或场景，意识到继发性焦虑（对恐惧的恐惧）对于恐惧症的维持作用。

- 行为实验可用于检验认知和假设的正确性（注意：行为实验的重点在于认知重建，相较而言，行为暴露的成分不是其最重要的部分）。

- 介绍如何预防退步或复发。

- 更多参考信息：Andrews et al.（1994）；Barlow（1988）；Beck et al.（1985）；Bennett-Levy et al.（2004）；Craske et al.（1997）；Foa and Kozac（1986）；Marks（1986）；Öst（1987；1997，2012）；Pachana et al.（2007）；Wolpe and Lazarus（1966）。

单次会谈的治疗

- 如果来访者需要在短时间内处理特定的任务、危机，或者有时需要面对自己恐惧的情景（如在工作中演讲）时，常会安排单次会谈的治疗。

- 在会谈开始前，治疗师告知来访者治疗可能会持续 1 ~ 2 个小时。有可能的话，治疗师最好预先了解来访者的问题，并为其提供一些有关认知行为疗法的阅读材料，如书籍、文章、讲义或网站。

- 鼓励来访者给会谈录音，除非另有禁忌，这样他可以在治疗之外回听录音，便于回忆怎样使用这些技术。

- 解释单次会谈治疗的局限性，即能实现的治疗目标是有限的。设置议题，记录目标问题。治疗师应从现实出发，避免在一次会谈中尝试太多的内容。

- 形成一个快捷的概念化，并与来访者分享。概念化应聚焦在与目标问题有关的无益信念和行为上，同时也要纳入来访者的优势及可用的资源。写下来访者觉得有助于自己的问题改善的一切内容。

- 治疗师需要决断表达。如果来访者想讨论一系列的问题，提醒他时间是有限的，并询问他讨论其他的问题是否会有助于解决先前商定好的目标问题。

- 如果来访者罹患了某种恐惧症，只要可能，尽量要在会谈中进行实境暴露。

- 言简意赅。避免提供冗长的解释。

- 大约每 30 分钟提醒一下来访者剩下的时间，要一直注意时间。

- 根据来访者的情况决定要在会谈中关注哪些信念——负面的自动思维、中间信念、核心信念，还是三者的结合。如果可能，请与来访者讨论。咨询师也需谨记：一次会谈不足以修正核心信念，要有切合现实的预期。

- 使用简单和直接的干预措施及技巧，聚焦关键性的无益信念和行为。如果来访者的生理唤起过高，就使用放松技术。

- 在会谈中练习相应的技术，以确保来访者理解怎样使用。

- 如有必要，也可以运用问题解决技术。将问题分解为可操作的小步骤，有必要时还可以使用应对性的自我对话、意象练习和放松技术。

- 为了检验会谈是否有用，可鼓励来访者给治疗师发送进展报告（写信、电子邮件或电话报告）。

- 更多参考信息：Dryden（2017）；Ellis（1995）；Ellis et al.（1998）；Feltham（1997）；Lazarus（1997）；Marks（1989）；McMullin（2000）；Palmer and Dryden（1995）；Talmon（1990）。

自杀

- 下面列出了自杀相关的问卷：

  ■ 生存理由量表（Linehan，1985）——测量自杀的保护性因素；

  ■ 贝克自杀意念量表（Beck and Steer，1991）；

  ■ 贝克绝望量表（Beck and Steer，1993b）——评估自杀风险程度；

  ■ 自杀预测量表（Beck et al.，1974a）；

  ■ 洛杉矶自杀预防量表（Los Angeles Center for Suicide Prevention，1973）；

  ■ 贝克抑郁量表第二版（Beck et al.，1996）；

  ■ 抑郁症状量表—自杀倾向分量表（Joiner et al.，2002）。

- 更多参考信息：Beck et al.（1974a, b, 1976）；Curwen（1997: 58–66）；Froggatt and Palmer（2008）；Palmer（2008c）；Robins et al.（1959）；Roy（1982, 1992）；Ruddell and Curwen（2008）；Schneidman（1985）；Symonds（1985）；Weishaar and Beck（1992）。

高风险因素

- 大部分自杀身亡的人都会将自杀意图至少告诉过一个人。
- 自杀在男性中比在女性中更常见，但是年轻男性的风险还在攀升。

- 风险随着年龄的增长而增加，单身、丧偶和离婚的人群风险最高。
- 要特别注意与曾经的自杀尝试有关的想法或认知。先前的自杀尝试可能是未来自杀的预测因子。
- 要特别注意当下的任何自杀冲动。
- 绝望的认知已被证明是自杀意念的最佳预测指标之一。
- 如果来访者坚信生活只是情感苦痛的无尽循环，那这可能意味着他认为自杀比活着是更好的选择。
- 如果来访者具有一个预计在未来24～48小时实施且使用致命器具的详细自杀计划，就是高风险状态了。来访者需要处在一个安全的环境或住院治疗。
- 罹患致命性或慢性躯体疾病的来访者，如长期慢性疼痛患者，跟罹患抑郁或其他精神障碍的来访者一样都面临着较高的风险。
- 滥用毒品和酒精的人、社交孤立者或失业者也有较高的自杀风险。

治疗性干预

任何希望结束生命的人都可以找到实现的方法。治疗师务必严肃对待有关自杀的所有信息。这些信息可以通过多种方式以及背景表达出来，例如，停止进食或饮水，放弃个人财产或整理个人事务，写信表达不同方面的自杀意向，能体现自杀相关思维的画作或其他象征符号以及口头表达。治疗师不要害怕与来访者讨论自杀意念。治疗师如果遵循以下的指导原则进行探讨，是不会增加自杀风险的。

- 针对绝望的想法。
- 聚焦于加强"活着"的想法和愿望，减弱"死亡"的想法和冲动。
- 教授问题解决的技能：

  ■ 觉察情绪变化；

  ■ 觉察无益思维；

  ■ 引入（认知和行为上的）实验；

■ 协助来访者制订替代自杀的有益的行动计划。

● 拿出更多时间探讨和关注来访者的自杀念头或其近期的自杀尝试。

● 帮助来访者以非灾难化的视角来理解自己的生活危机。

● 帮助来访者提升对未来的希望，让他们明白除自杀以外还有其他的选择。

实践要点

1. 本章的治疗方案应结合全书所概述的认知行为疗法的一般原则及做法来结合使用，而不是被孤立地使用。

2. 基于本章内容、其他的资源以及培训，继续深化你对治疗方案的认识。

3. 任何想要结束自己生命的人都可以找到实现的方法。

4. 时刻警惕那些最可能造成自杀风险的因素。

5. 大部分自杀身亡的人都会将自杀意图至少告诉过一个人。

6. 严肃对待所有关于自杀的信息，不要害怕与来访者讨论自杀意念，这种讨论不会增加自杀的风险。

7. 先前的自杀尝试可能是未来自杀的预测因子，表明未来有自杀的可能。

8. 有即刻、致命和详细自杀计划的来访者需要一个安全的环境或住院治疗。

9. 结合使用问卷与其他评估方法有助于评估个体的自杀风险。

中英文术语对照表

贝克焦虑量表	Beck Anxiety Inventory，BAI
贝克绝望量表	Beck Hopelessness Scale
贝克抑郁量表	Beck Depression Inventory，BDI
贝克自杀意念量表	Beck Scale for Suicide Ideation
辩驳	countering
标准连续体法	criteria continuum method
部分住院	partial hospitalization
创伤事件减少法	trauma incident reduction，TIR
单次会谈治疗	single session therapy，SST
动物催眠	animal mesmerism
短程认知疗法适配性评定量表	Suitability for Short-term Cognitive Therapy Rating Scale
短程认知行为疗法	brief cognitive behaviour therapy
对立观点技术	point-counterpoint technique
多模式疗法	multimodal therapy
多模式生活史量表	Multimodal Life History Inventory，MLHI
二加一模型	two-plus-one model
反驳负面信念代言人	devil's advocate disputing
干扰表现的想法	performance interfering thoughts，PITs
干扰任务的认知	task interfering cognitions，TICS
个案概念化	case conceptualization

功能失调态度量表	Dysfunctional Attitude Scale，DAS
固定角色疗法	fixed role therapy
过早脱落	premature attrition
汉密尔顿焦虑量表	Hamilton Anxiety Scale，HAS
汉密尔顿抑郁评定量表	Hamilton Rating Scale for Depression，HRSD
核心信念	core belief
核心信念工作表	core belief worksheet
核心信念记录	core belief record
荒岛技术	deserted island technique
火柴人技术	stick technique
积极信息日志	positive data log
积极自动思维	positive automatic thoughts，PATs
减少复发	relapse reduction
简明疗法	abbreviated therapy
箭头向下技术	downward arrow technique
精神状态检查	mental state examination，MSE
快速评估工具	rapid assessment instruments，RAIs
理性 – 情绪角色扮演	rational-emotional roleplay
理性情绪行为疗法	rational emotive behaviour therapy，REBT
连续体法	continuum method
矛盾意向法	paradoxical intervention
内化陈述	internalized statements
能量疗法	power therapy
刨根问底技术	vertical arrow technique
评估	assessment
评量信念	belief scaling
奇幻思维	magical thinking
潜在信念	underlying beliefs
情感强暴	emotional rape

情绪释放技术	emotional freedom techniques，EFT
热认知	hot cognition
认知概念化	cognitive conceptualization
认知个案形成	cognitive formulation
认知行为疗法	cognitive behaviour therapy，CBT
认知正确性	validity of cognition，VoC
生存理由量表	reasons for living scale
时间投射意象	time projection imagery
思维场疗法	thought field therapy，TFT
思维偏差	thinking error
苏格拉底式提问	Socratic questioning
图式	schema
限定目标的疗法	limited goal therapy
消极自动思维	negative automatic thoughts，NATs
心理计划	mental plans
心理解说	psychological debriefing
信念改变表	belief change chart，BCC
言简意赅	verbal economy
眼动脱敏再加工疗法	eye movement desensitisation reprocessing，EMDR
抑郁症状量表—自杀倾向分量表	Depression Symptom Inventory-Suicidality Subscale，DSI-SS
意象	image/imagery
应对话语	coping statement
有计划的短程疗法	planned brief therapy
有时限的疗法	time-limited therapy
预防复发	relapse prevention
元情绪问题	meta-emotional problems
再总结工作表	resynthesis worksheet
正念认知疗法	mindfulness based cognitive therapy，MBCT

中间信念	intermediate belief
主观不适感量表	subjective unit of distress scale, SUDS
自动思维	automatic thought
自动思维记录表	automatic thought form
自我陈述	self-statements
自我对话	self-talk
自我药疗	self-medication
总结	summary

Abbasnejad, M., Mahani, K.N. and Zamyad, A. (2007) 'Efficacy of eye movement desensitiza- tion and reprocessing in reducing anxiety and unpleasant feelings due to earthquake experience', *Psychological Research*, 9(3–4): 104–17.

Abramson, L.Y., Seligman, M.E.P. and Teasdale, J.D. (1978) 'Learned helplessness in humans critique and reformulation', *Journal of Abnormal Psychology*, 87: 49–74.

Agras, W.S., Rossiter, E.M., Arnow, B., Schneider, J.A., Telch, C.F., Raeburn, S.D., Bruce, B., Perl, M. and Koran, L.M. (1992) 'Pharmacological and cognitivebehavioral treatment for bulimia nervosa: a controlled comparison', *American Journal of Psychiatry*, 149: 82–7.

Alexander, F. and French, T.M. (1974) *Psychoanalytic Therapy: Principles and Application*. Lincoln, NB: University of Nebraska Press (original work published 1946).

Alladin, W. (1988) 'Cognitive-behavioural group therapy', in M. Aveline, and W. Dryden, (eds), *Group Therapy in Britain*. Milton Keynes: Open University Press, pp. 125–6.

Alladin, A. and Alibhai, A. (2007) 'Cognitive hypnotherapy for depression: an empirical investigation', *International Journal of Clinical and Experimental Hypnosis*, 55(2): 147–66.

Andrews, G., Crino, R., Hunt, C., Lampe, L. and Page, A. (1992) 'A list of essential psycho- therapies'. Proceedings of the Annual Conference of the Royal Australian and New Zealand College of Psychiatrists. Canberra: Royal Australian and New Zealand College of Psychiatrists.

Andrews, G., Crino, R., Hunt, C., Lampe, L. and Page, A. (1994) *The Treatment of Anxiety Disorders: Clinician's Guide and Patient Manuals*. Cambridge: Cambridge University Press.

Antony, M.A., Craske, M.G. and Barlow, D.H. (2006) *Mastering Your Fears and Phobias. 2nd edn: Workbook*. New York: Oxford University Press.

APA (American Psychiatric Association) (2007) *Practice Guideline for the Treatment of Patients with Obsessive-Compulsive Disorder*. Arlington, VA: APA.

APA (American Psychiatric Association) (2013) *Diagnostic and Statistical Manual of Mental Disorders* (5th edn). Washington, DC: APA.

Aquilina, C. and Warner, J. (2004) *A Guide to Psychiatric Examination*. Lancaster: Pastest, Carnegie Book Production.

Arnold, M. (1960) *Emotions and Personality*, Vol. 1. New York: Columbia University Press.

Bard, J.A. (1973) 'Rational proselytizing', *Rational Living*, 12(1): 2–6.

Bard, J.A. (1980) *Rational-Emotional Therapy in Practice*. Champaign, IL: Research Press.

Barker, R.T. and Barker, S.B. (2007) 'The use of EMDR in reducing presentation anxiety: a case study', *Journal of EMDR Treatment and Research*, 1(2): 100–8.

Barkham, M. and Shapiro, D. (1988) 'Psychotherapy in two sessions: a research protocol'. *Social and Applied Psychology Unit Memo* No. 891, University of Sheffield, Department of Psychology.

Barkham, M., Moorey, E.J. and Davis, G. (1992) 'Cognitive-behavioural therapy in two-plus- one sessions: a pilot field trial', *Behavioural Psychotherapy*, 20: 147–54.

Barlow, D.H. (1988) *Anxiety and its Disorders: The Nature and Treatment of Anxiety and Panic*. New York: Guilford Press.

Barlow, D.H. and Craske, M.G. (1989) *Mastery of Your Anxiety and Panic*. Albany, NY: Graywind Publications.

Barlow, D.H. and Craske, M.G. (2006) *Mastery of your Anxiety and Panic: Workbook* (4th edn). New York: Oxford University Press.

Barlow, D.H. and Craske, M.G. (2007) *Mastery of your Anxiety and Panic: Therapist Guide for Anxiety, Panic, and Agoraphobia* (4th edn). Oxford: Oxford University Press.

Barlow, D.H., Craske, M.G., Cerney, J.A. and Klosko, J.S. (1989) 'Behavioral treatment of panic disorder', *Behavior Therapy*, 20: 261–8.

Barnhofer, T., Crane, C., Hargus, E., Amarasinghe, M. and Winder, R. (2009) 'Mindfulness- based cognitive therapy as a treatment for chronic depression: a preliminary study', *Behaviour Research and Therapy*, 47(5): 366–73.

Bartlett, F.C. (1932) *Remembering*. Cambridge: Cambridge University Press.

Baucom, D., Sayers, S. and Scher, T. (1990) 'Supplementary behavior marital therapy with cognitive restructuring and emotional expressiveness training: an outcome investigation', *Journal of Consulting and Clinical Psychology*, 58: 636–45.

Bebbington, P., Brugha, T., Meltzer, H., Farrell, M., Ceresa, C., Jenkins, R. and Lewis, G. (2000) 'Neurotic disorders and the receipt of psychiatric treatment', *Psychological Medicine*, 30: 1369–76.

Bechdolf, A., Kohn, D., Knost B., Pukrop, R, and Klosterkotter, J. (2005) 'A randomized comparison of group cognitive-behavioural therapy and group psychoeducation in patients with schizophrenia: outcome at 24 months', *Acta Psychiatrica Scandinavica*, 112: 173–9.

Beck, A.P. and Lewis, C.M. (eds) (2000) *The Process of Group Psychotherapy: Systems for Analyzing Change*. Washington, DC: American Psychological Association.

Beck, A.T. (1963) 'Thinking and depression: I. Idiosyncratic content and cognitive distortions', *Archives of General Psychiatry*, 9: 324–33.

Beck, A.T. (1964) 'Thinking and depression: II. Theory and therapy', *Archives of General Psychiatry*, 10: 561–71.

Beck, A.T. (1967) *Depression: Clinical, Experimental and Theoretical Aspects*. New York: Harper and Row.

Beck, A.T. (1970) 'Role of fantasies in psychotherapy and psychopathology', *Journal of Nervous Mental Disorders*, 150: 3–17.

Beck, A.T. (1975) *Depression: Causes and Treatment*. Philadelphia, PA: University of Pennsylvania Press.

Beck, A.T. (1976) *Cognitive Therapy and the Emotional Disorders*. Harmondsworth: Penguin.
Beck, A.T. (1978) *Depression Inventory*. Philadelphia, PA: Center for Cognitive Therapy.

Beck, A.T. (1987) 'Cognitive approaches to panic disorder: theory and therapy', in S. Rachman and J. Maser (eds), *Panic: Psychological Perspectives*. Hillsdale, NJ: Erlbaum.

Beck, A.T. (1988) *Beck Hopelessness Scale*. San Antonio, TX: The Psychological Corporation.
Beck, A.T. and Greenberg, R.L. (1974) *Coping with Depression*. New York: Institute for Rational Living.

Beck, A.T. and Steer, R.A. (1987) *Manual for the Revised Beck Depression Inventory*. San Antonio, TX: Psychological Corporation.

Beck, A.T. and Steer, R.A. (1990) *Manual for the Beck Anxiety Inventory*. New York: Psychological Corporation.

Beck, A.T. and Steer, R.A. (1991) *Beck Scale for Suicide Ideation*. San Antonio, TX: The Psychological Corporation.

Beck, A.T. and Steer, R.A. (1993a) *Beck Anxiety Inventory*. San Antonio, TX: The Psychological

Corporation.

Beck, A.T. and Steer, R.A. (1993b) *Beck Hopelessness Scale.* San Antonio, TX: The Psychological Corporation.

Beck, A.T., Ward, C.H., Mendelson, M., Mock, J.E. and Erbaugh, J.K. (1961) 'An inventory for measuring depression', *Archives of General Psychiatry*, 4: 561–71. in A.T. Beck, H.L.P. Resnick and D.J. Lettie (eds), *The Prediction of Suicide*. Philadelphia, PA: Charles Press.

Beck, A.T., Weissman, A., Lester, D. and Trexter, L. (1974b) 'The measurement of pessimism: the hopelessness scale', *Journal of Consulting and Clinical Psychology*, 42: 861–5.

Beck, A.T., Weissman, A. and Kovacs, M. (1976) 'Alcoholism, hopelessness and suicidal behaviour', *Journal of Studies on Alcohol*, 37: 66–77.

Beck, A.T., Rush, A.J., Shaw, B.F. and Emery, G. (1979) *Cognitive Therapy of Depression*. NewYork: Guilford Press.

Beck, A.T., Emery, G. and Greenberg, R.L. (1985) *Anxiety Disorders and Phobias*. New York: Basic Books.

Beck, A.T., Freeman, A., Pretzer, J., Davis, D.D., Fleming, B., Ottavani, R., Beck, J., Simon, K.M., Padesky, K., Meyer, J. and Trexier, L. (1990a) *Cognitive Therapy of Personality Disorders*. New York: Guilford Press.

Beck, A.T., Steer, R.A., Epstein, N. and Brown, G. (1990b) 'The Beck self-concept test', *Psychological Assessment. A Journal of Consulting and Clinical Psychology*, 2: 191–7.

Beck, A.T., Steer, R.A. and Brown, G.K. (1996) *Beck Depression Inventory* II (BDI – II). San Antonio, TX: The Psychological Corporation.

Beck, J.S. (1995) *Cognitive Therapy: Basics and Beyond.* New York: Guilford Press. Benson, H. (1976) *The Relaxation Response.* London: Collins.

Bennett-Levy, J., Butler, G., Fennell, M., Hackmann, A., Mueller, M. and Westbrook, D. (eds) (2004) *Oxford Guide to Behavioural Experiments in Cognitive Therapy*. Oxford: Oxford University Press.

Bernstein, D.A. and Borkovec, T.D. (1973) *Progressive Relaxation Training: A Manual for the Helping Professions*. Champaign, IL: Research Press.

Bernstein, D.A., Borkovec, T.D. and Hazlett-Stevens, H. (2000) *New Directions in Progressive Relaxation Training: A Guidebook for Helping Professionals*. Westport, CT: Praeger Publishers.

Bieling, P.J., McCabe, R.E., and Antony, M.M. (eds) (2006) *Cognitive Behavioural Therapy in*

Groups. New York: Guilford Publications.

Blackburn, I.M. and Eunson, K.M. (1988) 'A content analysis of thoughts and emotions elicited from depressed patients during cognitive therapy', *British Journal of Medical Psychology*, 62: 23–33.

Block, B.M. and Lefkovitz, P.M. (1991) 'American association for partial hospitalization: stand- ards and guidelines for partial hospitalization', *International Journal of Partial Hospitalization*, 7(1): 3–11.

Bonarius, J.C.J. (1970) 'Fixed role therapy – a double paradox', *British Journal of Medical Psychology*, 43: 213–19.

Borkovec, T.D. and Sharpless, B. (2004) 'Generalized anxiety disorder: bringing cognitive behavioral therapy into the valued present', in S. Hayes, V. Follette, and M. Linehan (eds), *New Directions in Behavior Therapy*. New York: Guilford Press, pp. 209–42.

Bowers, W.A. (1990) 'Treatment of depressed inpatients: cognitive therapy plus medication, relaxation plus medication, and medication alone', *British Journal of Psychiatry*, 156: 73–8. Brewin, C.R. and Bradley, C. (1989) 'Patient preferences and randomised clinical trials', *British Medical Journal*, 299: 313–15.

British Psychological Society (1990) *Psychotherapy Services in the NHS: The Need for Organisational Change*. Leicester: British Psychological Society.

British Psychological Society (2001) *The Nature of Hypnosis*. Leicester: British PsychologicalSociety.

Brown, T.A., O'Leary, T.A. and Barlow D.A. (2001) 'Generalized anxiety disorder', in D.A. Barlow (ed.) *Clinical Handbook of Psychological Disorders; A Step by Step Manual*(3rd edn). New York: Guilford Press, pp. 154–208.

Budman, S.H. (1981) 'Avoiding dropouts in couples' therapy', in A.S. Gurman (ed.), *Questions and Answers in the Practice of Family Therapy*. New York: Brunner/Mazel, pp. 71–3.

Budman, S.H. and Clifford, M. (1979) 'Short-term group therapy for couples in a health main- tenance organisation', *Professional Psychology: Research and Practice*, 10: 419–29.

Budman S.H. and Gurman, A.S. (1988) *Theory and Practice of Brief Therapy*. London: Guilford Press.

Budman, S.H., Clifford, M., Bader, L. and Bader, B. (1981) 'Experiential pre-group preparationand screening', *Group*, 5(1): 19–26.

Burlingame, G.M., MacKenzie, K.R. and Strauss, B. (2004). 'Small group treatment: evidence for effectiveness and mechanisms of change', in M.J. Lambert, A.E. Bergin and S.L. Garfield (eds), *Bergin and Garfield's Handbook of Psychotherapy and Behavior Change* (5th edn). New York: Wiley, pp. 647–96.

Burns, D.D. (1980) *Feeling Good: The New Mood Therapy*. New York: Signet. Burns, D.D. (1989) *The Feeling Good Handbook*. New York: Penguin.

Butcher, J.N. and Koss, M.P. (1978) 'Research on brief and crisis-oriented therapies', in S. Garfield and A.E. Bergin (eds), *Handbook of Psychotherapy and Behavior Change* (2nd edn). New York: Wiley, pp. 725–68.

Butler, G. (2009) *Overcoming Social Anxiety and Shyness*. London: Constable and Robinson.

Butler, G. and Booth, R.G. (1991) 'Developing psychological treatments for generalized anxiety disorder', in R.M. Rapee and D.H. Barlow (eds), *Chronic Anxiety. Generalized Anxiety Disorder and Mixed Anxiety-Depression*. New York: Guilford Press, pp. 187–209.

Butler, G. and Rouf, K. (2004) 'Generalized anxiety disorder', in J. Bennett-Levy, G. Butler, Fennell, A. Hackmann, M. Mueller and D. Westbrook (eds), *Oxford Guide to Behavioural Experiments in Cognitive Therapy*. Oxford: Oxford University Press.

Butler, G., Fennell, M., Robson, D. and Gelder, M. (1991) 'Comparison of behavior therapy and cognitive-behavior therapy in the treatment of generalized anxiety disorder', *Journal of Consulting and Clinical Psychology*, 59: 167–75.

Byrne, S.M., Fursland, A., Allen, K.L. and Watson, H. (2011) 'The effectiveness of enhanced cog- nitive behavioural therapy for eating disorders: an open trial', *Behaviour Research and Therapy*, 49(4): 219–26.

Callahan, R. (1985) *Five Minute Phobia Cure*. Wilmington, DE: Enterprise.

Carrington, P. (1993) 'Modern forms of meditation', in P.M. Lehrer and R.L. Woolfolk (eds), *Principles and Practice of Stress Management* (2nd edn). New York: Guilford Press.

Cautela, J. (1967) 'Covert sensitization', *Psychological Reports*, 20: 459–68.

Cautela, J. (1971) 'Covert conditioning', in A. Jacobs and L. Sachs (eds), *The Psychology of Private Events: Perspectives on Covert Response Systems*. New York: Academic Press.

Centre for Anxiety Disorders and Trauma, Questionnaires used by clinicians at the Centre for Anxiety Disorders and Trauma. Available at: https://cse.google.com/cse?cx=0175931040866 64998217%3Aqx1icjptw98&ie=UTF-8&q=anxiety%20questionnaire&sa=Search#gsc. tab=0&gsc.q=anxiety questionnaire&gsc.page=1 Accessed 20/08/2017.

Chadwick, P., Sambrooke, S., Rasch, S., and Davies, E. (2000) 'Challenging the omnipotence of voices: group cognitive behavior therapy for voices', *Behaviour Research and Therapy*, 38: 993–1003.

Chambless, D.L., Caputo, G.C., Bright, P., and Gallagher, R. (1984) 'Assessment of fear in agoraphobics: the Body Sensations Questionnaire and the Agoraphobic Cognitions Questionnaire', *Journal of Consulting and Clinical Psychology*, 52: 1090–7.

Chambless, D.L., Caputo, G.C., Jasin, S.E., Gracely, E., and Williams, C. (1985) 'The Mobility Inventory for Agoraphobia', *Behaviour Research and Therapy*, 23: 35–44.

Chen, E., Touyz, S.W., Beaumont, P.J.V., Fairburn C.G., Griffiths, R., Butow, P., Rusell, J., Schotte, D.E., Gertler, R. and Basten, C. (2003) 'Comparison of group and individual cognitive-behavioral therapy for patients with bulimia nervosa', *International Journal of Eating Disorders*, 33: 241–54.

Clark, D.M. (1986) 'A cognitive approach to panic', *Behaviour Research and Therapy*, 24: 461–70.

Clark, D.M. (1988) 'A cognitive model of panic attacks', in S. Rachman and J.D. Maser (eds), *Panic, Psychological Perspectives*. Hillsdale, NJ: Erlbaum, pp. 71–90.

Clark, D.M. (1989) 'Anxiety states: panic and generalised anxiety', in K. Hawton, P. Salkovskis, J. Kirk and D. Clark (eds), *Cognitive Behaviour Therapy for Psychiatric Problems: A Practical Guide*. Oxford: Oxford University Press.

Clark, D. M. (2005) 'A cognitive Perspective on Social Phobia', in W. Ray, W.R. Crozier and L.L. Alden (eds), *The Essential Handbook of Social Anxiety for Clinicians*. Chichester: John Wiley & Sons Ltd.

Clark, D.A. and Beck, A.T. (2002) *Manual for the Clark-Beck Obsessive Compulsive Inventory*. San Antonio, TX: The Psychological Corporation.

Clark, D.M. and Ehlers, A. (2004) 'Post-traumatic stress disorder: from theory to therapy', in R.L. Leahy (ed.), *Contemporary Cognitive Therapy*. New York: Guilford, pp. 141–60.

Clark, D.M. and Salkovskis P.M. (in press) 'Panic disorder', in K. Hawton, P. Salkovskis, J. Kirk and D. Clark (eds), *Cognitive Behaviour Therapy: A Practical Guide* (2nd edn). Oxford: Oxford University Press.

Clark, D.M., Ehlers, A., Hackmann, A., McManus, F., Fennell, M., Grey, N. and Wild, J. (2006) 'Cognitive therapy versus exposure and applied relaxation in social phobia: a randomized controlled trial', *Journal of Consulting and Clinical Psychology*, 74(3): 568.

Clark, D.M., Salkovskis, P.M., Hackmann, A., Wells, A., Ludgate, J. and Gelder, M. (1999) 'Brief cognitive therapy for panic disorder: a randomized controlled trial', *Journal of Consulting and Clinical Psychology*, 67(4): 583.

Connor, K.M., Davidson, J.R.T., Churchill, I.E., Sherwood, A., Foa, E. and Weisler, R.H. (2000) 'Social Phobia Inventory (SPIN)', *British Journal of Psychiatry*, 176: 379–86.

Cooper, M., Todd, G. and Wells, A. (2000) *Bulimia Nervosa: A Cognitive Therapy Programme for Clients.* London: Jessica Kingsley.

Cooper, P. (2009) *Overcoming Bulimia Nervosa and Binge Eating.* London: Constable and Robinson. Copeland, M.E. (1994) *Living with Depression and Manic Depression: A Workbook for Maintaining Mood Stability.* Oakland, CA: New Harbinger.

Corcoran, K. and Fischer, J. (1987) *Measures in Clinical Practice.* New York: Free Press.

Corey, G. (2000) *Theory and Practice of Group Counseling* (5th edn). Belmont, CA: Wadsworth/ Thomson Learning.

Cox, J.L., Chapman, G., Murray, D. and Jones, P. (1996) 'Validation of the Edinburgh Postnatal Depression Scale (EPDS) in non-postnatal women', *Journal of Affective Disorders*, 39: 185–9.

Craig, G. (1997) *Six Days at the VA: Using Emotional Freedom Therapy*, videotape. Available from Gary Craig, 1102 Redwood Blvd, Novato, CA 94947, USA.

Craske, M.G. and Barlow, D.H. (2006) *Mastery of Your Anxiety and Worry: Workbook* (2nd edn). New York: Oxford University Press.

Craske M.G. and Barlow D.H. (2007) *Mastery of Your Anxiety and Panic (Therapist Guide)* (4th edn). Oxford: Oxford University Press.

Craske, M.G., Antony, M.M., and Barlow, D.H. (1997) *Mastery of Your Specific Phobia: Therapist Guide.* San Antonio, TX: Psychological Corporation.

Cummings, N.A. (1990) 'Brief intermittent psychotherapy throughout the life cycle', in J.K. Zeig and S.G. Gilligan (eds), *Brief Therapy: Myths, Methods and Metaphors.* New York: Brunner/ Mazel.

Cummings, N.A. and Sayama, M. (1995) *Focussed Psychotherapy: A Casebook of Brief, Intermittent Psychotherapy Throughout the Life Cycle.* New York: Brunner/Mazel.

Curwen, B. (1997) 'Medical and psychiatric assessment', in S. Palmer and G. McMahon (eds), *Client Assessment.* London: Sage.

Curwen, B., Ruddell, P. and Palmer, S. (2015) 'Behaviour therapy', in S. Palmer (ed.) *The Beginner's Guide to Counselling and Psychotherapy* (2nd edn). London: Sage.

Department of Health (2001) *Treatment Choice in Psychological Therapies and Counselling: Evidence Based Clinical Practice Guidelines*. London: Department of Health.

De Jongh, A. and Ten Broeke, E. (2007) 'Treatment of specific phobias with EMDR: conceptualization and startegies for the selection of appropriate memories', *Journal of EMDR Practice and Research*, 1(1): 46–56.

DeRubeis, R.J. and Crits-Christoph, P. (1998) 'Empirically supported individual and group psy- chological treatments for adult mental disorders', *Journal of Consulting and Clinical Psychology*, 66: 37–52.

DiMauro, J., Dominguez, J., Fernandez, G. and Tolin, D.F (2013) 'Long-term effectiveness of CBT for anxiety disorders in an adult outpatient clinic sample: a follow-up study', *Behaviour Research and Therapy* 51(2): 82–86.

Dinnage, R. (1988) *One to One: Experiences of Psychotherapy*. London: Viking.

Dobson, K.S. (1989) 'A meta-analysis of the efficacy of cognitive therapy for depression', *Journal of Consulting and Clinical Psychology*, 57: 414–19.

Dryden, W. (1991) *Reason and Therapeutic Change*. London: Whurr.

Dryden, W. (1995) *Brief Rational Emotive Behaviour Therapy*. Chichester: Wiley.

Dryden, W. (1996) *Overcoming Anger: When Anger Helps and When it Hurts*. London: Sheldon Press.

Dryden, W. (2017) *Single-Session Integrated CBT (SSI-CBT)*. London: Routledge.

Dryden, W. and Costantinou, D. (2004) *Assertiveness: Step by Step*. London: Sheldon Press.
Dryden, W. and Feltham, C. (1992) *Brief Counselling*. Buckingham: Open University Press.
Dryden, W. and Gordon, J. (1990) *Think Your Way To Happiness*. London: Sheldon.

Dryden, W. and Gordon, J. (1992) *Think Rationally: A Brief Guide to Overcoming Your Emotional Problems*. London: Centre For Rational Emotive Behaviour Therapy.

Dugas, M.J. (2004) 'CBT for GAD: Learning to Tolerate Uncertainty and Emotional Arousal'. Manual to accompany workshop at 34th European Association for Behavioural and Cognitive Therapies (EABCT) Conference.

Dugas, M. J. and Koerner, N. (2005) 'The cognitive-behavioral treatment for generalized anxiety disorder: current status and future directions', *Journal of Cognitive Psychotherapy: An International Quarterly*, 19: 61–81.

Dugas, M.J., Savard, P., Gaudet, A., Turcotte, J., Lagesen, N., Robichaud, M., Francis, K. and Koerner, N. (2007) 'Can the components of a cognitive model predict the severity of generalised anxiety disorder', *Behaviour Therapy and Research*, 38: 169–78.

Durham, R.C. and Allan, T. (1993) 'Psychological treatment of generalised anxiety disorder. A review of the clinical significance of results in outcome studies since 1980', *British Journal of Psychiatry*, 163: 19–26.

D'Zurilla, T.J. and Nezu, A. (1999) *Problem-Solving Therapy* (2nd edn). New York: Springer. Edelman, R. (2004) *Coping with Blushing*. London: Sheldon Press.

Edgell, B. (1926) *Mental Life: An Introduction to Psychology*. London: Methuen.

Edmond, T., Sloan, L. and McCarty, D. (2004) 'Sexual abuse. Survivors' perceptions of the effectiveness of EMDR and eclectic therapy: a mixed-methods study', *Research on Social Work Practice*, 14: 259–72.

Ehlers, A. and Clark, D.M. (2000) 'A cognitive model of posttraumatic stress disorder', *Behaviour Research and Therapy*, 38: 319–45.

Ehlers, A., Clark, D.M., Hackmann, A., McManus, F. and Fennell, M. (2005) 'Cognitive therapy for PTSD: development and evaluation', *Behaviour Research and Therapy*, 43: 413–31.

Ellis, A. (1962) *Reason and Emotion in Psychotherapy*. New York: Lyle Stuart.

Ellis, A. (1977) 'The basic clinical theory of rational-emotive therapy', in A. Ellis and R. Grieger (eds), *Handbook of Rational-Emotive Therapy*. New York: Springer. Ellis, A. (1977a) 'Fun as psychotherapy', *Rational Living*, 12(1): 2–6.

Ellis, A. (1977b) *A Garland of Rational Humorous Songs*, Cassette recording and songbook. New York: Institute For Rational-Emotive Therapy.

Ellis, A. (1979) 'The practice of rational-emotive therapy', in A. Ellis and J.M. Whitely (eds), *Theoretical and Empirical Foundations of Rational-Emotive Therapy*. Monterey, CA: Brooks/ Cole.

Ellis, A. (1982) 'Intimacy in rational-emotive therapy', in M. Fisher and G. Stricker (eds), *Intimacy*. New York: Plenum.

Ellis, A. (1985) *Overcoming Resistance: Rational-Emotive Therapy with Difficult Clients*. New York: Springer.

Ellis, A. (1986) 'Anxiety about anxiety: the use of hypnosis with rational-emotive therapy', in E.T. Dowd and J.M. Healy (eds), *Case Studies in Hypnotherapy*. New York: Guilford Press, pp. 3–11.

Ellis, A. (1988) *How to Stubbornly Refuse to Make Yourself Miserable About Anything – Yes Anything!* Secaucus, NJ: Lyle Stuart.

Ellis, A. (1993) 'Rational-emotive imagery and hypnosis', in J.W. Rhue, S.J. Lynn and I. Kirsch (eds), *Handbook of Clinical Hypnosis.* Washington, DC: American Psychological Association, pp. 173–86.

Ellis, A. (1994) *Reason and Emotion in Psychotherapy* (2nd edn). New York: Birch Lane Press. Ellis, A. (1995) *Better, Deeper, and Enduring Brief Psychotherapy: The Rational Emotive Behaviour Therapy Approach.* New York: Brunner/Mazel.

Ellis, A. (2003) 'Early theories and practices of rational emotive behavior theory and how they have been augmented and revised during the last three decades', *Journal of Rational-Emotive and Cognitive-Behavior Therapy,* 21: 219–243.

Ellis, A. and Harper, R.A. (1997) *A Guide To Rational Living.* North Hollywood, CA: Wilshire. Ellis, A., Gordon, J., Neenan, M. and Palmer, S. (1998) *Stress Counseling: A Rational Emotive Behavior Approach.* New York: Springer Publishing.

Emmelkamp, P.M.G. (1994) 'Behavior therapy with adults', in A.E. Bergin and S.L. Garfield (eds), *Handbook of Psychotherapy and Behavior Change* (4th edn). New York: Wiley.

Emmelkamp, P.M.G., Kuipers, A.C. M. and Eggeraat, J.B. (1978) 'Cognitive modification versus prolonged exposure in vivo: a comparison with agoraphobics as subjects', *Behaviour Research and Therapy,* 16: 33–41.

Epting, F. (1984) *Personal Construct Counselling and Psychotherapy.* New York. Wiley.

Fagan, M. and Shepherd, I. (1970) *Gestalt Therapy Now.* Palo Alto, CA: Science and Behavior Books.

Fairburn, C.G. (1995) *Overcoming Binge Eating.* New York: Guilford Press.

Fairburn, C.G., Jones, R., Peveler, R.C., Hope, R.A. and Doll, H.A. (1991) 'Three psychological treatments for bulimia nervosa: a comparative trial', *Archives of General Psychiatry,* 48: 463–9. Fals-Stewart, W., Marks, A.P. and Schafer, J. (1993) 'A comparison of group therapy and indi- vidual behavioral therapy in treating obsessive-compulsive disorder', *Journal of Nervous and Mental Disease,* 181: 189–93.

Feder, B. and Ronall, R. (eds) (1980) *Beyond the Hot Seat: Gestalt Approaches to Group.* New York. Brunner/Mazel.

Feltham, C. (1997) *Time-Limited Counselling.* London: Sage.

Fennell, M.J.V. (1989) 'Depression', in K. Hawton, P. Salkovskis, J. Kirk and D. Clark (eds), *Cognitive Behaviour Therapy for Psychiatric Problems: A Practical Guide.* Oxford: Oxford University Press.

Fennell, M.J.V. and Teasdale, J.D. (1987) 'Cognitive therapy for depression: individual differences and the process of change', *Cognitive Therapy and Research*, 11: 253–71.

Figley, C. (1997) *The Active Ingredients of the Power Therapies*. Keynote presentation at the Power Therapies: A Conference for the Integrative and Innovative Use of EMDR, TFT, EFT, Advanced NLP, and TIR. Lakewood, Colorado.

Foa, E.B. (1979) 'Failure in treating obsessive compulsives', *Behaviour Research and Therapy*, 17: 169–79.

Foa, E.B. and Kozak, M.J. (1986) 'Emotional processing of fear: exposure to corrective information', *Psychological Bulletin*, 99: 20–35.

Foa, E.B. and Wilson, R. (2001) *Stop Obsessing: How to Overcome Your Obsessions and Compulsions* (revised edn). New York: Bantam.

Foa, E.B., Grayson, J.B. Steketee, G., Doppelt, H.G., Turner, R.M. and Latimer, P.R. (1983a) 'Success and failure in behavioral treatment of obsessive compulsives', *Journal of Consulting and Clinical Psychology*, 51: 287–97.

Foa, E.B., Steketee, G., Grayson, J.B. and Doppelt, H.G. (1983b) 'Treatment of obsessive-compulsives: when do we fail?', in E.B. Foa and P.M.G. Emmelkamp (eds), *Failures in Behavior Therapy*. New York: Wiley.

Foa, E.B., Steketee, G. and Ozarow, B.J. (1985) 'Behaviour therapy with obsessive compulsives: from therapy to treatment', in M. Mavissakalian, S.M. Turner and L. Michelsen (eds), *Obsessive Compulsive Disorder: Psychological and Pharmacological Treatments*. New York: Plenum Press.

Foa, E.B., Steketee, G. and Olasov Rothbaum, B. (1989) 'Behavioral/cognitive conceptualiza- tion of post-traumatic stress disorder', *Behavior Therapy*, 20: 155–76.

Foa, E.B., Kozak, M.J., Salkovskis, P.M., Coles, M.E. and Amir, N. (1998) 'The validation of a new obsessive-compulsive disorder scale: The Obsessive Compulsive Inventory (OCI)', *Psychological Assessment*, 10: 206–14.

Frances, A.J. and Clarkin, J.F. (1981) 'No treatment as the prescription of choice', *Archives of General Psychiatry*, 38: 542–5.

Free, M.L. (2007) *Cognitive Therapy in Groups: Guidelines and Resources for Practice*. Chichester: Wiley.

Freeman, A. and Jackson, J.T. (1998) 'Cognitive behavioural treatment of personality disorders', in N. Tarrier, A. Wells and G. Haddock (eds), *Treating Complex Cases*. Chichester: Wiley.

Freeman, C. (2009) *Overcoming Anorexia Nervosa.* London: Constable and Robinson.

Froggatt, W. and Palmer, S. (2008) 'Cognitive behavioural and rational emotive management of suicide', in S. Palmer (ed.), *Suicide: Strategies and Interventions for Reduction and Prevention.* Hove: Routledge.

Gafner, G. and Young, C. (1998) 'Hypnosis as an adjuvant treatment in chronic paranoid schizophrenia', *Contemporary Hypnosis*, 15(4): 223–6.

Garfield, S.L. (1971) 'Research on client variable in psychotherapy', in A.E. Bergin and S. Garfield (eds), *Handbook of Psychotherapy and Behavior Change.* New York: Wiley, pp. 271–98.

Garfield, S.L. (1978) 'Research on client variable in psychotherapy', in S.L. Garfield and A.E. Bergin (eds), *Handbook of Psychotherapy and Behavior Change* (2nd edn). New York: Wiley, pp. 191–232.

Garfield, S.L. (1986) 'Research on client variable in psychotherapy', in S.L. Garfield and A.E. Bergin (eds), *Handbook of Psychotherapy and Behavior Change* (3rd edn). New York: Wiley.

Garfield, S.L. (1995) *Psychotherapy: An Eclectic-Integrative Approach* (2nd edn). New York: Wiley. Garner, D.M., Rockert, W., Davis, R., Garner, M.V., Olmstead, M.P. and Eagle, M. (1993) 'Comparison of cognitive-behavioral and supportive-expressive therapy for bulimia nervosa', *American Journal of Psychiatry*, 150: 37–46.

Gauvreau, P. and Bouchard, S. (2008) 'Preliminary evidence for the efficacy of EMDR in treat- ing generalized anxiety disorder', *Journal of EMDR Treatment and Research*, 2(2): 26–40.

Gebert, S. (2016) *Psychological Therapies: Annual Report on the Use of IAPT Services.* London: NHS Digital. Downloaded from: www.content.digital.nhs.uk/catalogue/PUB22110/psyc-ther-ann-rep-2015-16_v2.pdf.

Gerbode, F. (1988) *Beyond Psychology. An Introduction to Metapsychology.* Palo Alto, CA: IRM Press.

Gilbert, P. (2009) *Overcoming Depression: 3rd edn. A Self-help Guide Using Cognitive Behavioural Techniques.* London: Constable and Robinson.

Gilbert, P. (2010) *The Compassionate Mind.* London: Constable.

Gilbert, P. and Irons, C. (2004) 'A pilot exploration of the use of compassionate images in a group of self-critical people', *Memory*, 12: 507–516.

Gilbert, P. and Procter, S. (2006) 'Compassionate mind training for people with high shame and self-criticism: pilot study of a group therapy approach', *Clinical Psychology and Psychotherapy*, 13, 353–79.

Gilbert, P. and Irons, C. (2015) 'Compassion focused therapy', in S. Palmer, (ed.), *The Beginner's Guide to Counselling and Psychotherapy*. London: Sage.

Gilligan, C. (1982) *In a Different Voice*. Cambridge, MA: Harvard University Press.

Goffman, E. (1963) *Stigma: Notes on the Management of Spoiled Identity*. Harmondsworth: Penguin.

Goldfried, M. (1971) 'Systematic desensitization as training in self-control', *Journal of Consulting and Clinical Psychology*, 37: 228–34.

Goldfried, M.R. and Davison, G.C. (1976) *Clinical Behavior Therapy*. New York: Holt Rinehart and Winston.

Grant, M. and Threlfo, C. (2002) 'EMDR in the treatment of chronic pain', *Journal of Clinical Psychology*, 58: 1505–20.

Grant, S., Margison, F. and Powell, A. (1991) 'The future of psychotherapy services', *Psychiatric Bulletin*, 15: 174–9.

Greenberger, D. and Padesky, C.A. (1995) *Mind over Mood: Change How You Feel by Changing the Way You Think*. New York: Guilford Press.

Haaga, D. (2000) 'Introduction to the special section on stepped care models in psychology', *Journal of Consulting and Clinical Psychology*, 68: 547–8.

Hackmann, A. (1998) 'Cognitive therapy panic and agoraphobia: working with complex cases', in M. Turner, A. Wells and G. Haddock (eds), *Treating Complex Cases: The Cognitive Behavioural Therapy Approach*. Chichester: John Wiley & Sons.

Hamilton, M. (1959) 'The assessment of anxiety states by rating', *British Journal of Medical Psychology*, 32: 50–5.

Hamilton, M. (1960) 'A rating scale for depression', *Journal of Neurological and Neurosurgical Psychiatry*, 23: 56–62.

Hartland, J. (1971) *Medical and Dental Hypnosis and its Clinical Applications*. London: Bailliere Tindall.

Hartman, A., Herzog, T. and Drinkmann, A. (1992) 'Psychotherapy of bulimia nervosa: what is effective? A meta analysis', *Journal of Psychosomatic Research*, 36: 159–67.

Hawton, K. and Kirk, J. (1989) 'Problem-solving', in K. Hawton, P. Salkovskis, J. Kirk and D. Clark (eds), *Cognitive Behaviour Therapy for Psychiatric Problems: A Practical Guide*. Oxford: Oxford University Press.

Heap, M. and Aravind, K. (2001) *Hartland's Medical and Dental Hypnosis* (4th edn). London: Churchill Livingstone.

Heimberg, R.G. and Becker, R.E. (2002) *Cognitive-Behavioral Group Therapy for Social Phobia.* New York: Guilford Press.

Herbert, C. and Wetmore, A. (2008) *Overcoming Traumatic Stress.* London: Constable and Robinson.

Holdevici, I. and Craciun, B. (2013) 'Hypnosis in the treatment of patients with anxiety disorders', *Procedia – Social and Behavioral Sciences*, 78: 471–75.

Hollon, S.D. and Kris, M.R. (1984) 'Cognitive factors in clinical research and practice', *Clinical Psychology Review*, 4: 35–76.

Hollon, S.D. and Shaw, B.F. (1979) 'Group cognitive therapy for depressed patients', in A.T. Beck, A.J. Rush, B.F. Shaw and G. Emery, *Cognitive Therapy of Depression.* New York: Guilford Press, pp. 238–53.

Hope, D.A., Heimberg, R.G., Juster, H.A. and Turk, C.L. (2004) *Managing Social Anxiety: Client Workbook.* New York: Oxford University Press.

Hope, D.A., Heimberg, R.G. and Turk, C.L. (2006) *Managing Social Anxiety: A Cognitive-Behavioural Approach.* Oxford: Oxford University Press.

Horowitz, M., Wilner, M. and Alvarez, W. (1979) 'Impact of event scale: A measure of subjec- tive stress', *Psychosomatic Medicine*, 41: 209–18.

Howard, K.I., Kopta, S.M., Krause, M.S. and Orlinsky, D.E. (1986) 'The dose–effect relation- ship in psychotherapy', *American Psychologist*, 41: 159–64.

Howard, K.I., Davidson, V.V., O'Mahoney, M.T., Orlinsky, D.E. and Brown, K.P. (1989) 'Patterns of psychotherapy utilisation', *American Journal of Psychiatry*, 146: 775–8.

Hoyt, M.F. (1989) 'On time in brief therapy', in R. Wells and V. Gianetti (eds), *Handbook of the Brief Psychotherapies.* New York: Plenum Press.

Hunt, C. and Singh, M. (1991) 'Generalized anxiety disorder', *International Review of Psychiatry*, 3: 215–29.

Jackson, P.Z. and McKergow, M. (2007) *The Solutions Focus: Making Coaching and Change SIMPLE* (2nd edn). London: Nicholas Brealey.

Jacobson, E.J. (1938) *Progressive Relaxation.* Chicago, IL: University of Chicago Press.

James, I. and Palmer, S. (1996) 'Professional therapeutic titles: myths and realities', *Division of*

Counselling Psychology Occasional Papers, Vol. 2. British Psychological Society.

Joiner, T., Pfaff, J. and Acres, J. (2002) 'A brief screening tool for suicidal symptoms in adolescents and young adults in general health settings: reliability and validity data from the Australian National General Practice Youth Suicide Prevention Project', *Behaviour Research and Therapy*, 40: 471–81.

Jones, M. (1953) *The Therapeutic Community*. New York: Basic Books.

Jones, S., Hayward, P. and Lam, D. (2002) *Coping with Bi-Polar Disorder*. Oxford: One World Publishers.

Kabat-Zinn, J. (1990) *Full Catastrophe Living: Using the Wisdom of Your Body and Mind to Face Stress, Pain and Illness*. New York: Delacort.

Kabat-Zinn, J. (1994) *Mindfulness Meditation for Everyday Life*. New York: Hyperion.

Kabat-Zinn, J. (2003) 'Mindfulness-based interventions in context: past present and future', *Clinical Psychology Science and Practice*, 10: 144–56.

Kabat-Zinn, J. (2005) *Coming to Our Senses, Healing Ourselves and the World Through Mindfulness*. New York: Hyperion.

Kabat-Zinn, J., Lipworth, L., Burney, R. and Sellers, W. (1986) 'Four year follow up of a meditation-based program for self-regulation of chronic pain: treatment outcomes and compliance', *Clinical Journal of Pain*, 2: 159–73.

Kabat-Zinn, J., Massion, O.A., Kristeller, J. et al. (1992) 'Effectiveness of a meditation-based stress reduction program in the treatment of anxiety disorders', *American Journal of Psychiatry*, 149: 936–43.

Karst, T.O. and Trexler, L.D. (1970) 'Initial study using fixed-role and rational emotive therapy in treating public-speaking anxiety', *Journal Consulting Clinical Psychology*, 34: 360–6.
Kelly, G.A. (1955) *The Psychology of Personal Constructs*, Vols 1 and 2. New York: Norton.
Kennerley, H. (2009) *Overcoming Anxiety*. London: Constable and Robinson.

Kenny, M. and Williams, J.M.G. (2007) 'Treatment-resistant depressed patients show a good response to mindfulness-based cognitive therapy', *Behaviour Research and Therapy*, 45(3): 617–25.

Kihlstrom, J.F. (2013) 'Neuro-hypnotism: prospects for hypnosis and neuroscience', *Cortex*, February; 49(2): 365–74. doi:10.1016/j.cortex.2012.05.016.

Kingsep, P., Nathan, P. and Castle, D. (2003) 'Cognitive behavioural group treatment for social anxiety in schizophrenia', *Schizophrenia Research*, 63: 121–9.

Kirk, J. (1989) 'Cognitive-behavioural assessment', in K. Hawton, P.M. Salkovskis, J. Kirk and D.M. Clark (eds), *Cognitive Behaviour Therapy for Psychiatric Problems*. Oxford: Oxford University Press.

Kirsch, I., Montgomery, G. and Sapirstein, G. (1995) 'Hypnosis as an adjunct to cognitive-behavioral psychotherapy: a meta-analysis', *Journal of Consulting and Clinical Psychology*, 63(2): 214–20.

Kirsch, I., Capafons, A., Cardeña-Buelna, E. and Amigō, S. (1999) *Clinical Hypnosis and Self-Regulation: Cognitive-Behavioral Perspectives*. Washington, DC: American Psychological Association.

Knaus, W.J. (1998) *Do It Now! Break the Procrastination Habit* (revised edn). Chichester: John Wiley and Sons.

Korzybski, A. (1933) *Science and Sanity*. San Francisco, CA: International Society of General Semantics.

Kozak, M.J. and Foa, E.B. (1997) *Mastery of Obsessive-Compulsive Disorder: A Cognitive Behavioural Approach (Therapist Guide)*. Oxford: Oxford University Press.

Kroenke, K., Spitzer, R.L. and Williams, J.B.W. (2001) 'The Patient Health Questionnaire (PHQ-9) Validity of a Brief Depression Severity Measure', *Journal of General Internal Medicine*, 16: 606–13.

Kuyken, W., Byford, S., Taylor, R.S.R., Watkins, E., Holden, E., White, K., Barrett, B. and Byng, R. (2008) 'Mindfulness-based cognitive therapy to prevent relapse in recurrent depres- sion', *Journal of Consulting and Clinical Psychology*, 76(6): 966–78.

Kuyken, W., Padesky, C. and Dudley, R. (2009) *Collaborative Case Conceptualisation*. New York:Guilford.

Layard, R., Clark, D., Bell, S., Knapp, M., Meacher, B., Priebe, S., Turnberg, L., Thornicroft, G. and Wright, B. (2006) 'The depression report: a new deal for depression and anxiety disor- ders', *The Centre for Economic Performance's Mental Health Policy Group*. London: LSE.

Lazarus, A.A. (1961) 'Group therapy of phobic disorders by systematic desensitisation', *Journal of Abnormal and Social Psychology*, 63: 505–10.

Lazarus, A.A. (1971) *Behavior Therapy and Beyond*. New York: McGraw-Hill.

Lazarus, A.A. (1973) 'Hypnosis as a facilitator in behavior therapy', *International Journal of Clinical and Experimental Hypnosis*, 21: 25–31.

Lazarus, A.A. (1977) 'Toward an egoless state of being', in A. Ellis and R. Grieger (eds),

Handbook of Rational-Emotive Therapy. New York: McGraw-Hill.

Lazarus, A.A. (1981) *The Practice of Multimodal Therapy: Systematic, Comprehensive and Effective Psychotherapy.* New York: McGraw-Hill.

Lazarus, A.A. (1984) *In The Mind's Eye.* New York: Guilford Press.

Lazarus, A.A. (1989) *The Practice of Multimodal Therapy: Systemic, Comprehensive and Effective Psychotherapy.* Baltimore, MA: Johns Hopkins University Press.

Lazarus, A.A. (1997) *Brief but Comprehensive Psychotherapy: The Multimodal Way.* New York: Springer.

Lazarus, A.A. (1998) 'Time tripping', in H. Rosenthal (ed.), *Favorite Counselling and Therapist Techniques.* Washington, DC: Accelerated Development.

Lazarus, A.A. (1999) 'A multimodal framework for clinical hypnosis', in I. Kirsch, A. Capafons, D.Cardeña-Buelna and S. Amigō (eds), *Clinical Hypnosis and Self-Regulation: Cognitive-Behavioral Perspectives.* Washington, DC: American Psychological Association.

Lazarus, A.A. and Fay, A. (1990) 'Brief psychotherapy: tautology or oxymoron', in J.K. Zeig and S. Gilligan (eds), *Brief Therapy: Myths, Methods, and Metaphors.* New York: Brunner/Mazel. Lazarus, A.A. and Lazarus, C.N. (1991) *Multimodal Life History Inventory.* Champaign, IL: Research Press.

Lazarus, A.A., Kanner, A. and Folkman, S. (1980) 'Emotions: a cognitive phenomenological analy- sis', in R. Plutchik and H. Kellerman (eds), *Theory of Emotions.* New York: Academic Press.

Lazarus, A.A., Lazarus, C. and Fay, A. (1993) *Don't Believe It for a Minute: Forty Toxic Ideas That Are Driving You Crazy.* San Luis Obispo, CA: Impact Publishers.

Leung, N., Waller, G. and Thomas, G. (2000) 'Outcome of group cognitive-behavior therapy for bulimia nervosa: the role of core beliefs', *Behaviour Research and Therapy*, 39: 145–56.

Levin, S. (1962) 'Indications for analysis and problems of analyzability: discussion', *Psychoanalytic Quarterly*, 33: 528–31.

Lewinsohn, P.M., Sullivan, M.J. and Grosscup, S.J. (1982) 'Behavioral therapy: clinical applications', in A.J. Rush (ed.), *Short-term Psychotherapies for Depression.* New York: Wiley, pp. 50–87.

Lewinsohn, P.M., Antonuccio, D.O., Steinmetz, J.L. and Teri, L. (1984) *The Coping with Depression Course: Psychoeducational Intervention for Unipolar Depression.* Eugene, OR: Castilia Publishing Company.

Lewis, C. and Beck, A. (1983) 'Experiencing level in the process of group development', *Group*, 9(2): 29–34.

Ley, P. (1979) 'Memory for medical information', *British Journal of Social and Clinical Psychology*, 18: 245–55.

Liebowitz, M.R., Gorman, J., Fyer, A.J. and Klein, D.F. (1985) 'Social phobia: review of a neglected anxiety disorder', *Archives of General Psychiatry*, 42: 729–36.

Lidren, D.M., Watkins, P.L., Gould, R.A., Clum, G.A., Asterino, M. and Tulloch, H.L. (1994) 'A comparison of bibliotherapy and group therapy in the treatment of panic disorder', *Journal of Consulting and Clinical Psychology*, 62: 865–9.

Linehan, M.M. (1985) 'The reason for living scale', in P.A. Keller and L.G. Ritts (eds), *Innovations in Clinical Practice: A Source Book*, Vol. 4. Sarasota, FL: Professional Resource Exchange.

Linehan, M.M., Heard, H.L. and Armstrong, H.E. (1993) 'Naturalistic follow-up of a behavioral treatment of chronically parasuicidal borderline patients', *Archives of General Psychiatry*, 50: 971–4.

Lonner, W.J. and Sondberg, N.D. (1995) 'Assessment in cross-cultural counseling and therapy', in P. Pederson (ed.), *Handbook of Cross-Cultural Counseling and Therapy*. Westport, CT: Greenwood Press.

Los Angeles Center for Suicide Prevention (1973) *Los Angeles Suicide Prevention Scale*. Los Angeles, CA: LSCSP.

Lovell, K. and Richards, D. (2000) 'Multiple Access Points and Levels of Entry (MAPLE) ensuring choice, accessibility of equity for CBT services', *Behavioral and Cognitive Psychotherapy*, 28: 379–91.

Lovibond, S.H. and Lovibond, P.F. (1995) *Manual for the Depression Anxiety Stress Scales* (2nd edn). Sydney: Psychology Foundation.

Lucock, M.P. and Salkovskis, P.M. (1988) 'Cognitive factors in social anxiety and its treatment', *Behaviour Research and Therapy*, 26: 297–302.

Lukas, S. (1993) *Where to Start and What to Ask: An Assessment Handbook*. London: W.W. Norton.

Lynn, S. J., Kirsch, I., Barabasz, A., Cardeña, E. and Patterson, D. (2000) 'Hypnosis as an empirically supported adjunctive technique: the state of the evidence', *International Journal of Clinical and Experimental Hypnosis*, 48: 343–61.

Ma, S.H., and Teasdale, J.D. (2004) 'Mindfulness-based cognitive therapy for depression: replication and exploration of differential relapse prevention effects', *Journal of Consulting and Clinical Psychology*, 72: 31–40

MacCarthy, B. (1998) 'Clinical work with ethnic minorities', in F. Watts (ed.), *New Developments in Clinical Psychology*, Vol. 2. Chichester: Wiley.

Macaskill, N.D. and Macaskill, A. (1991) 'Cognitive therapy for depression: the efficacy of minimal intervention programmes', *Bulletin of the Association of Behavioural Clinicians*, 10: 13–20.

Magill, M. and Ray, L.A. (2009) 'Cognitive-behavioral treatment with adult alcohol and illicit drug users: a meta-analysis of randomized controlled trials', *Journal of Studies on Alcohol and Drugs*, 70(4): 516–27.

Mahoney, M. and Thoresen, C. (1974) *Self-Control: Power to the Person.* Monterey, CA: Brooks/Cole.

Malan, D.H. (1979) *Individual Psychotherapy and the Science of Psychodynamics.* Cambridge: Butterworths.

Mansell, W. (2007) *Coping with Fears and Phobias.* Oxford: Oneworld Publications.

Marks, I.M. (1986) *Living with Fear.* New York: McGraw-Hill.

Marks, I.M. (1989) 'Agoraphobia and panic disorder', in R. Baker (ed.), *Panic Disorder: Theory, Research and Practice.* Chichester: Wiley.

Marks, I. and Matthews, A.M. (1979) 'Brief standard self-rating for phobic patients', *Behaviour Research and Therapy*, 17: 263–7.

Martel, C.R., Addis, M.E. and Jacobson, N.S. (2001) *Depression in Context; Strategies for Guided Action.* New York: WW Norton.

Martell, C. R., Dimidjian, S. and Herman-Dunn, R. (2010) *Behavioral Activation for Depression: A Clinician's Guide.* New York: Guilford Publishers.

Mattick, R.P. and Peters, L. (1988) 'Treatment of severe social phobia: effects of guided expo- sure with and without cognitive restructuring', *Journal of Consulting and Clinical Psychology*, 56: 251–60.

Mattick, R.P., Peters, L. and Clarke, J.C. (1989) 'Exposure and cognitive restructuring for social phobia: a controlled study', *Behavior Therapy*, 20: 3–23.

Maultsby, M.C. (1968) 'The pamphlet as a therapeutic aid', *Rational Living*, 3: 31–5. Maultsby, M.C., Jr (1975) *Rational Behavior Therapy.* Englewood Cliffs, NJ: Prentice Hall. Maultsby, M.C., Jr and Ellis, A. (1974) *Techniques for Using Rational-Emotive Imagery.* New York:

Institute For Rational-Emotive Therapy.

McGuigan, F.J. (1993) 'Progressive relaxation: origins, principles, and clinical applications', in P.M. Lehrer and R.L. Woolfolk (eds), *Principles and Practice of Stress Management* (2nd edn). New York: Guilford Press.

McKay, M. and Rogers, P. (2000) *The Anger Control Workbook.* Oakland, CA: New Harbinger Publications.

McKay, M., Davis, M. and Fanning, P. (1997) *Thoughts and Feelings: Taking Control of Your Moods and Your Life.* Oakland, CA: New Harbinger.

McMahon, G. (1997) 'Client history taking and associated administration', in S. Palmer and G. McMahon (eds), *Client Assessment.* London: Sage.

McMullin, R.E. (1986) *Handbook of Cognitive Therapy Techniques.* New York: Norton.

McMullin, R.E. (2000) *The New Handbook of Cognitive Therapy Techniques.* New York: Norton.

Meichenbaum, D. (1975) 'A self-instructional approach to stress management: a proposal for stress inoculation training', in I. Sarason and C. Spielberger (eds), *Stress and Anxiety*, Vol. 2. New York: Wiley.

Meichenbaum, D. (1977) *Cognitive-Behavior Modification: An Integrative Approach.* New York: Plenum Press.

Meichenbaum, D. (1985) *Stress Inoculation Training.* New York: Pergamon.

Meyer, T.J., Miller, M.L., Metzger, R.L. and Borkovec, T.D. (1990) 'Development and validation of the Penn State Worry Questionnaire', *Behaviour Research and Therapy*, 28(6): 487–95.

Miklowitz, D.J. (2002) *The Bipolar Disorder Survival Guide: What You and Your Family Need to Know.* New York: Guilford Press.

Miller, I.W., Norman, W.H., Keitner, G.I., Bishop, S.B. and Dow, M.G. (1989) 'Cognitive-behavioral treatment of depressed inpatients', *Behavior Therapy*, 20: 25–47.

Milne, D. (1987) *Evaluating Mental Health Practice: Methods and Application.* London: Croom Helm.

Milner, P. and Palmer, S. (1998) *Integrative Stress Counselling: A Humanistic, Problem-Focused Approach.* London: Cassell.

Monti, P.M., Kadden, R., Rohsenow, D.J., Cooney, N. and Abrams, D. (2002) *Treating Alcohol Dependence: A Coping Skills Training Guide* (2nd edn). New York: Guilford Press.

Mooney, K.A. and C.A. Padesky, C.A. (2002) 'Cognitive therapy to build resilience'. Workshop presented at the annual conference of the British Association of Behavioural and Cognitive Psychotherapies, Warwick, 17 July.

Moore, R.H. (1993) 'Traumatic incident reduction: a cognitive-emotive treatment of post-traumatic stress disorder', in W. Dryden and L.K. Hill (eds), *Innovations in Rational-Emotive Therapy*. Newbury Park: Sage.

Morrison, J. (1995) *The First Interview*. New York: Guilford Press.

Morrison, N. (2001) 'Group cognitive therapy. Treatment of choice or sub-optimal option?', *Behavioural and Cognitive Psychotherapy*, 29: 311–32.

Neenan, M. and Palmer, S. (1998) 'A cognitive-behavioural approach to tackling stress', *Counselling*, 9(4): 315–19.

Neugarten, B.L. (1979) 'Time, age and the life cycle', *American Journal of Psychiatry*, 136: 149–55. Newman, M. (2000) 'Recommendations for a cost-offset model of psychotherapy allocation using generalized anxiety disorder as an example', *Journal of Consulting and Clinical Psychology*, 59: 745–50.

Newman, F.L. and Howard, K.I. (1986) 'Therapeutic effort, treatment outcome and national health policy', *American Psychologist*, 41: 181–7.

Newton, E., Landau, S., Smith, P., Monks, P., Shergill, S. and Wykes, T. (2005) 'Early psycho-logical interventions for auditory hallucinations: an exploratory study of young people's voices groups', *Journal of Nervous and Mental Disease*, 193: 58–61.

NICE (2004a) 'Anxiety: management of anxiety (panic disorder, with and without agoraphobia, and generalised anxiety disorder) in adults in primary, secondary and community care', Clinical Guideline 22. London: National Institute for Health and Clinical Excellence. Available at www.nice.org.uk

NICE (2004b) 'Depression: management of depression in primary and secondary care', Clinical Guideline 23. London: National Institute for Health and Clinical Excellence. Available at www.nice.org.uk

NICE (2005a) 'Obsessive-compulsive disorder and body dysmorphic disorder: treatment', Clinical Guideline 31. London: National Institute for Health and Clinical Excellence. Available at https://www.nice.org.uk/guidance/cg31/resources/obsessivecompulsive-disorder-and-body-dysmorphic-disorder-treatment-975381519301

NICE (2005b) 'Post-traumatic stress disorder: management', Clinical Guideline 26. London: National Institute for Health and Clinical Excellence. Available at https://www.nice.org.uk/guidance/cg26/resources/posttraumatic-stress-disorder-management-975329451205

NICE (2009) 'Depression in adults with a chronic physical health problem: recognition and management', Clinical Guideline 91. London: National Institute for Health and Clinical Excellence. Available at https://www.nice.org.uk/guidance/cg91/resources/depression-in-adults-with-a-chronic-physical-health-problem-recognition-and-management-975744316357 NICE (2016) 'Depression in adults: recognition and management'. Clinical Guideline 90. London: National Institute for Health and Clinical Excellence. Available at https://www.nice.org.uk/guidance/cg90/resources/depression-in-adults-recognition-and-management-975742636741 Accessed 23 March, 2017.

NICE (2010) 'Mental health and behavioural conditions'. Available at https://www.nice.org.uk/guidance/conditions-and-diseases/mental-health-and-behavioural-conditions/mental-health-and-behavioural-conditions--general-and-other Accessed 23 March 2017.

Niemeyer, R.A. and Feixas, G. (1990) 'The role of homework and skill acquisition in the outcome of group cognitive therapy for depression', *Behavior Therapy*, 21(3): 281–92.

Nisbett, R.E. and Ross, L. (1980) *Human Inference: Strategies and Shortcomings of Social Judgement*. Englewood Cliffs, NJ: Prentice Hall.

Ochberg, F.M. (1996) 'The counting method for ameliorating traumatic memories', *Journal of Traumatic Stress*, 9: 866–73.

O'Connell, B. and Palmer, S. (2007) 'Solution-focused coaching', in S. Palmer and A. Whybrow (eds), *Handbook of Coaching Psychology: A Guide for Practitioners*. London: Routledge. O'Connor, K., Freeston, M.H., Gareau, D., Careau, Y., Dufour, M.J., Aardema, F. and Todorov, C. (2005) 'Group verses individual treatment of obsessions without compulsions', *Clinical Psychology and Psychotherapy*, 12: 87–96.

Orinsky, D.E. and Howard, R.I. (1986) 'The relation of process to outcome in psychotherapy', in S.L. Garfield and A.E. Bergin (eds), *Handbook of Psychotherapy and Behavior Change* (3rd edn). New York: Wiley.

Öst, J., and Easton, S. (2006) NICE recommends EMDR for post traumatic stress disorder: why? *Clinical Psychology Forum*, 159: 23–6.

Öst, L.G. (1987) 'Applied relaxation: description of a coping technique and review of controlled studies', *Behaviour Research and Therapy*, 26: 13–22.

Öst, L.G. (1997) 'Rapid treatment of specific phobias', in G.C.L. Davey (ed.), *Phobias: A Handbook of Theory, Research, and Treatment*. New York: Wiley, pp. 227–47.

Öst, L.G. (2012) 'One-session treatment: principles and procedures with adults', in T.E. Davis III, T.H. Ollendick and L.G. Öst (eds), *Intensive One-Session Treatment of Specific Phobias*. New

York: Springer Science and Business Media, LLC, pp. 59–96. doi:10.1007/978-1-4614- 3253-1_4.

Öst, L.G., Jerremalm, A. and Johansson, J. (1981) 'Individual response patterns and the effects of different behavioral methods in the treatment of social phobia', *Behavior Research and Therapy*, 19: 1–16.

Pachana, N.A., Woodward, R.M. and Byrne, G.J.A. (2007) 'Treatment of specific phobia in older adults', *Clinical Interventions in Aging*, 2(3): 469–76.

Padesky, C.A. (1993) 'Socratic questioning: changing minds or guiding discovery?', Keynote address presented at the meeting of the European Congress of Behavioural and Cognitive Therapies, London, 24 September.

Padesky, C.A. (1994) 'Schema change processes in cognitive therapy', *Clinical Psychology and Psychotherapy*, 1(5): 267–78.

Padesky, C.A. and Greenberger, D. (1995) *Clinician's Guide to Mind Over Mood*. New York: Guilford Press.

Palmer, A.G., Williams, H., Gorsefield, D. and Adams, M. (1995) 'CBT in a group format for bipolar affective disorder', *Behavioral and Cognitive Psychotherapy*, 23: 153–68.

Palmer, S. (1992) 'Guidelines and contra-indications for teaching relaxation as a stress management technique', *Journal of The Institute of Health Education*, 30(1): 25–30.

Palmer, S. (1993a) 'The "deserted island technique": a method of demonstrating how preferential and musturbatory beliefs can lead to different emotions', *Rational Emotive Behaviour Therapist*, 1(1): 12–14.

Palmer, S. (1993b) *Multimodal Techniques: Relaxation and Hypnosis*. London: Centre for Stress Management and Centre for Multimodal Therapy.

Palmer, S. (1994) 'Stress management and counselling: a problem-solving approach', *Stress News*, 5(3): 2–3.

Palmer, S. (1997a) 'Self-acceptance: concept, techniques and interventions', *Rational Emotive Behaviour Therapist*, 5(1): 4–30.

Palmer, S. (1997b) 'A rational emotive behaviour approach to hypnosis', *Rational Emotive Behaviour Therapist*, 5(1): 34–54.

Palmer, S. (1999) 'Effective counselling across cultures', in S. Palmer and P. Laungani (eds), *Counselling Across Cultures*. London: Sage.

Palmer, S. (2007a) 'Cognitive coaching in the business world', invited inaugural lecture of the

Swedish Centre of Work Based Learning held in Gothenburg, 8 February.

Palmer, S. (2007b) 'PRACTICE: a model suitable for coaching, counselling, psychotherapy and stress management', *The Coaching Psychologist*, 3(2): 71–7.

Palmer, S. (2008a) 'The PRACTICE model of coaching: towards a solution-focused approach', *Coaching Psychology International*, 1(1): 4–8.

Palmer, S. (2008b) 'The judicious use of hypnosis in coaching and coaching psychology practice', *International Coaching Psychology Review*, 3(2): 253–62.

Palmer, S. (2008c) *Suicide: Strategies, and Interventions for Reduction and Prevention*. Hove: Routledge.

Palmer, S. (2009a) 'Compassion-focused imagery for use within compassion focused coaching', *Coaching Psychology International*, 2(2): 13.

Palmer, S. (2009b) 'Deserted Island technique: Demonstrating the difference between musturbatory and preferential beliefs in cognitive behavioural and rational coaching', *The Coaching Psychologist*, 5(2): 127–9.

Palmer, S. (2010) 'Step-up imagery technique', *The Coaching Psychologist*, 6(1): 42.

Palmer, S. (2011) 'Revisiting the P in the PRACTICE coaching model', *The Coaching Psychologist*, 7(2): 156–58.

Palmer, S. (2017) 'Multimodal Relaxation Method applied to counselling, psychotherapy and coaching', *European Journal of Counselling Theory, Research and Practice*, 1(5): 1–5. Available at www.europeancounselling.eu/volume-1-article-5/

Palmer, S. and Burton, T. (1996) *Dealing With People Problems at Work*. Maidenhead: McGraw-Hill.

Palmer, S. and Cooper, C. (2013) *How to Deal with Stress* (3rd edn). London: Kogan Page. Palmer, S. and Dryden, W. (1995) *Counselling for Stress Problems*. London: Sage.

Palmer, S. and McMahon, G. (eds) (1997) *Client Assessment*. London: Sage.

Palmer, S. and Neenan, M. (1998) 'Double imagery procedure', *Rational Emotive Behaviour Therapist*, 6(2): 89–92.

Palmer, S. and Puri, A. (2006) *Coping with Stress at University: A Survival Guide*. London: Sage.

Palmer, S. and Strickland, L. (1996) *Stress Management: A Quick Guide*. Dunstable: Folens. Palmer, S. and Wilding, C. (2011) *Beat Stress with CBT*. London: Teach Yourself, Hodder Education.

Parker, I., Georgaca, E., Harper, D., McLaughlin, T. and Stowell-Smith, M. (1995) *Deconstructing Psychopathology*. London: Sage.

Parloff, M.B., Waskow, I.E. and Wolfe, B.E. (1978) 'Research on therapist variables in relation to process and outcome', in S.L. Garfield and A.E. Bergin (eds), *Handbook of Psychotherapy and Behavior Change* (2nd edn). New York: Wiley, pp. 233–82.

Parry, G. (1992) 'Improving psychotherapy services: applications of research, audit and evaluation', *British Journal of Clinical Psychology*, 31: 3–19.

Parry, G. and Watts, F.N. (1989) *Behavioural and Mental Health Research: A Handbook of Skills and Methods*. Hove and London: Erlbaum.

Patelis-Siotis, I., Young, L.T., Robb, J.C., Marriott, M., Bieling, P.J., Cox, L.C. and Joffe, R.T. (2001) 'Group cognitive behavioral therapy for bi-polar disorder: a feasibility and effectiveness study', *Journal of Affective Disorders*, 65: 145–53.

Penava S.J., Otto, M.W. and Pollack, M.H. (1995) 'An effect size analysis of treatment outcome studies for post-traumatic stress disorder'. Paper presented at the World Congress of Behavioural and Cognitive Therapies, July, Copenhagen.

Perkinson, R.R. (2003) *The Gambling Addiction Patient Workbook*. London: Sage. Perls, F. (1969a) *Gestalt Therapy Verbatim*. Lafayette, CA: Real People Press.

Perls, F. (1969b) *In and Out of the Garbage Pail*. Lafayette, CA: Real People Press. Perls, F. (1973) *The Gestalt Approach*. Palo Alto, CA: Science and Behavior Books.

Persons, J.B. (1989) *Cognitive Therapy in Practice. A Case Formulation Approach*. New York: Norton.

Persons, J.B., Burns, D.D. and Perloff, J.M. (1988) 'Predictors of dropout and outcome in cognitive therapy for depression in a private practice setting', *Cognitive Therapy and Research*, 12: 557–75.

Peurifoy, R.Z. (2005) *Anxiety, Phobia and Panic: A Step by Step Programme for Regaining Control of your Life*. London: Piatkus.

Pfister, O. (1917) *The Psychoanalytic Method*. London: Kogan Page.

Piaget, J. (1954) *The Construction of Reality in the Child*. New York: Basic Books.

Pimm, J. (2008) 'Toward a Healthier Future: implementing the Mental Health Recommendations of the South Central NHS Next Stage Review 2008'. Available at www.collaborativesolutions.nhs.uk/html/siteDocuments/080723_iapt_john_pimm.pdf Accessed 13.06.2009

Polster, E. and Polster, M. (1973) *Gestalt Therapy Integrated: Contours of Theory and Practice*.

New York: Brunner/Mazel.

Pretzer, J.L. (1983) 'Borderline personality disorder: too complex for cognitive behavioural approaches?' Paper presented at meeting of the American Psychological Association, Anaheim, CA (ERIC document reproduction service no. ED 243007).

Rachman, S. (1966a) 'Studies in desensitization, II: flooding', *Behaviour Research and Therapy*, 16: 1–6.

Rachman, S. (1966b) 'Studies in desensitization, III: speed of generalization', *Behaviour Research and Therapy*, 16: 7–15.

Rack, P. (1982) *Race, Culture and Mental Disorder*. London: Routledge.

Rehm, L.P. (1982) 'Self-management in depression', in P. Karoly and F.H. Kanfer (eds), *Self-Management and Behavior Change: From Theory to Practice*. New York: Pergamon, pp. 552–70.

Ridley, C.R. (1995) *Overcoming Unintentional Racism in Counseling and Therapy: A Practitioner's Guide to Intentional Intervention*. Thousand Oaks, CA: Sage.

Robertson, D. J. (2015) 'Hypnotherapy', in S. Palmer, (ed.), *The Beginner's Guide to Counselling and Psychotherapy* (2nd edn). London: Sage.

Robins, E., Gassner. S., Kayes. J., Wilkinson, R.H. and Murphy, G.E. (1959) 'The communication of suicidal intent: a study of 134 successful (completed) suicides', *American Journal of Psychiatry*, 115: 724–33.

Rockcliff, H., Gilbert, P., McEwan, K., Lightman, S. and Glover, D. (2008) 'A pilot exploration of heart rate variability and salivary cortisol responses to compassion-focused imagery', *Clinical Neuropsychiatry*, 5(3): 132–9.

Rogers, K.R., Hertlein, K., Rogers, D. and Cross, C.L. (2012) 'Guided visualization interventions on perceived stress, dyadic satisfaction, and psychological symptoms in highly stressed couples', *Complementary Therapies in Clinical Practice*, 18(2): 106–113.

Rosen, H. (1988) 'The constructivist-development paradigm', in R.A. Dorfman (ed.), *Paradigms of Clinical Social Work*. New York: Brunner/Mazel.

Rosen, G.M., Lohr, J.M., McNally, R.J. and Herbert, J.D. (1998) 'Power therapies, miraculous claims, and the cures that fail', *Behavioural and Cognitive Psychotherapy*, 26: 99–101.

Roth, A. and Fonagy, P. (1996) *What Works for Whom? A Critical Review of Psychotherapy Research*. New York: Guilford Press.

Roth, A.D. and Pilling, S. (2007) *Competencies Required to Deliver Effective Cognitive and*

Behaviour Therapy for People with Depression and with Anxiety Disorders. London: HMSO, Department of Health. Available at www.dh.gov.uk/en/Publicationsandstatistics/Publications/ PublicationsPolicyAndGuidance/DH_078537 Accessed 29 May 2009.

Roth, B. and Creaser, T. (1997) 'Mindfulness-meditation based stress reduction: experience with a bilingual inner city program', *Nurse Practitioner*, 5: 215.

Rothbaum, B. (2007) *Reclaiming Your Life from a Traumatic Experience: A Prolonged Exposure Treatment Program: Workbook*. New York: Oxford University Press.

Rothbaum, B.O., Astin, M.C. and Marsteller, F. (2005) 'Prolonged exposure versus eye movement desensitization (EMDR) for PTSD rape victims', *Journal of Traumatic Stress*, 18: 607–16.

Roy, A. (1982) 'Risk factors for suicide in psychiatric patients', *Archives of General Psychiatry*, 39: 1089–95.

Roy, A. (1992) 'Marked reductions in indexes of dopamine metabolism among patients with depression who attempted suicide', *Archives of General Psychiatry*, 49: 447–50.

Royle, L. (2008) 'EMDR as a therapeutic treatment of chronic fatigue syndrome (CFS)', *Journal of EMDR Treatment and Research*, 2(3): 266–32.

Ruddell, P. (1997) 'General assessment issues', in S. Palmer and G. McMahon (eds), *Client Assessment*. London: Sage.

Ruddell, P. and Curwen, B. (1997) 'What type of help?', in S. Palmer and G. McMahon (eds), *Client Assessment*. London: Sage.

Ruddell, P. and Curwen, B. (2008) 'Understanding suicidal ideation and assessing for risk', in S. Palmer (ed.), *Suicide, Strategies and Interventions for Reduction and Prevention*. Abingdon: Routledge.

Rumelhart, D.E. (1981) 'Understanding understanding', Tech Rep. CHIP 100, La Jolla, CA: University of California, San Diego, Center for Human Information Processing (January).

Rumelhart D.E. and Ortony, A. (1977) 'The representation of knowledge in memory', in R.C. Anderson, R.J. Spiro and W.E. Montague (eds), *Schooling and the Acquisition of Knowledge*. Hillsdale, NJ: Erlbaum.

Sachs, J.S. (1983) 'Negative factors in brief psychotherapy: an implicit assessment', *Journal of Consulting and Clinical Psychology*, 55: 557–64.

Safran, J.D. and Segal, Z.M. (1990a) *Interpersonal Process in Cognitive Therapy*. New York: Basic Books, Appendix II.

Safran, J.D. and Segal, Z.M. (1990b) *Interpersonal Process in Cognitive Therapy*. New York: Basic Books, Appendix I.

Salkovskis, P.M. (1985) 'Obsessional-compulsive problems: a cognitive-behavioural analysis', *Behavioural Research and Therapy*, 25: 571–83.

Salkovskis, P.M. (1988) 'Phenomenology, assessment and cognitive model of panic', in S. Rachman and J. Maser (eds), *Panic: Psychological Perspectives*. Hillsdale, NJ: Erlbaum.

Salkovskis, P.M. and Clark, D.M. (1991) 'Cognitive therapy for panic disorder', *Journal of Cognitive Psychotherapy*, 5: 215–26.

Salkovskis, P.M. and Kirk, J. (1989) 'Obsessional disorders', in K. Hawton, P. Salkovskis, J. Kirk and D. Clarke (eds), *Cognitive-Behavioural Therapy for Psychiatric Problems: A Practical Guide*. Oxford: Oxford University Press.

Salkovskis, P.M. and Warwick, H.M.C. (1985) 'Cognitive therapy of obsessive compulsive disorder – treating treatment failures', *Behavioural Psychotherapy*, 13: 243–55.

Salkovskis, P.M. and Westbrook, D. (1987) 'Obsessive-compulsive disorder: clinical strategies for improving behavioural treatments', in H.R. Dent (ed.), *Clinical Psychology: Research and Development*. London: Croom Helm, pp. 200–13.

Salkovskis, P.M., Jones, D.R.O. and Clark, D.M. (1986) 'Respiratory control in the treatment of panic attacks: replication and extension with concurrent measurement of behaviour and pCO2', *British Journal of Psychiatry*, 148: 526–32.

Salkovskis, P.M., Clark, D.M. and Hackman, A. (1991) 'Treatment of panic attacks using cognitive therapy without exposure or breathing training', *Behaviour Research and Therapy*, 29: 161–6.

Salkovskis, P.M., Forrester, E., Richards, H.C. and Morrison, R. (1998) 'The devil is in the detail: conceptualising and treating obsessional problems', in W. Tarrier, A. Wells and G. Haddock (eds), *Treating Complex Cases: The Cognitive Behavioural Therapy Approach*. Chichester: John Wiley & Sons.

Salkovskis, P.M., Wroe, A.L., Gledhill, A., Morrison, N., Forrester, E., Richards, C., Reynolds, M. and Thorpe, S. (2000) 'Responsibility, attitudes and interpretations are characteristic of obsessive compulsive disorder', *Behaviour Research and Therapy*, 38: 347–72.

Salkovskis, P.M., Rimes, K.A., Warwick, H.M.C. and Clark D.M. (2002) 'The health anxiety inventory: development and validation of scales for the measurement of health anxiety and hypochondriasis', *Psychological Medicine*, 32: 843–53.

Schneider, J., Hofmann, A., Rost, C. and Shapiro, F. (2008) 'EMDR in the treatment of chronic phantom limb pain', *Pain Medicine*, 9: 76–82.

Schneidman, E. (1985) *Definition of Suicide*. New York: Wiley.

Scogin, F., Hanson, A. and Welsh, D. (2003) 'Self-administered treatment in stepped-care models of depression treatment', *Journal of Clinical Psychology*, 59: 341–49.

Scott, C., Scott, J., Tacchi, M.J. and Jones, R.H. (1994) 'Abbreviated cognitive therapy for depression: a pilot study in primary care', *Behavioural and Cognitive Psychotherapy*, 22: 57–64.

Scott, J. (1992) 'Cognitive behavioural therapy in primary care', in D.P. Gray, A. Wright, I. Pullin and G. Wilkinson (eds), *Psychiatry in General Practice*. London: Gaskill.

Scott, J. (1998) 'Where there's a will ... cognitive therapy for people with chronic depressive disorders', in N. Tarrier, A. Wells and G. Haddock (eds), *Treating Complex Cases: The Cognitive Behavioural Therapy Approach*. Chichester: John Wiley & Sons.

Scott, M.J. (2013) *CBT for Common Trauma Responses*. London: Sage.

Scott, M.J. and Palmer, S. (eds) (2000) *Trauma and Post-Traumatic Stress Disorder*. London: Cassell.

Scott, M.J. and Stradling, S.G. (1990) 'Group cognitive therapy for depression produces clinically significant reliable change in community-based settings', *Behavioural Psychotherapy*, 18: 1–19.

Scott, M.J. and Stradling, S.G. (1992) *Counselling for Post-Traumatic Stress Disorder*. London: Sage.

Scott, M.J. and Stradling, S.G. (1998) *Brief Group Counselling: Integrating Individual and Group Cognitive-Behavioural Approaches*. Chichester: Wiley.

Segal. Z.V., Williams J.M.G., Teasdale, J.D. (2002) *Mindfulness-based Cognitive Therapy for Depression: A New Approach to Preventing Relapse*. New York: Guilford Press.

Segal. Z.V., Williams J.M.G., Teasdale, J.D. (2012) *Mindfulness-based Cognitive Therapy for Depression* (2nd edn). New York: Guilford Press.

Shafran, R., Brosan, L. and Cooper, P. (2013) *The Complete CBT Guide for Anxiety*. London: Constable and Robinson Ltd.

Shapiro, F. (1989a) 'Efficacy of eye movement desensitization procedure in the treatment of traumatic memories', *Journal of Traumatic Stress Studies*, 2: 199–223.

Shapiro, F. (1989b) 'Eye movement desensitization: a new treatment for post-traumatic stress disorder', *Journal of Behavior Therapy and Experimental Psychiatry*, 20: 211–17.

Shapiro, F. (1991) 'Eye movement desensitization and reprocessing procedure: from EMD to EMDR: a new treatment model for anxiety and related traumata', *Behavior Therapist*, 14:

Shapiro, F. (1995) *Eye Movement Desensitization and Reprocessing: Basic Principles, Protocols and Procedures*. New York: Guilford Press.

Shapiro, F. (2001) *Eye Movement Desensitization and Reprocessing: Basic Principles, Protocols and Procedures* (2nd edn). New York: Guilford Press.

Shapiro, F. (2013) *Getting Past Your Past: Take Control of your Life with Self-Help Techniques from EMDR Therapy*. New York: Rodale Inc.

Sharp, D.M., Power, K.G. and Swanson, V. (2004) 'A comparison of the efficacy and acceptability of group verses individual cognitive behaviour therapy in the treatment of panic disorder and agoraphobia in primary care', *Clinical Psychology and Psychotherapy*, 11: 73–82.

Shear, M.K., Brown, T.A., Barlow, D.H., Money, R., Sholomaskas, D.E., Woods, S.W., Gorman, J.M. and Papp, L.A. (1997) 'Multicentre Collaborative Panic Disorder Severity Scale', *American Journal of Psychiatry*, 154: 1571–5.

Silove, D. and Manicavasagar, V. (2009) *Overcoming Panic and Agoraphobia*. London: Constable and Robinson.

Skene, R.A. (1973) 'Construct shift in the treatment of a case of homosexuality', *British Journal of Medical Psychology*, 46: 287–92.

Skinner, B.F. (1953) *Science and Human Behavior*. New York: Free Press.

Smith, M.L., Glass, G.V. and Miller, T.I. (1980) *The Benefits of Psychotherapy*. Baltimore, MD: Johns Hopkins University Press.

Snaith, P. and Zigmond, A.Z. (1983) 'Hospital Anxiety and Depression Scale', *Acta Psychiatrica Scandinavia*, 67: 361–70.

Solomon, R.M. and Rando, T.A. (2007) 'Utilization of EMDR in the treatment of grief and mourning', *Journal of EMDR Treatment and Research*, 1(2): 109–17.

Spiegel, D. (1983) 'Hypnosis with psychotic patients', *American Journal of Clinical Hypnosis*, 10: 33–8.

Spitzer, R.L., Kroenke, K., Williams, J.B.W. and Lowe, B. (2006) 'A brief measure for assessing generalized anxiety disorder; the GAD-7', *Archives of Internal Medicine*, 166: 1092–7.

Spivack, G., Platt, J.J. and Shure, M.B. (1976) *The Problem-Solving Approach to Adjustment*. San Francisco, CA: Jossey Bass.

Stallard, P. (2002) *Think Good, Feel Good: A Cognitive Behaviour Therapy Workbook for Children and Young People*. Chichester: John Wiley & Sons.

Stangier, U., Heidenreich, T., Peitz, M., Lauterbach, W. and Clark, D.M. (2003) 'Cognitive therapy for social phobia: individual therapy verses group treatment', *Behaviour Research and Therapy*, 41: 991–1007.

Steketee, G.S. (1993) *Treatment of Obsessive Compulsive Disorder*. New York: Guilford Press.

Strupp, H.H. (1986) 'Psychotherapy. Research, practice and public policy (how to avoid dead ends)', *American Psychologist*, 41: 120–30.

Suinn, R. and Richardson, F. (1971) 'Anxiety management training: a nonspecific behavior therapy program for anxiety control', *Behavior Therapy*, 2: 498–510.

Symonds, R.L. (1985) 'Psychiatric aspects of railway fatalities', *Psychological Medicine*, 15: 609–21.

Szymanska, K. and Palmer, S. (2012) *Understanding CBT: Develop Your Own Toolkit to Reduce Stress and Increase Well-being*. London: Kogan Page.

Szymanska, K. and Palmer, S. (2015) 'Cognitive behavioural therapy', in S. Palmer, (ed.), *The Beginner's Guide to Counselling and Psychotherapy* (2nd edn). London: Sage.

Talmon, M. (1990) *Single Session Therapy: Maximising the Effect of the First (and Often Only) Therapeutic Encounter*. San Francisco, CA: Jossey Bass.

Teasdale, J.D., Fennel, M.J.V., Hibbert, G.A. and Amies, P.L. (1984) 'Cognitive therapy for major depressive disorder in primary care', *British Journal of Psychiatry*, 144: 400–6.

Teasdale, J.D., Segal, Z.V., Williams, J.M.G., Ridgeway, V.A., Soulsby, J.M. and Lau, M.A. (2000) 'Prevention of relapse/recurrence in major depression by mindfulness-based cognitive therapy', *Journal of Consulting and Clinical Psychology*, 68: 615–23.

Tefikow, S., Barth, J., Maichrowitz, S., Beelmann, A., Strauss, B. and Rosendahl, J. (2013) 'Efficacy of hypnosis in adults undergoing surgery or medical procedures: a meta-analysis of randomized controlled trials', *Clinical Psychology Review*, 33(5): 623–36.

Telch, M.J., Lucas, J.A., Schmidt, N.B., Hanna, H.H., Jaimez, T.L. and Lucas, R.A. (1993) 'Group cognitive-behavioral treatment of panic disorder', *Behaviour Research and Therapy*, 31: 279–87.

Thase, M.E., Bowler, K. and Harden, T. (1991) 'Cognitive behavior therapy of endogenous depression: part 2. Preliminary findings in 16 unmedicated inpatients', *Behavior Therapy*, 22: 469–77.

Tobin, S. (2004) 'The integration of relational gestalt therapy and EMDR', *International Gestalt Journal*, 27(1): 55–82.

Trower, P., Casey, A. and Dryden, W. (1988) *Cognitive Behavioural Counselling in Action*. London: Sage.

Truax, C.B. and Carkhuff, R.R. (1967) *Towards Effective Counselling and Psychotherapy: Training and Practice*. Chicago, IL: Aldine.

Vaillant, G. (1977) *Adaptation to Life*. Boston, MA: Little Brown.

Vanhaudenhuyse, A., Laureys, S. and Faymonville, M.E. (2014) 'Neurophysiology of hypnosis', *Neurophysiologie Clinique/Clinical Neurophysiology*, 44(4): 343–53.

Veale, D. and Lambrou, C. (2006) 'The psychopathology of vomit phobia', *Behavioural and Cognitive Psychotherapy*, 34(2): 139–50.

Wanigaratne, S. and Barker, C. (1995) 'Clients' preferences for styles of therapy', *British Journal of Clinical Psychology*, 34: 215–22.

Wasik, B. (1984) 'Teaching parents effective problem-solving: a handbook for professionals'. Unpublished manuscript. Chapel Hill, NC: University of North Carolina.

Weishaar, M.E. and Beck, A.T. (1992) 'Hopelessness and suicide', *International Review of Psychiatry*, 4: 177–84.

Weiss, D. and Marmar, C. (1997) 'The Impact of Event Scale – Revised', in J. Wilson and T. Keane (eds), *Assessing Psychological Trauma and PTSD*. New York: Guildford. Weissman, A. (1979) 'The dysfunctional attitude scale: a validation study', *Dissertation Abstracts International*, 40: 1389–90B (University Microfilm no. 79–19,533).

Weissman, A. (1980) 'Assessing depressogenic attitudes: a validation study'. Paper presented at the 51st Annual Meeting of the Eastern Psychological Association, Hartford, Connecticut.

Weissman, A. and Beck, A.T. (1978) 'Development and validation of the dysfunctional attitude scale'. Paper presented at meeting of the Association for the Advancement of Behavior Therapy, Chicago, November.

Wells, A. (1995) 'Meta-cognitions and worry: a cognitive model of generalised anxiety disorder', *Behavioural and Cognitive Psychotherapy*, 23: 301–20.

Wells, A. (1997) *Cognitive Therapy of Anxiety Disorders: A Practice Manual and Conceptual Guide*. Chichester: John Wiley & Sons.

Wells, A. (1998) 'Cognitive therapy of social phobia', in N. Tarrier, A. Wells and G. Haddock (eds), *Treating Complex Cases: The Cognitive Behavioural Therapy Approach*. Chichester: John Wiley & Sons.

Wessely, S., Rose, S. and Bisson, J. (1997) 'Brief psychological interventions (debriefing) for treating trauma-related symptoms and preventing post-traumatic stress disorder (Cochrane review)', in *The Cochrane Library*, 1, 1999. Oxford: Update Software.

White, J. (2000) *Treating Anxiety and Stress. A Group Psycho-educational Approach Using Brief CBT*. West Sussex: Wiley.

White, J.R. and Freeman, A.S. (eds) (2000) *Cognitive-Behavioral Group Therapy for Specific Problems and Populations*. Washington, DC: American Psychological Association.

Whittal, M.L. and McLean, P.D. (2002) 'Group cognitive behavioral therapy for obsessive compulsive disorder', in R.O. Frost and G. Steketee (eds), *Cognitive Approaches to Obsessions and Compulsions; Theory, Assessment and Treatment*. Oxford: Elsevier, pp. 417–33.

Wilding, C. and Palmer, S. (2006) *Zero to Hero*. London: Hodder Arnold.

Wilding, C. and Palmer, S. (2010) *Beat Self-Esteem with CBT*. London: Teach Yourself. Wilding, C. and Palmer, S. (2011) *Boost your Self-Esteem*. London: Hodder Education. Williams, C.J. (2001) *Overcoming Depression: A Five Areas Approach*. London: Hodder Arnold. Williams, C.J. (2009) *Overcoming Anxiety, Stress and Panic: A Five Areas Approach*. London. Hodder Arnold.

Williams, K. (2006) 'Mindfulness-based stress reduction (MBSR) in a worksite wellness program', in Baer R.A. (ed.), *Mindfulness-based Treatment Approaches: Clinicians Guide to Evidence Base Applications*. San Diego, CA: Academic Press, pp. 361–75.

Williams, M., Teasdale, J., Segal, Z. and Kabatt-Zinn, J. (2007) *The Mindful Way through Depression: Freeing Yourself from Chronic Unhappiness*. New York: Guilford Press.

Wolpe, J. (1991) *The Practice of Behavior Therapy* (4th edn). New York: Pergamon. Wolpe, J. and Lazarus, A.A. (1966) *Behavior Therapy Techniques*. New York: Pergamon.

Woody, G.E., Luborsky, L., McClellan, A.T., O'Brien, C.P., Beck, A.T., Blaine, J., Herman, I. and Hole, A. (1983) 'Psychotherapy for opiate addicts: does it work?', *Archives of General Psychiatry*, 40: 1081–6.

Wooster, E. (2008). *While We Are Waiting*. We need to talk campaign. Available at www.weneedtotalk.org.uk/while_we_are_waiting.pdf Accessed 24 January 2010

World Health Organization (1992) *International Classification of Diseases* (10th edn). Geneva:

WHO.

Yalom, I.D. (1995) *The Theory and Practice of Group Psychotherapy* (4th edn). New York: Basic Books.

Yalom, I.D. and Leszcz. M. (2005) *Theory and Practice of Group Psychotherapy* (5th edn). New York: Basic Books.

Young, J.E. (1990) *Cognitive Therapy for Personality Disorders: A Schema-focussed Approach.* Sarasota, FL: Professional Resource Exchange.

Young, J.E. (1992) *Schema Conceptualisation Form.* New York: Cognitive Therapy Center of New York.

Young, J.E. (2005) *Young Schema Questionnaire – short version (YSQ – S3).* New York: Schema Therapy Institute.

Young, J.E. and Brown, G. (2003) *Young Schema Questionnaire – long version (YSQ – L3).* New York: Schema Therapy Institute.

Young, J.E. and Klosko, J.S. (1993) *Reinventing Your Life: The Breakthrough Program to End Negative Behaviour and Feel Great Again.* New York: Penguin (Plume).

Young, J.E., Klosko, J.S. and Weishaar, M.E. (2003) *Schema Therapy: A Practitioner's Guide.* New York: The Guilford Press.

Zetzel, E. (1968) *The Capacity of Emotional Growth.* New York: International Universities Press.

Zinbarg, R.E., Craske, M.G. and Barlow, D.H. (2006) *Mastery of Your Anxiety and Worry, 2nd Edition: The Client Ratings Questionnaire: Therapist Guide.* Oxford: Oxford University Press.

附录 1
检验无益思维的问题清单

- 这符合逻辑吗？

- 如果你是科学家，会认同这种逻辑吗？

- 支持你的这一信念的证据有哪些？

- 除了在自己心里想以外，你还在哪里读到过这条信念呢？

- 你的信念具有现实性吗？

- 你的朋友和同事会认同你的观点吗？

- 是不是所有人都抱有这种态度？如果不是，为什么？

- 你是希望自己和别人都是完人，都不会犯错吗？

- 这一情景 / 情况为什么如此可怕、糟糕、恐怖？

- 你是不是小题大做了？

- 在一个月、三个月、半年或一年后，情况还会这么糟糕吗？

- 等到两年后，这还重要吗？

- 你是不是夸大了这个问题的重要性？

- 你是不是在没什么证据的条件下就预言最坏的情况一定会发生？

- 如果你"受不了"这种情况了，现实中会发生什么事呢？

- 如果你"受不了"这种情况了，一定就会崩溃吗？

- 你是不是只聚焦在自己（或别人）的缺点上，忽视了优点呢？
- 你是不是没有针对事情的现状去解决问题，而是一直在想事情本该是什么样的，所以才感到心烦吧？
- 这种想法或态度会将你引向何方？
- 这一信念会帮助你实现目标吗？
- 这一信念是目标导向的、能解决问题吗？
- 假如你有一个朋友也犯了类似的错误，你也会这么严厉地批评他吗？
- 你是不是在用"全或无"的方式思考问题？有没有想过也许存在中间地带？
- 你是不是在给自己、别人或某些事物贴标签？这种做法合理吗？公平吗？
- 只出现了一个问题，是否就意味着你 / 他们 / 它是"笨蛋""失败者""一无是处"或者"没有希望"？
- 你是不是在给自己或别人设置某些规则（如"应该如何"或者"必须如何"）？如果是，那些规则有帮助吗？有建设性吗？
- 你是不是把责任都揽到自己身上了？
- 你是不是很想让自己心里（暂时）好过一些，所以才会有失公正地责备其他人？

附录 2

自动思维记录表

发生了什么？可以是你经历的一件事、你的一个想法、头脑中的一个意象或一段记忆

你心里想到了什么？请评估你对每个想法的相信程度
（a）_____%
（b）_____%
（c）_____%
（d）_____%

你体验到了哪些情绪？每一种情绪的强烈程度如何
（a）_____%
（b）_____%
（c）_____%
（d）_____%

请对应以上每个想法，勾选出其中的思维偏差   a   b   c   d

全或无思维

个人化与责备

灾难化

情绪推理

"应该"或"必须"

心理过滤

去积极化

过度概括

夸大／缩小

贴标签

妄下结论：读心术

妄下结论：宿命论

评估对每个想法的替代看法的相信程度
（a）_____%　（b）_____%
（c）_____%　（d）_____%

给现在的情绪强烈程度评分
（a）_____%　（b）_____%
（c）_____%　（d）_____%

附录 3
问卷和量表

以下清单提供了一系列在认知行为治疗中经常使用的问卷和量表（和其他评估方式共同使用），可以帮助确定临床问题。

焦虑

- 健康焦虑量表（HAI，Salkovskis et al., 2002）
- 贝克焦虑量表（BAI，Beck and Steer，1990）
- 宾州州立大学忧虑问卷（Meyer et al., 1990）
- 广泛性焦虑障碍量表（GAD-7，Spitzer et al., 2006）
- 呕吐恐惧问卷（FOV，Veale and Lambrou，2006）

惊恐障碍及场所恐怖症

- 多中心协作性惊恐障碍严重程度量表（Shear et al., 1997）
- 场所恐怖症频率问卷（Chambless et al., 1985）
- 身体感觉问卷（Chambless et al., 1984）
- 场所恐怖症认知问卷（Chambless et al., 1984）

恐怖症

- 恐怖症患者简明自评标准量表（Marks and Matthews，1979）

抑郁

- 贝克抑郁量表 II（BDI–II，Beck et al.，1996）
- 患者健康问卷（PHQ 9，Kroenke et al.，2001）
- 爱丁堡产后抑郁量表（EPDS，Cox et al.，1996）
- 贝克绝望量表（Beck，1988）

强迫障碍

- 克拉克 – 贝克强迫障碍量表（CBOCI，Clark and Beck，2002）
- 强迫量表（OCI，Foa et al.，1998）
- 责任态度量表（RAS，Salkovskis et al.，2000）
- 责任解释问卷（RIQ，Salkovskis et al.，2000）

创伤后应激障碍

- 事件影响量表——修订版（IES–R，Weiss and Marmar，1997）
- 事件影响量表（IES，Horowitz et al.，1979）

社交焦虑

- 社交恐惧量表（SPIN，Connor et al.，2000）

其他

- 医院焦虑和抑郁问卷（HAD，Snaith and Zigmond，1983）
- 抑郁焦虑压力量表（DASS，Lovibond and Lovibond，1995）
- 贝克自杀意念量表（BSS，Beck and Steer，1991）

- 位于伦敦的精神病学研究所焦虑障碍和创伤中心在其网站上免费提供了供临床使用的调查问卷。这些问卷大多是由他们制作的，他们也乐见其他治疗师将这些问卷（在不做修改的情况下）应用于日常的临床实践之中。其中一些量表在上文已经提到。

附录 4
会谈的结构

典型的初次会谈——个体治疗

1. 商定议题。

2. 心境检查。

3. 回顾在短程治疗初始访谈评估过程中出现的问题，找出当前问题，和来访者共同商定治疗目标。

4. 概述认知模型。

5. 回顾来访者对治疗的预期。

6. 针对来访者的特定问题进行心理教育。

7. 就两次会谈之间的家庭作业达成一致。

8. 总结本次会谈。

9. 获得对本次会谈的反馈。

典型的会谈结构——个体治疗

1. 心境检查。

2. 简要地回顾一周以来的情况。

3. 为本次会谈设置议题。

4. 反馈并与上一次会谈相联系。

5. 回顾家庭作业。

6. 讨论各个议题。

7. 商讨家庭作业。

8. 在会谈结束前寻求反馈。

典型的会谈结构——团体治疗

1. 心境检查。

2. 简要地回顾一周以来的情况。

3. 回顾家庭作业。

4. 复习、提供反馈并与上一次会谈相联系。

5. 商定并讨论新的议题。

6. 商讨家庭作业。

7. 在会谈结束前寻求反馈，总结要点。

附录 5
区分"想法"与"感受"

在日常生活中，当我们使用"感受"一词时，我们可能指的是自己的想法。在认知行为治疗中，了解两者之间的区别是非常重要的。该练习有助于你辨别两者的区别。请阅读每一句话，如果你觉得这是一个想法，在"想法"一栏打钩，并在"感受"一栏写出你觉得此时可能的感受是什么。如果你觉得这句话是一种感受，那就在"感受"一栏打钩。

陈述	想法？	感受？
我感到愚蠢		
我感到低人一等		
我感到被人利用了		
我感到生气		
我感到很棒		
我好像一个傻瓜		
我感到自己总是闯祸		
我感到焦虑		
我感到生活没有价值		
我感到太疯狂了		
我感到羡慕		
我感到被拒绝了		
我感到很开心		
我感到这就是会一直持续的样子		
我感到自己很没用		
我感到满足		

附录 6
识别并矫正潜在信念

以下列表涵盖了第 5 章讲到的用于识别和矫正潜在信念的主要技术。

识别潜在信念

1. 辨认以自动思维的形式出现的潜在信念
2. 箭头向下技术
3. 提出一个关联各种自动思维的主题
4. 请来访者提供一个关联各种事件的主题
5. 直接询问来访者的信念
6. 句子补全法
7. 给出假设的前半部分
8. 信念问卷

矫正潜在信念

1. 苏格拉底式对话
2. 评量信念
3. 固定角色治疗
4. 角色扮演
5. 行为实验
6. 与别人比较
7. 信念改变表和认知概念化表

附录 7
从 A 到 C：从事件到想法再到感受

这张表的目的是帮助你将想法和感受与生活中发生的事情联系起来，并弄清楚这三个方面是如何结合在一起的。

先行事件（A）是最早出现的。它可能是外部事件，如汽车爆胎，或者是有人说过的话。它也可能是一个意象（自我拒绝）、想法（"我一团糟"）或记忆（错过火车）。信念或想法（B）以及后果（C）跟在后面。后果可以是感受、情绪、行为或行动，也常常同时包含情绪和行为，尽管两者间的差别往往可能很微妙，不易察觉。请先试着填上空白部分的内容，然后再使用附录 2。同一个 A 可以有不同的 B 和 C，这是 CBT 过程的主要部分。试着填写空白处的内容。

先行事件（A） 事件、意象、想法、记忆	信念或想法（B）	后果（C） 情绪和行为
你的女儿考试不合格		情绪：内疚 行为：
你的伴侣忘了纪念日		情绪：抑郁 行为：退缩
记忆：一个人坐在大学食堂	没人觉得我有趣	情绪： 行为：
		情绪：高兴 行为：在聚会时轻松地和别人聊天
意象：家里的猫趴在膝盖上（猫 10 年前去世）		情绪：悲伤 行为：
想法：我一团糟		情绪：抑郁 行为：退缩；待在家里

续前表

先行事件（A） 事件、意象、想法、记忆	信念或想法（B）	后果（C） 情绪和行为
我要发表一个演讲	我对演讲不擅长 我肯定会崩溃	情绪： 行为：
同事在重要会议迟到	他真让我们失望，他 一点用都没有	情绪：愤怒 行为：握紧拳头；蔑视他的发言
意象：家里的猫趴在膝盖上 （猫 10 年前去世）		情绪：满足 行为：
假日在下雨	天气总是这么糟糕	情绪： 行为：无精打采
	太让人害怕了	情绪：兴奋 行为：肌肉紧张
开车堵在路上了		情绪：冷静 行为：听收音机，姿势很放松

附录 8
信念改变表

旧信念（无益）..

....评分 0 ~ 100%

新信念（有益）..

....评分 0 ~ 100%

支持新信念的证据 评分 0 ~ 100%	支持旧信念的证据 评分 0 ~ 100%	反驳旧信念的证据 评分 0 ~ 100%
（具体）	（具体）	（具体）

概括的有益总结：

附录 9
认知概念化表

个人成长	认知发展
易感因素（早年经历）	形成的假设和核心信念
促发因素（关键事件）	激活的中间信念和核心信念
维持因素（目前的境况）	消极自动思维
情绪	
行为	
生理反应	

附录 10
问题解决练习表

1. 我想解决的问题
（1）
（2）

2. 我希望的情况是什么
（1）
（2）

3. 想出可能的方案

A

B

C

D

4. 权衡各个方案

	利	弊
A （1）		（1）
（2）		（2）
（3）		（3）
B （1）		（1）
（2）		（2）
（3）		（3）
C （1）		（1）
（2）		（2）
（3）		（3）
D （1）		（1）
（2）		（2）
（3）		（3）

5. 决定最佳解决方案

6. 我将采取什么行动

7. 结果如何

附录 11
挫折情景准备表

使用此表格来预先辨识出未来可能会遇到的挫折，并找出在这些情况下你可以做些什么来应对挫折。

可能的挫折	我的无益反应	我能做的：有益的反应
第一个月内		
三个月内		
六个月内		
一年内		

能做事情的清单

看看治疗笔记：找出类似的情况，记下你认为有帮助的地方。选择三件最有帮助的事情，并将之应用到这种情况中。使用认知概念化表、自动思维记录表、问题解决练习表、信念改变表；从情景中退后一步；使用放松技术；给好朋友打电话；进行新的约会；想想过了六个月之后事情还有多糟糕。

附录12
无益信念分析表

无益的旧信念：..
....
....

好处	弊端

来源：Adapted from Palmer and Burton（1996）.

附录 13
有益信念分析表

有益信念：..

....

....

| 好处 | 弊端 |

来源：Adapted from Palmer and Burton（1996）.

附录 14
当前行为分析表

当前行为：..
....
....

好处 | 弊端

附录 15
期望行为分析表

希望的行为：..
....
....

 好处 弊端

附录 16
PRACTICE 七步问题解决练习表

第一步：问题识别

你想讨论的问题、议题、关注点或话题是什么？你想改变什么？是否存在例外，那时你的问题不再是问题？我们如何知道情况是否有所改善？在 0 ~ 10 的范围内，如果"0 分"代表不存在，而"10 分"代表已经解决，那么你"现在，也就是今天"离解决问题还有多远？你是否出现了认知歪曲，或者说你对问题还有没有其他角度的看法？请想象明早一觉醒来，这个问题（或议题或担忧）不再存在了：你发现都发生了哪些变化了呢？

_____

_____

_____

_____

第二步：制定现实、相关的目标

你想实现什么？让我们制定具体的 SMART 目标：具体、可测量、可实现、现实的有时限的目标。

_____

_____

_____

_____

第三步：想出多种备选方案

你有什么选择？写下达成目标的可能方法。

_____

_____

_____

_____

第四步：考虑后果

然后会如何？每种备选方案效果如何？我们来为每个方案确定一个"效果"等级，其中"0分"代表一点也没有用，"10分"代表非常有用。

_____

_____

_____

_____

第五步：聚焦最可行的方案

现在我们已经考虑了可能的解决方案，什么是最可行或最实际的解决方案？

_____

_____

_____

_____

第六步：执行所选方案

将所选方案分解成可做到的小步骤来实现它。现在就来执行吧！

第七步：评估

效果如何？将效果在 0 ～ 10 的"成功"等级上评量。我们学到了什么？我们现在能完成治疗吗？还是你想解决或讨论另一个话题或关心的事？如有必要，回顾并修改计划。

改编自 © Stephen Palmer（2008a；2011）. Reproduced with permission

附录 17

放松日记

姓名：_____

日期	会谈		持续时间 （分钟）	使用的放松技术	紧张程度 放松的－0 紧张的－10		感受		注释
	开始	结束			之前	之后	期间	结束后	

说明：记下放松练习的日期、时间、持续时间和类型。在 0～10 的范围内，0 代表放松状态，10 代表紧张状态，写下练习前后的分数。在相应的栏中记录情绪和身体感受。记录所用技术的任何变化，如有注释请填写。

来源：Palmer（1993b）

附录 18
每日思维记录表

如有相关目标请请陈述于此：

情景	自动思维	情绪	替代性的回应	结果
简要清晰地描述情景（实际发生的或想象的）	在此情景中，你想到了什么？ 评估你对想法的相信程度 0～100%	那个时候你有什么感受？ 评估情绪的强度 0～100%	针对你的自动思维，哪些可能是更有帮助的、更经过权衡的回应？ 评估你对这一回应的相信程度 0～100%	现在你有什么感受？ 重新评估情绪的强度 0～100%

北京阅想时代文化发展有限责任公司为中国人民大学出版社有限公司下属的商业新知事业部,致力于经管类优秀出版物(外版书为主)的策划及出版,主要涉及经济管理、金融、投资理财、心理学、成功励志、生活等出版领域,下设"阅想·商业""阅想·财富""阅想·新知""阅想·心理""阅想·生活"以及"阅想·人文"等多条产品线,致力于为国内商业人士提供涵盖先进、前沿的管理理念和思想的专业类图书和趋势类图书,同时也为满足商业人士的内心诉求,打造一系列提倡心理和生活健康的心理学图书和生活管理类图书。

《心理咨询师必知的40项技术(第2版)》

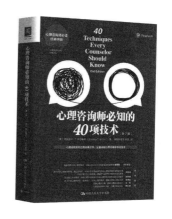

- 心理咨询实际应用经典之作,全面详解心理咨询基本功技术;
- 心理咨询9大类别40项技术解决心理咨询过程中的痛点问题;
- 助力心理咨询师提升专业技能、成为合格的咨询师;
- 首都师范大学心理学博士、中国人民公安大学犯罪学学院副教授谢丽丽领衔翻译。

《心理治疗大辩论:心理治疗有效因素的实证研究(第2版)》

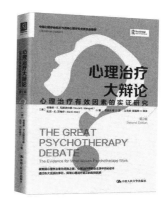

- 美国心理学会(APA)、中国心理学会临床与咨询心理学专业委员会强力推荐。
- 北京大学钱铭怡、美国堪萨斯大学段昌明、华中师范大学江光荣、清华大学樊富珉、同济大学赵旭东、北京理工大学贾晓明推荐。
- 心理健康工作者必读。

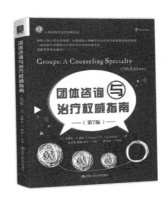

团体咨询与治疗权威指南（第7版）》

- 清华大学心理学系博导、中国团体心理咨询与治疗倡导者樊富珉教授审译；
- 一本全面介绍团体工作理论与技术的权威之作；
- 团体工作者必备的案头指导书。

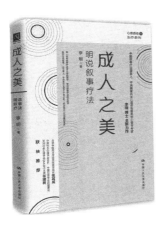

《成人之美：明说叙事疗法》

- 中国叙事疗法奠基人、中央国家机关心理咨询服务中心督导专家李明博士全新力作。
- 第一本将叙事疗法本土化的图书、学习叙事疗法的必读书。
- 聆听生命故事，从平常人、平常事中发现不平常之处，成为自己人生问题的专家。
- 北京中医药大学国学院首任院长张其成，中国社会心理学会会长、中国心理学会副理事长、亚洲社会心理学会（AASP）主席张建新联袂推荐。

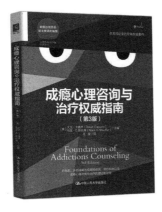

《成瘾心理咨询与治疗权威指南（第3版）》

- ·美国咨询协会前主席领衔编撰、咨询师必读的经典权威著作；
- ·多角度、多领域阐述成瘾的成因和预防机制以及心理咨询与治疗的理论和技能。